百草益寿
身心同养保安康

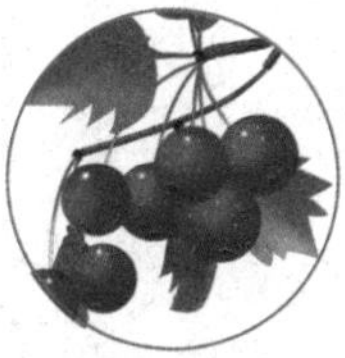

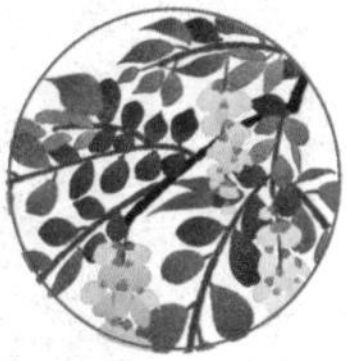

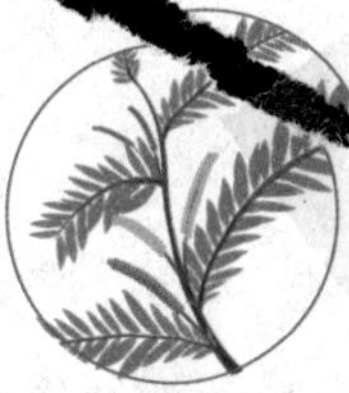

名医李时珍特效良方大全

杨子苓◎主编

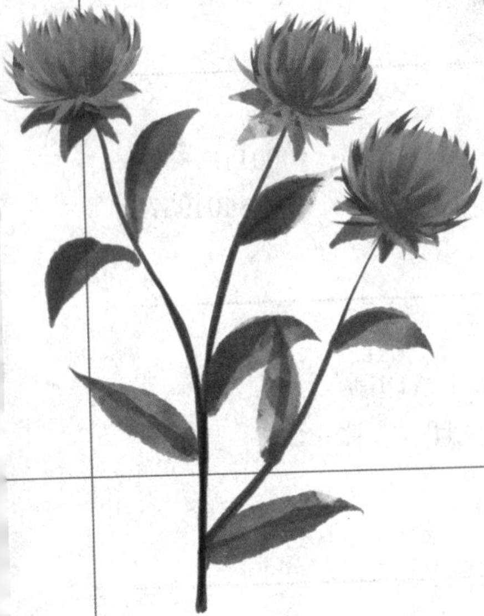

华龄出版社
HUALING PRESS

责任编辑：梅　剑
责任印制：李未圻

图书在版编目（CIP）数据

名医李时珍特效良方大全 / 杨子苓主编 .-- 北京:
华龄出版社,2021.4
ISBN 978-7-5169-1894-4

Ⅰ.①名… Ⅱ.①杨… Ⅲ.①验方—汇编 Ⅳ.
①R289.5

中国版本图书馆 CIP 数据核字(2021)第 007383 号

书　　名：名医李时珍特效良方大全
作　　者：杨子苓 主编

出版发行：华龄出版社
地　　址：北京市东城区安定门外大街甲 57 号　邮　　编：100011
电　　话：010-58122255　传　　真：010-84049572
网　　址：http://www.hualingpress.com

印　　刷：天津泰宇印务有限公司
版　　次：2022 年 3 月第 1 版　2022 年 3 月第 1 次印刷
开　　本：710mm×1000mm　1/16　印　　张：20
字　　数：338 千字
定　　价：58.00 元

版权所有　翻印必究
本书如有破损、缺页、装订错误，请与本社联系调换

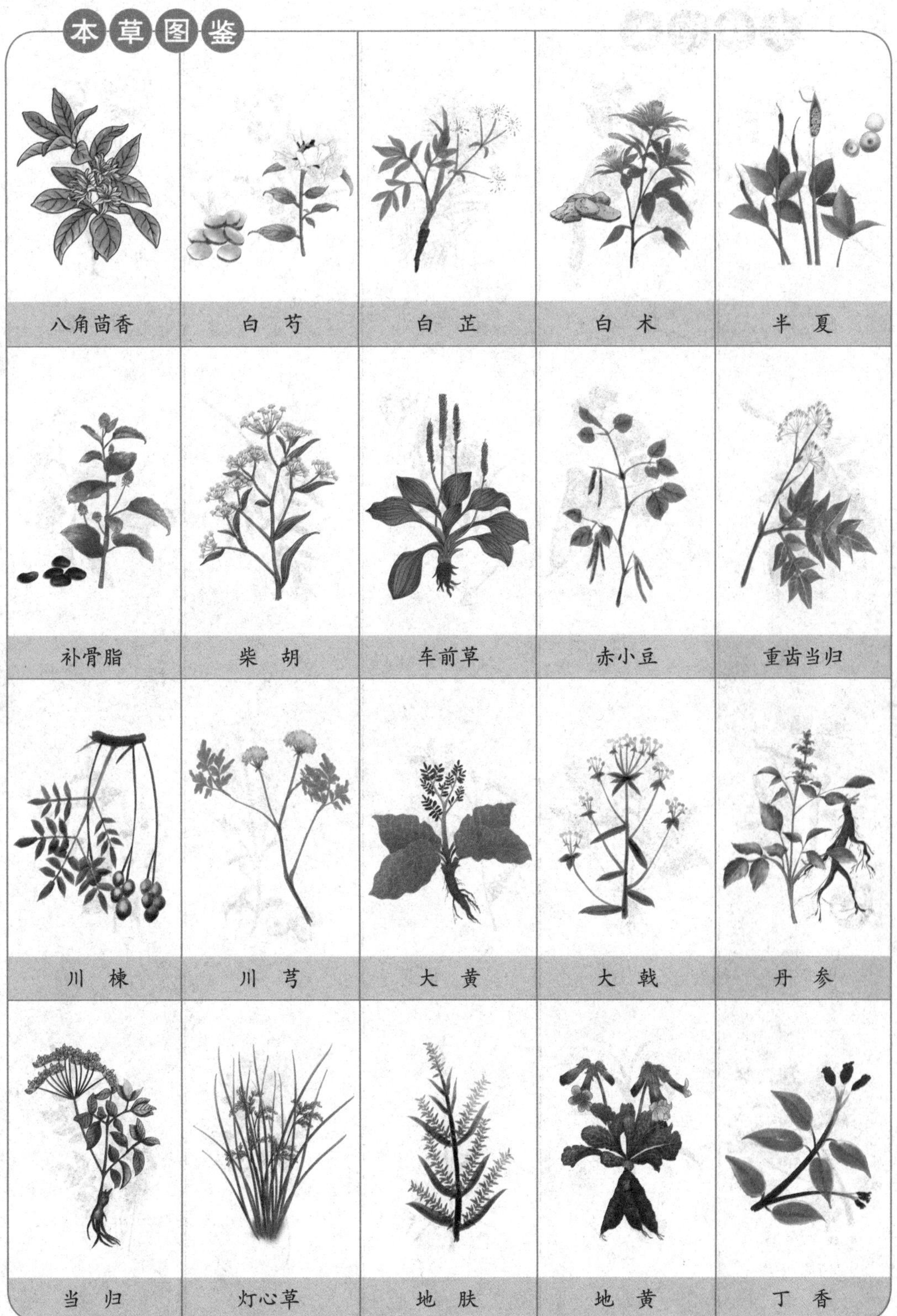
本草图鉴
八角茴香
白 芍
白 芷
白 术
半 夏
补骨脂
柴 胡
车前草
赤小豆
重齿当归
川 楝
川 芎
大 黄
大 戟
丹 参
当 归
灯心草
地 肤
地 黄
丁 香

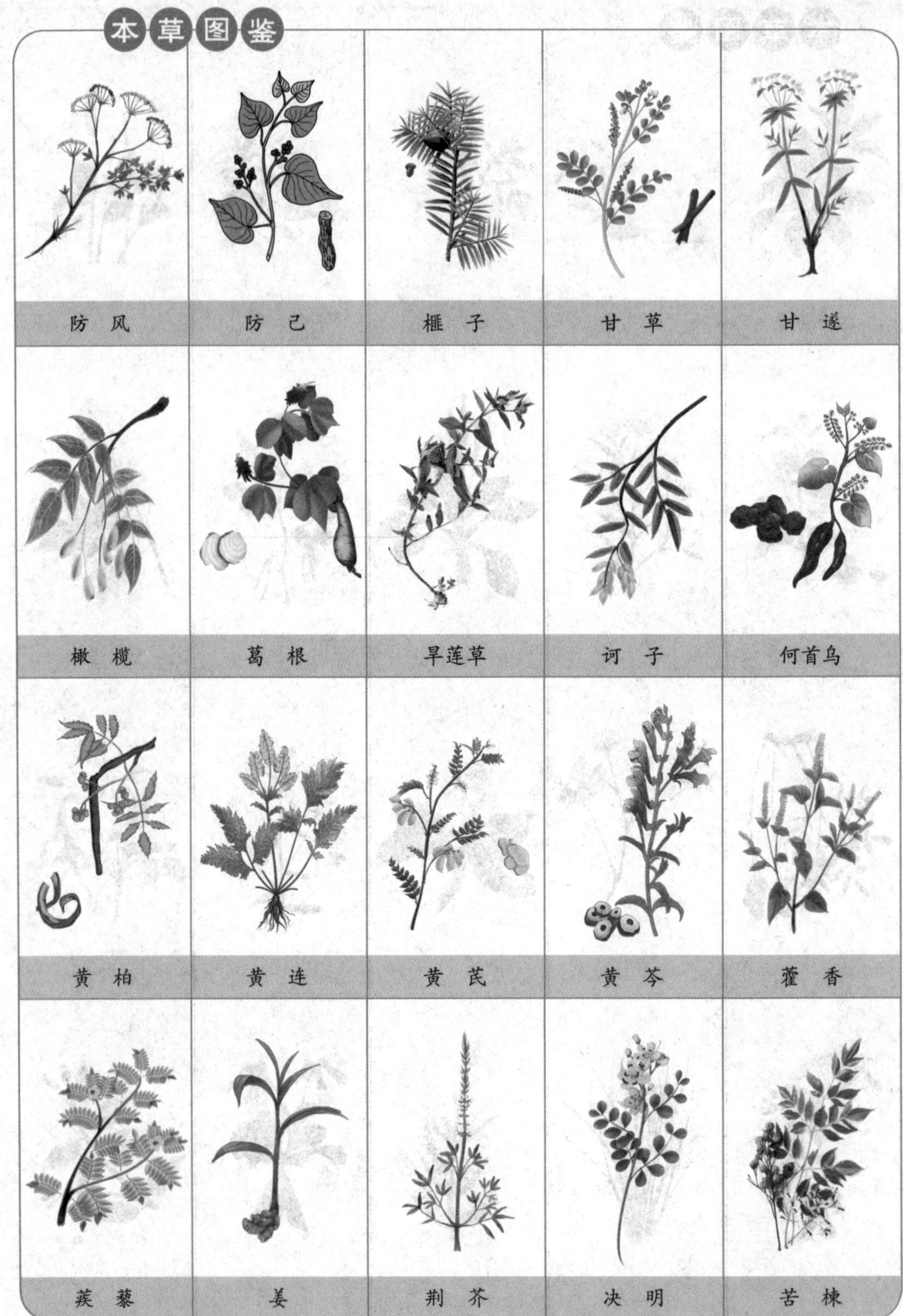
本草图鉴
防风
防己
榧子
甘草
甘遂
橄榄
葛根
旱莲草
诃子
何首乌
黄柏
黄连
黄芪
黄芩
藿香
蒺藜
姜
荆芥
决明
苦楝

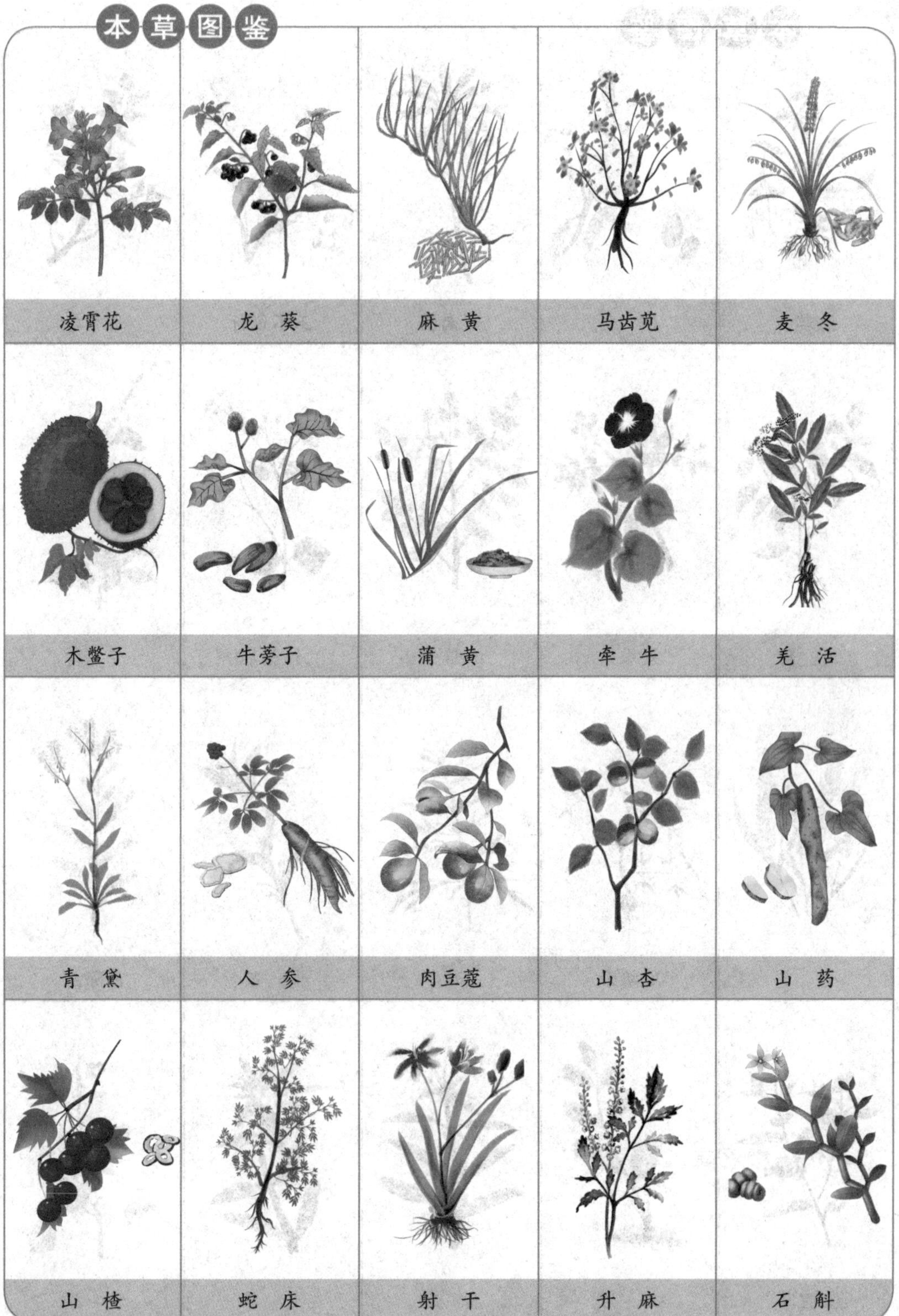
本草图鉴
凌霄花
龙 葵
麻 黄
马齿苋
麦 冬
木鳖子
牛蒡子
蒲 黄
牵 牛
羌 活
青 黛
人 参
肉豆蔻
山 杏
山 药
山 楂
蛇 床
射 干
升 麻
石 斛

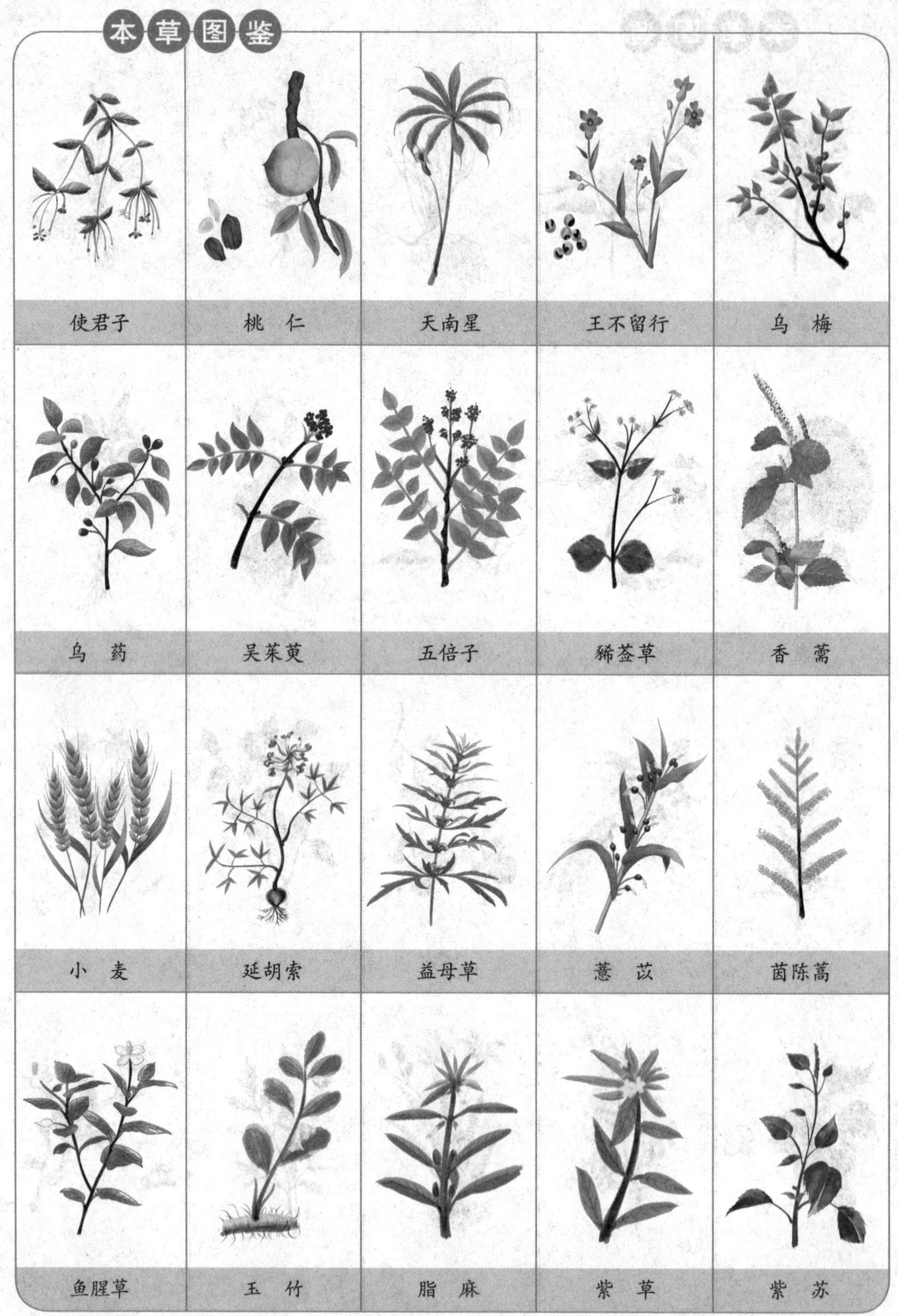
使君子
桃 仁
天南星
王不留行
乌 梅
乌 药
吴茱萸
五倍子
豨莶草
香 薷
小 麦
延胡索
益母草
薏 苡
茵陈蒿
鱼腥草
玉 竹
脂 麻
紫 草
紫 苏

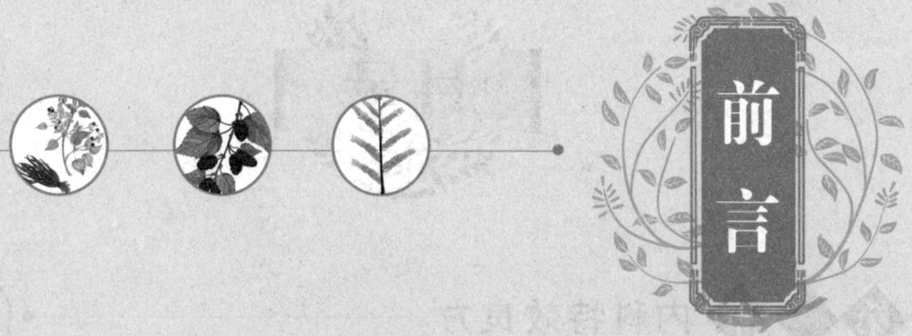

前言

李时珍（1518—1593 年），明代著名医药学家，出身于中医世家，一生潜心钻研医学，根据多年行医经验，倾注了毕生心血，编撰完成了享誉世界的鸿篇巨著——《本草纲目》，为中医的传承和发展做出了不可磨灭的贡献。

《本草纲目》全书共五十二卷，以部为“纲”，以类为“目”，计分 16 部（水、火、土、金石、草、谷、菜、果、木、服器、虫、鳞、介、禽、兽、人）60 类，被称为“中国第一药典”，是中华医学界的一大传奇，对疾病治疗和促进人类的健康起到了重大作用。

本书《名医李时珍特效良方大全》以金陵版《本草纲目》为蓝本，精心选取了《本草纲目》中简便、实用、有效的方剂，舍弃了一些临床不常用、不确切、不易操作的方剂，按照现代中医的分类方法进行分章，包含内科、外科、骨科、妇科、儿科、皮肤科、五官科七章，读者可以根据不同科的常见疾病而寻找药方，方便快捷，一目了然。在编写体例方面，对每一个方剂的组成、用法、来源都进行了介绍，以便读者更好地认识方剂。另外，为了增加读者对中草药的认识，我们还设置了常见中草药详解的板块，力求使本书更具实用性和科学性。

需要说明的是，书中所列方剂中的药名由于年代久远，各地品种繁杂，有同药异名或异名同药和药名不一的现象，使用时请核对。另外，方剂成分中涉及被国家明令禁止的保护动物，如虎骨、犀角等，只是帮助读者理解方剂的原理，但在现实生活中可用其他药物替代，如用狗骨替代虎骨等。最后，使用本书方剂时一定要因人而异，临床仍须辨证施治，灵活应用。

鉴于编者学识浅薄，时间仓促，不足或错谬之处，希望广大读者提出批评意见，以便再版时加以改正。

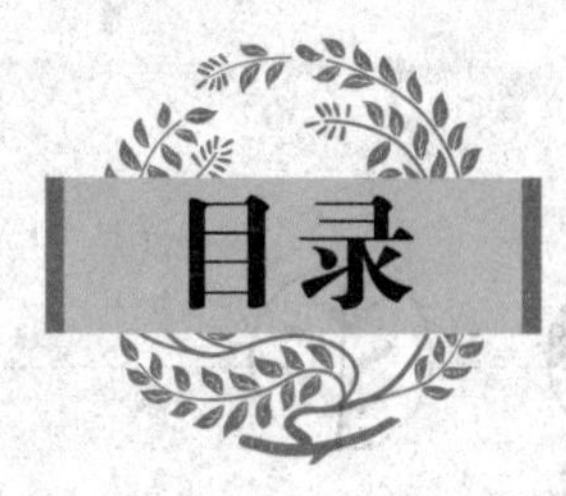

目录

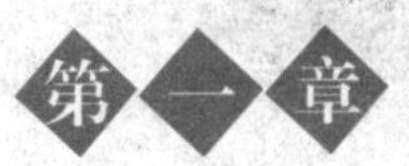

第一章 内科特效良方

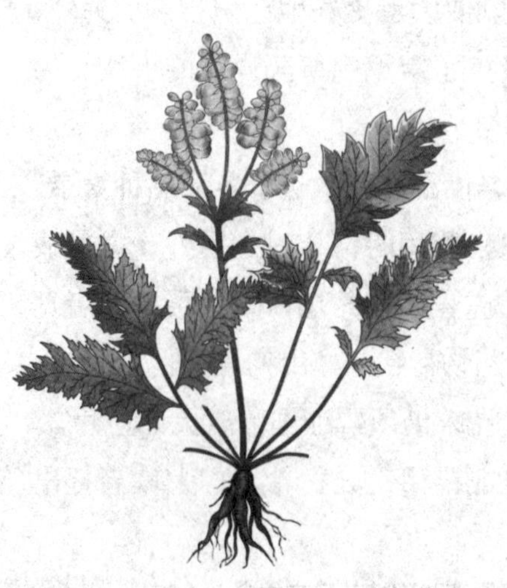

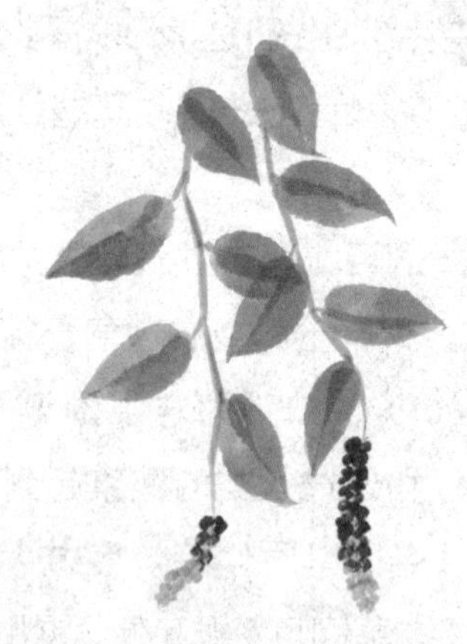

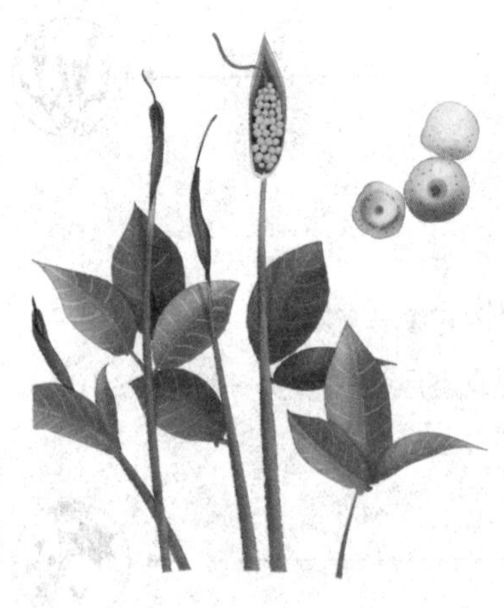

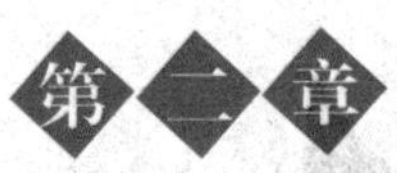

第二章 外科特效良方

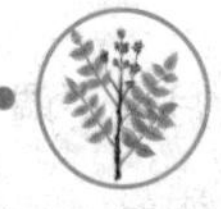

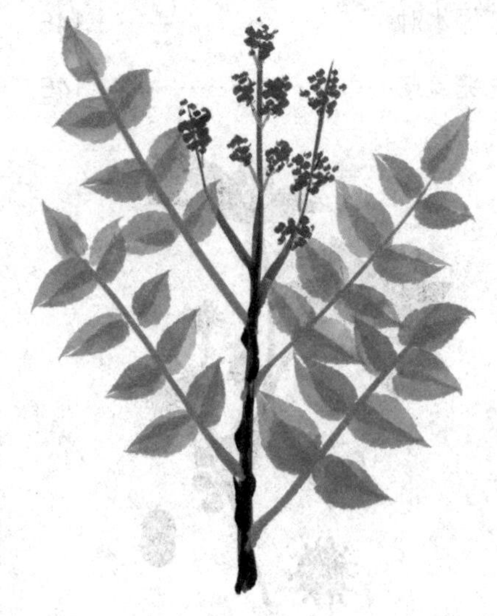

第三章 骨科特效良方

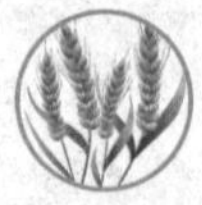

第四章 妇科特效良方

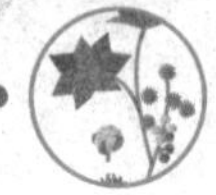

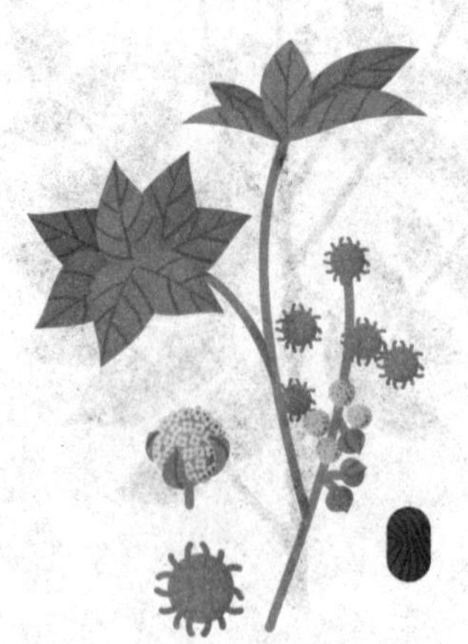

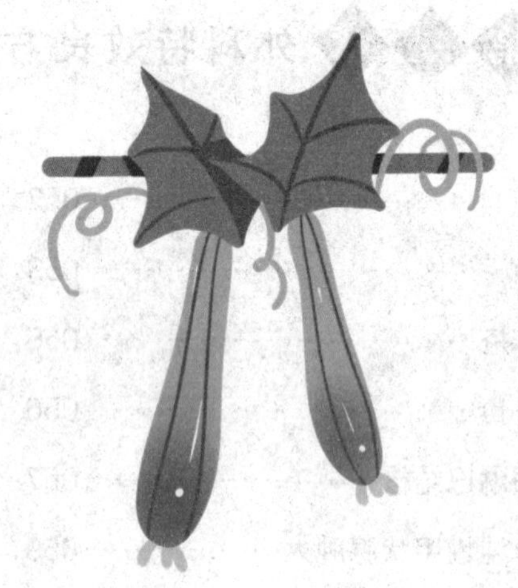

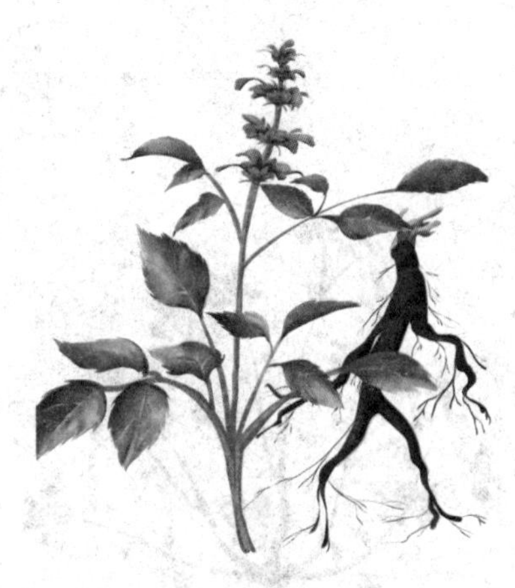

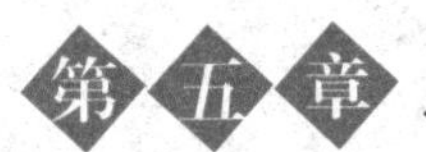

第五章 儿科特效良方

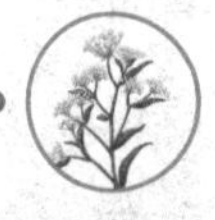

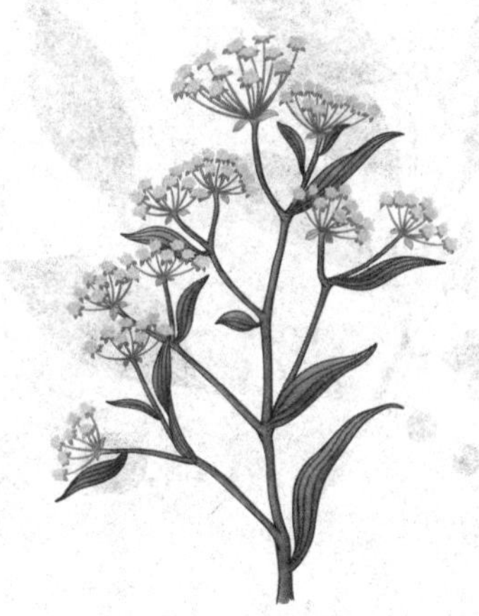

第六章 皮肤科特效良方

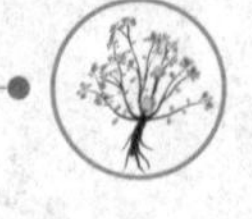

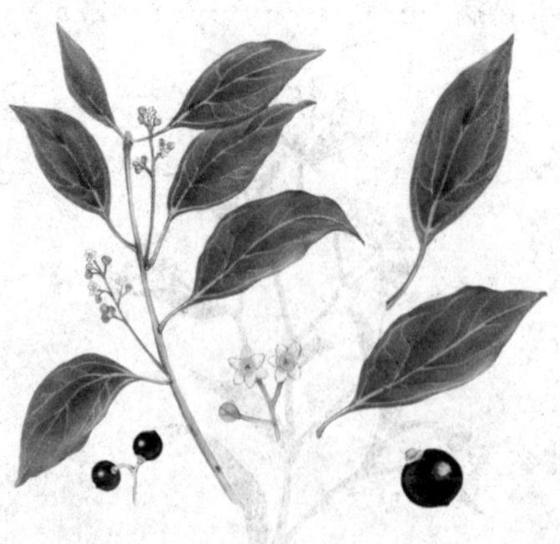

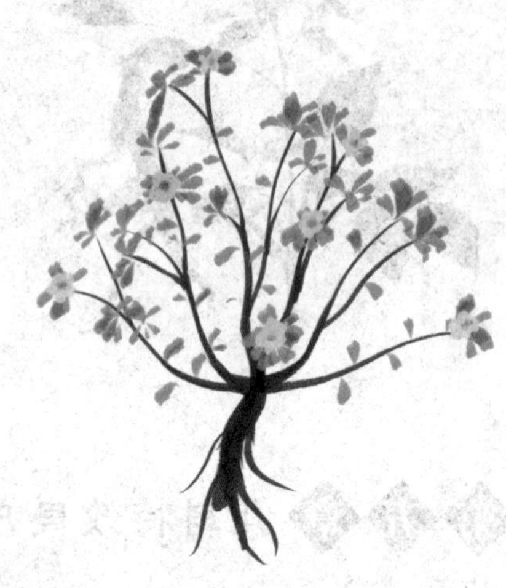

名医李时珍特效良方大全

第七章 五官科特效良方

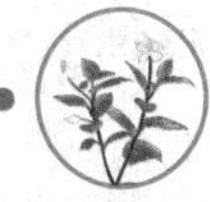

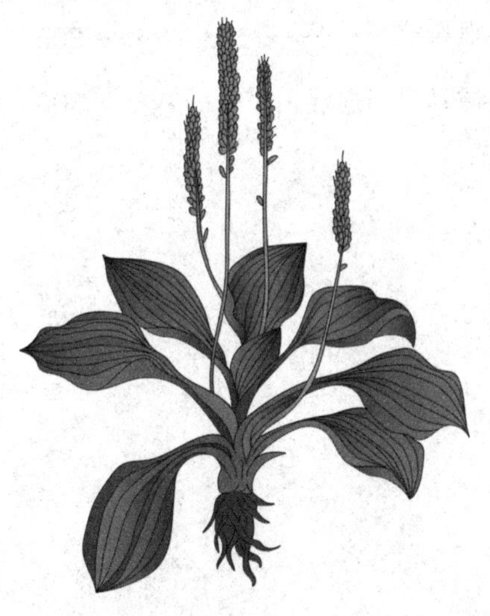

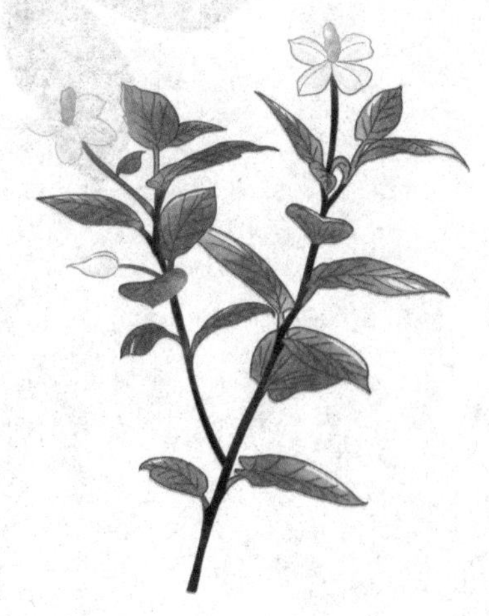

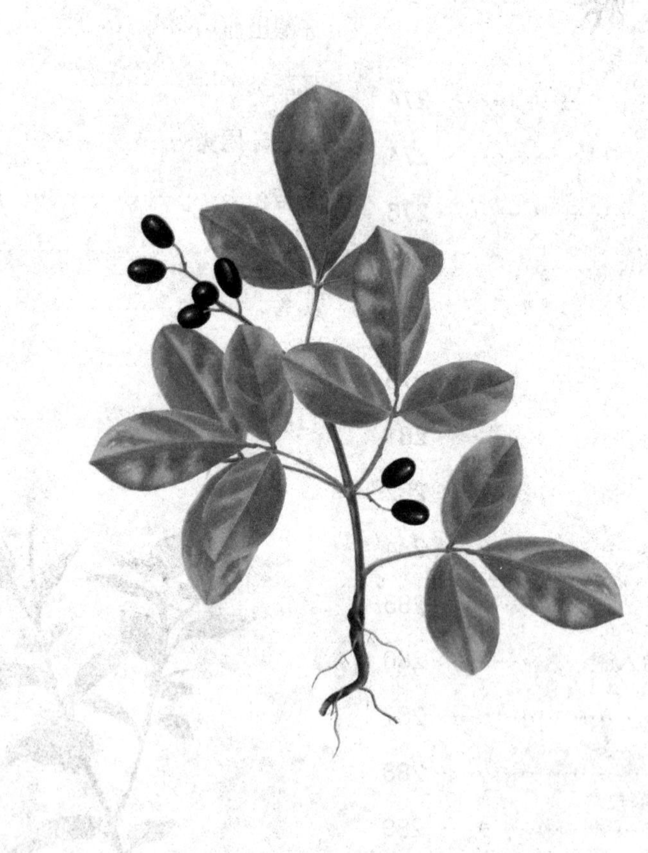

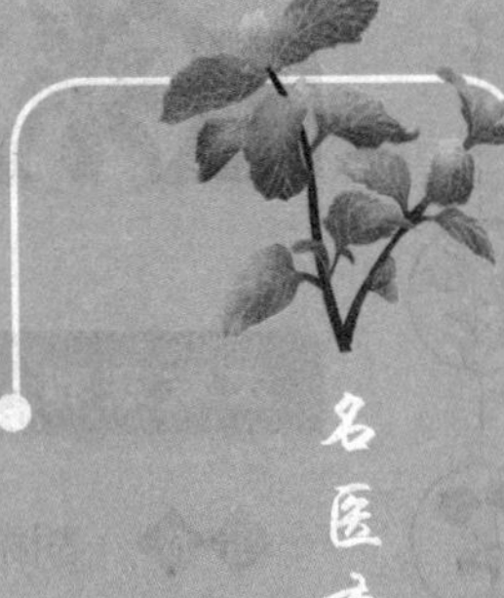

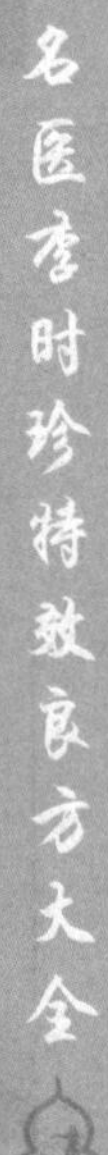

第一章

内科特效良方

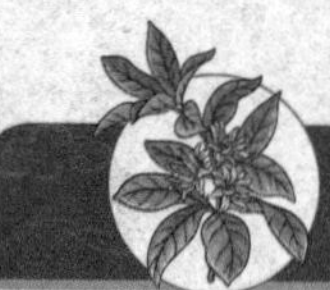

伤风感冒

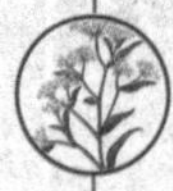

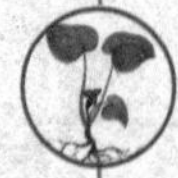

发散寒邪

—组成—胡椒、丁香各七粒。

—用法—上药碾碎，以葱白捣膏和，涂两手心，合掌握定，夹于大腿内侧，温覆取汗则愈。

—来源—《本草纲目》卷三十二·胡椒条。

入药部位
胡椒的果实。
性味与归经
辛，热。入胃、大肠经。
功效
温中散寒。
主治
胃寒呕吐，腹痛泄泻等。

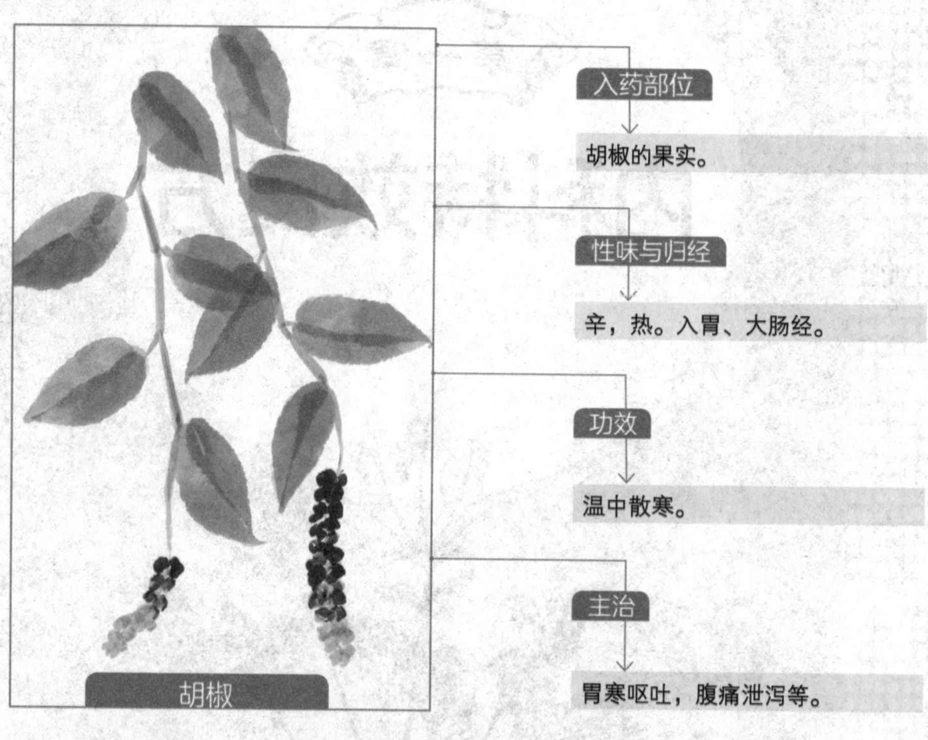

胡椒

感冒风寒

—组成—葱白一握，淡豆豉半合。

—用法—上药泡汤服，取汗。

—来源—《本草纲目》卷二十六·葱条。

风寒无汗

—病征—风寒无汗，发热头痛。

—组成—核桃肉、葱白、细茶、生姜等份。

—用法—上药捣烂，水一钟，煎七分，热服。覆衣取汗。

—来源—《本草纲目》卷三十·胡桃条。

寒热痰嗽

—病征—寒热痰嗽，初起。

—组成—烧姜一块。

—用法—上药含咽。

—来源—《本草纲目》卷二十六·生姜条。

清上化痰

—病征—利咽膈，治风热。

—组成—薄荷末。

—用法—以薄荷末，炼蜜丸芡子大，每噙一丸。白砂糖和之亦可。

—来源—《本草纲目》卷十四·薄荷条。

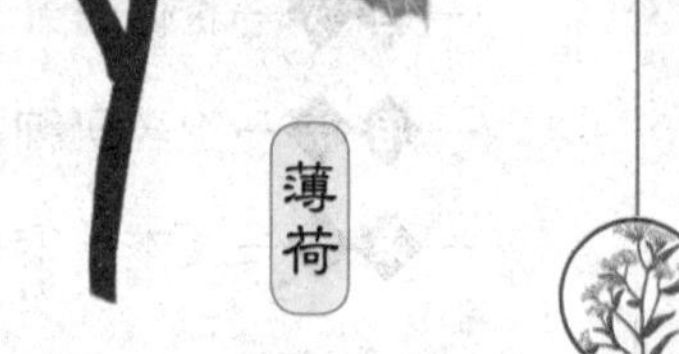

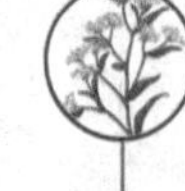

热咳不止

—组成—浓茶汤一钟，蜜一钟，大熟栝楼一个。

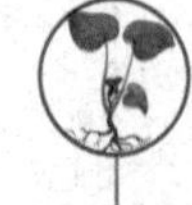

—用法—大熟栝楼去皮，将瓤入茶蜜汤，洗去子，以碗盛，于饭上蒸，至饭熟取出。时时挑三四匙咽之。

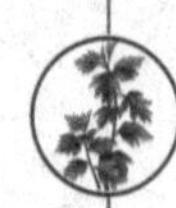

—来源—《本草纲目》卷十八·栝楼条。

风热上壅

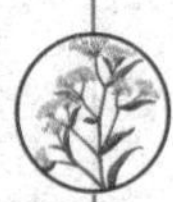

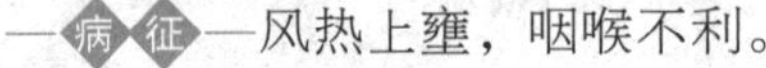
病征——风热上壅，咽喉不利。

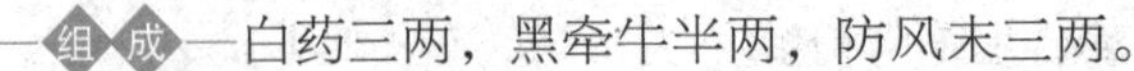
组成——白药三两，黑牵牛半两，防风末三两。

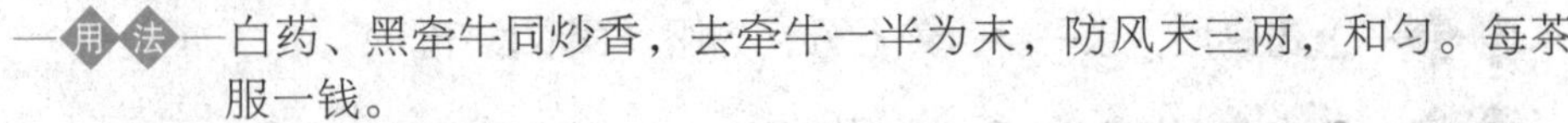
用法——白药、黑牵牛同炒香，去牵牛一半为末，防风末三两，和匀。每茶服一钱。

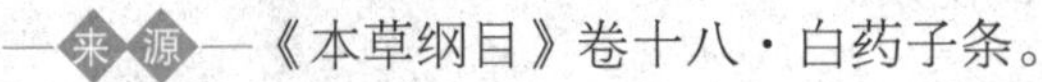
来源——《本草纲目》卷十八·白药子条。

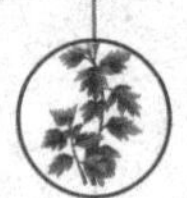

热痰烦运

组成——白芥子、黑芥子、大戟、甘遂、芒硝、朱砂等份。

用法——上药为末，糊丸梧子大。每服二十丸，姜汤下。

来源——《本草纲目》卷二十六·白芥条。

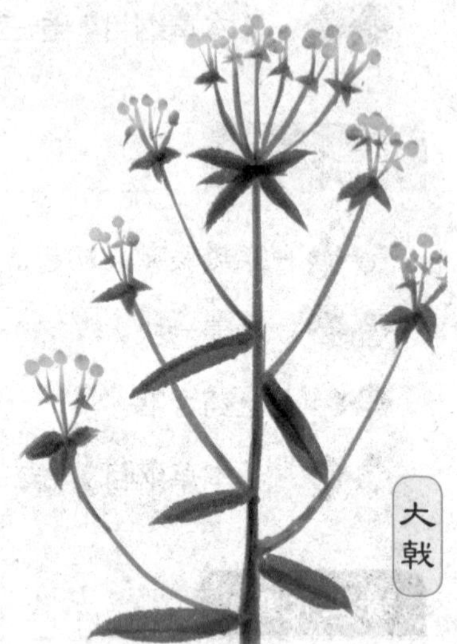

头面诸风

病征——头面诸风，眼瞤鼻塞，眼出冷泪。

组成——杏仁三升。

用法——上药研细，水煮四五沸，洗头。待冷汗尽，三度愈。

来源——《本草纲目》卷二十九·杏条。

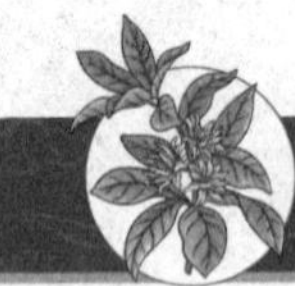

发热

身体发热

病征——身体发热，不拘大人、小儿。

组成——鸡卵三枚，白蜜一合。

—用法—上药和服，立瘥。

—来源—《本草纲目》卷四十八 · 鸡条。

发热口干

—病征—发热口干，小便涩。

—组成—萎蕤五两。

—用法—上药煎汁饮。

—来源—《本草纲目》卷十二 · 萎蕤条。

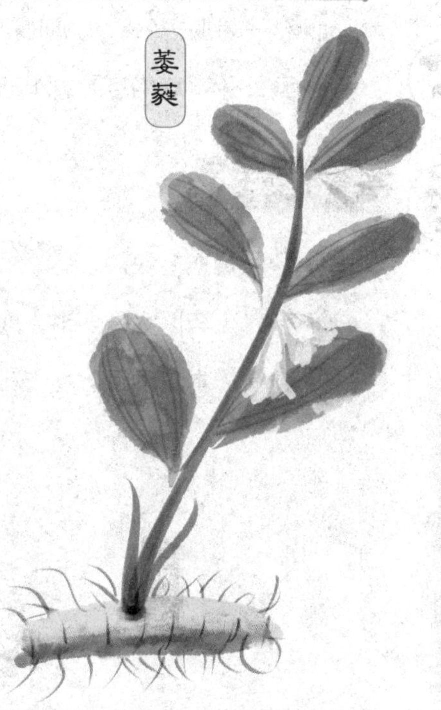

热攻心烦

—病征—热攻心烦，恍惚。

—组成—牛蒡根。

—用法—上药捣汁一升，食后分为二服。

—来源—《本草纲目》卷十五 · 恶实条。

虚火背热

—病征—虚火上行，背内热如火炙。

—组成— 附子末。

—用法—上药津调，涂涌泉穴。

—来源—《本草纲目》卷十七 · 附子条。

三焦积热

—组成—玄参、黄连、大黄各一两。

—用法—上药为末，炼蜜丸梧子大。每服三四十丸，白汤下。小儿丸粟米大。

—来源—《本草纲目》卷十二 · 玄参条。

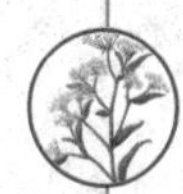

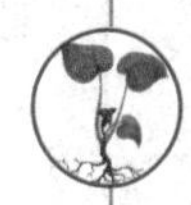

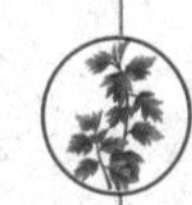

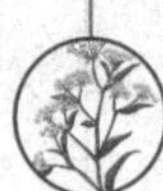

中焦热痞

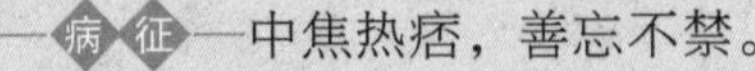
—病征—中焦热痞，善忘不禁。

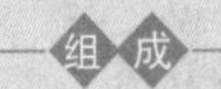

—组成—茼茹三分，甘草（炙）二两，消石（硝石）为末。

—用法—每服一钱，鸡鸣时温酒下，以知为度。

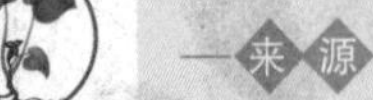

—来源—《本草纲目》卷十七·茼茹条。

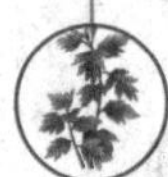

心经实热

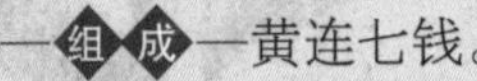
—组成—黄连七钱。

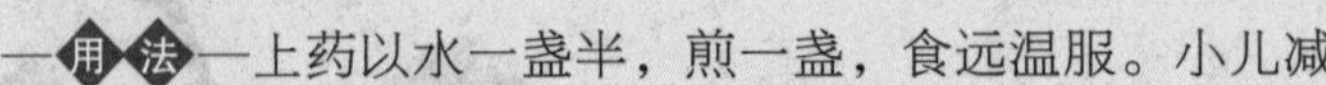
—用法—上药以水一盏半，煎一盏，食远温服。小儿减之。

—来源—《本草纲目》卷十三·黄连条。

黄连
叶具有清热解毒的功效。
根具有清热燥湿、泻火解毒的功效，可用于治疗胃热呕吐、目赤、口疮等症。

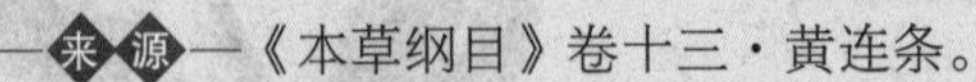

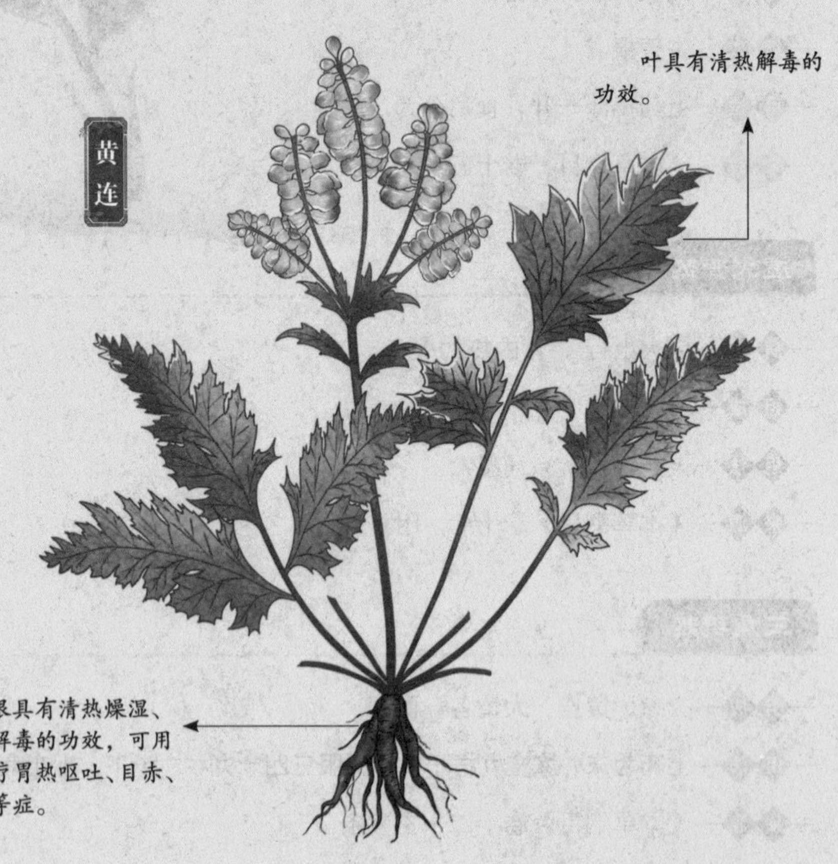

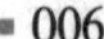

血虚发热

—病征—肌热燥热，烦渴引饮，目赤面红，昼夜不息，其脉洪大而虚，重按全无力，此血虚之候也。得于饥困劳役，证象白虎，但脉不长实为异耳。若误服白虎汤即死，宜此主之。

—组成—当归身（酒洗）二钱，绵黄芪（蜜炙）一两。

—用法—上药作一服。水二钟，煎一钟，空心温服，日再服。

—来源—《本草纲目》卷十四·当归条。

骨蒸积热

—病征—骨蒸积热，渐渐黄瘦。

—组成—大黄四分，童子小便五六合。

—用法—上药煎取四合，去滓。空腹分为二服，如人行五里，再服。

—来源—《本草纲目》卷十七·大黄条。

骨蒸作热

—组成—桃仁一百二十枚。

—用法—上药留尖去皮及双仁，杵为丸，平旦井花水顿服之。令尽量饮酒至醉，仍须任意吃水。隔日一剂。百日不得食肉。

—来源—《本草纲目》卷二十九·桃条。

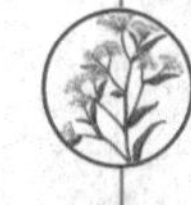

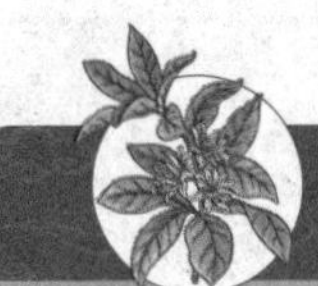

头痛

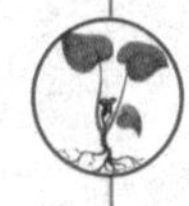

时疾头痛

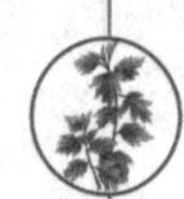

—病征—时疾头痛，发热。

—组成—连根葱白二十根。

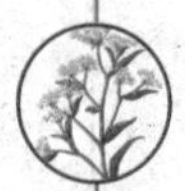
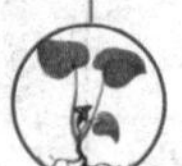
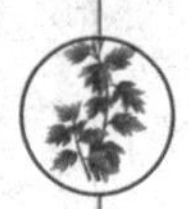

—用法—上药和米煮粥，入醋少许，热食取汗即解。

—来源—《本草纲目》卷二十六·葱条。

卒然头痛

—组成—白僵蚕末。

—用法—上药以熟水下二钱，立瘥。

—来源—《本草纲目》卷三十九·蚕条。

久患头风

—组成—草乌头尖（生用）一分，赤小豆三十五粒，麝香一字。

—用法—上药为末。每服半钱，薄荷汤冷服。更随左右嗃鼻。

—来源—《本草纲目》卷十七·乌头条。

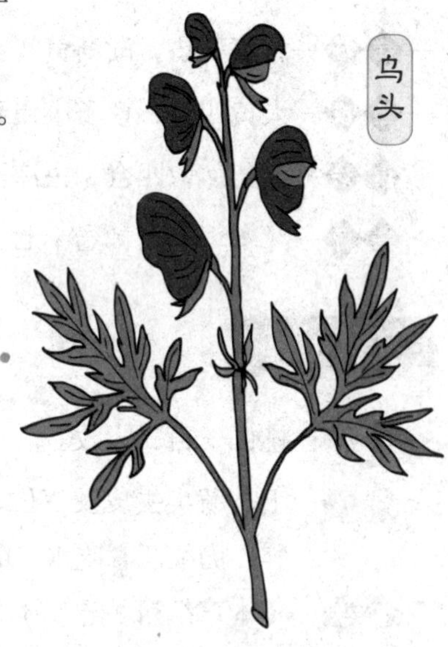

头痛不止

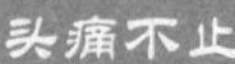

—组成—杨梅。

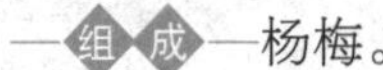

—用法—上药为末，以少许嗃鼻取嚏妙。

—来源—《本草纲目》卷三十·杨梅条。

头痛欲裂

—组成—当归二两。

—用法—上药以酒一升，煮取六合，饮之，日再服。

—来源—《本草纲目》卷十四·当归条。

头风斧劈

—病征—头风斧劈难忍。

—组成—川乌头末。

—用法—上药烧烟熏碗内，温茶泡服之。

—来源—《本草纲目》卷十七 · 附子条。

头风掣痛

—病征—头风掣痛，不可禁。

—组成—恶实茎叶。

—用法—上药捣取浓汁二升，无灰酒一升，盐花一匙头，煻火煎稠成膏，以摩痛处，风毒自散。摩时须极力令热，乃效。冬月用根。

—来源—《本草纲目》卷十五 · 恶实条。

头痛发汗

—组成—萆薢、旋覆花、虎头骨酥炙等份。

—用法—上药为散。欲发时，以温酒服二钱，暖卧取汗，立瘥。

—来源—《本草纲目》卷十八 · 萆薢条。

头风涕泪

—病征—头风涕泪，疼痛不已。

—组成—石膏（煅）二两，川芎二两，甘草炙半两。

—用法—上药为末。每服一钱，葱白、茶汤调下，日二服。

—来源—《本草纲目》卷九 · 石膏条。

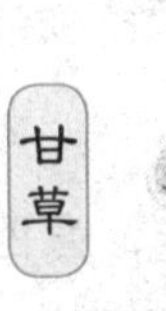

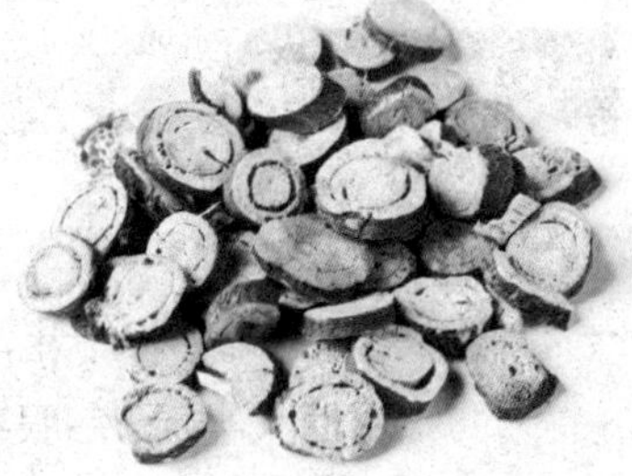

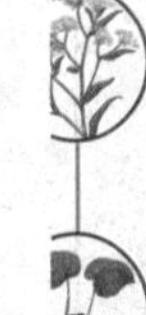

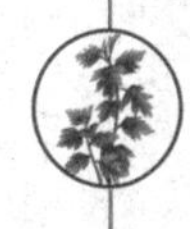

头风睛痛

—组成—香附子一两，藿香叶、甘草各二钱。

—用法—上药为末。每服二钱，沸汤入盐调下。

—来源—《本草纲目》卷十四 · 莎草、香附子条。

偏正头风

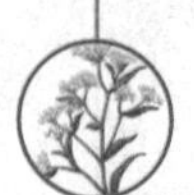

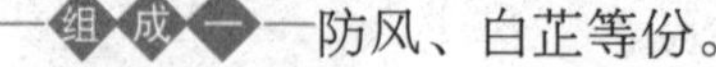
组成一——防风、白芷等份。

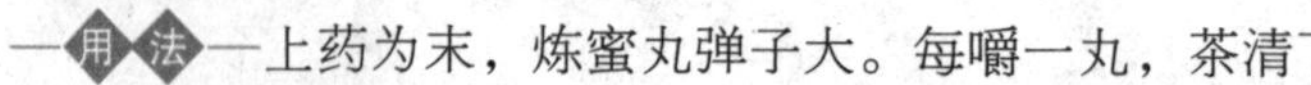
用法——上药为末，炼蜜丸弹子大。每嚼一丸，茶清下。

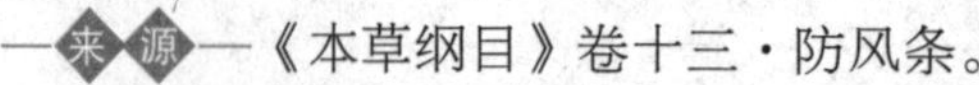
来源——《本草纲目》卷十三·防风条。

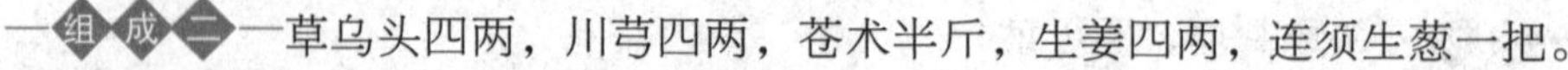
组成二——草乌头四两，川芎四两，苍术半斤，生姜四两，连须生葱一把。

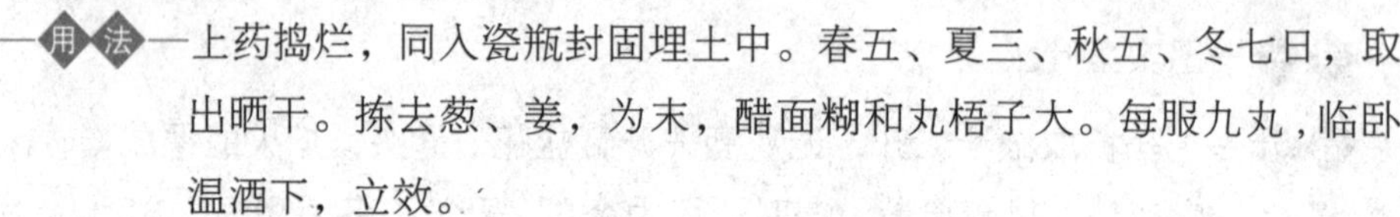
用法——上药捣烂，同入瓷瓶封固埋土中。春五、夏三、秋五、冬七日，取出晒干。拣去葱、姜，为末，醋面糊和丸梧子大。每服九丸，临卧温酒下，立效。

来源——《本草纲目》卷十七·乌头条。

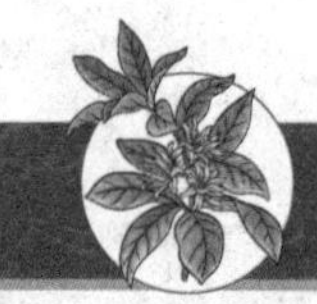

支气管炎

卒嗽不止

组成——白蚬壳。

用法——上药捣为细末。以熟米饮调，每服一钱，日三服，甚效。

来源——《本草纲目》卷四十六·蚬条。

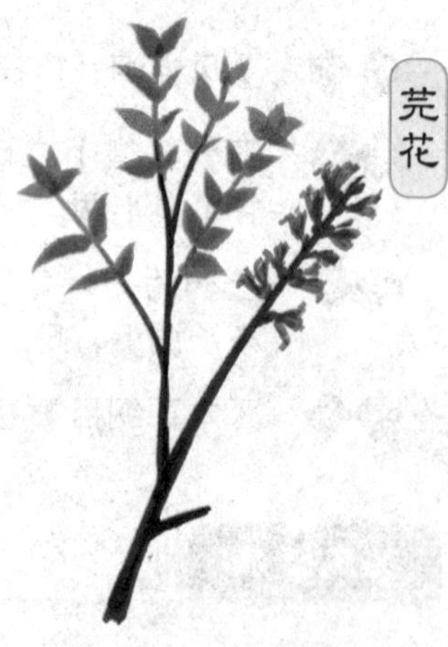

卒嗽有痰

组成——芫花一两。

用法——上药炒，水一升，煮四沸，去滓，白糖入半斤。每服枣许。勿食酸咸物。

来源——《本草纲目》卷十七·芫花条。

卒得咳嗽

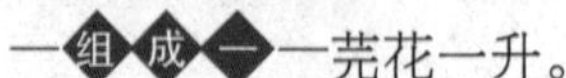
组成一——芫花一升。

用法——上药以水三升，煮汁一升，以枣十四枚，煮汁干。日食五枚，必愈。

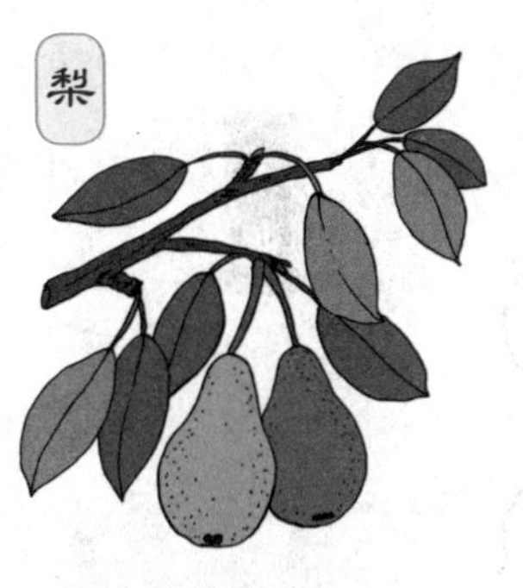

—来源—《本草纲目》卷十七·芫花条。

—组成二—桃仁三升。

—用法—上药去皮杵，着器中密封，蒸熟日干，绢袋盛，浸二斗酒中，七日可饮，日饮四五合。

—来源—《本草纲目》卷二十九·桃条。

—组成三—梨一颗。

—用法—上药刺五十孔，每孔纳椒一粒，面裹灰火煨熟，停冷去椒食之。

—来源—《本草纲目》卷三十·梨条。

暴咳嗽

—组成一—百部、生姜。

—用法—上药捣汁等分，煎服二合。

—来源—《本草纲目》卷十八·百部条。

—组成二—百部根。

—用法—以百部根渍酒。每温服一升，日三服。

—来源—《本草纲目》卷十八·百部条。

久咳不止

—组成—五味子五钱，甘草一钱半，五倍子、风化硝各二钱。

—用法—上药为末，干噙。

—来源—《本草纲目》卷十八·五味子条。

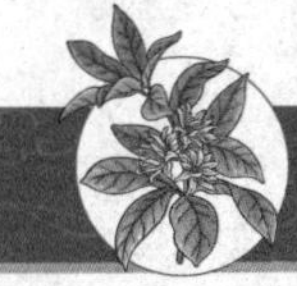

哮喘

高年气喘

—组成—萝卜子。

—用法—上药炒，研末，蜜丸梧子大。每服五十丸，白汤下。

—来源—《本草纲目》卷二十六·莱菔条。

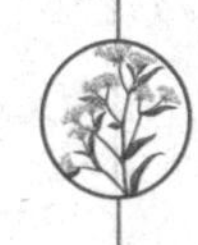

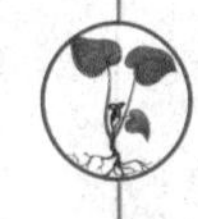

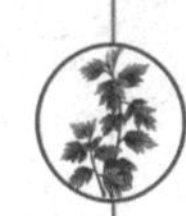

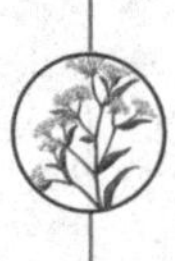
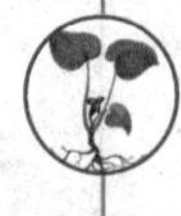
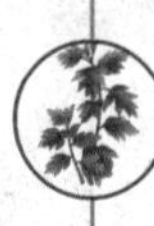

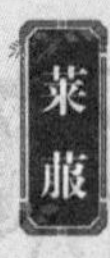

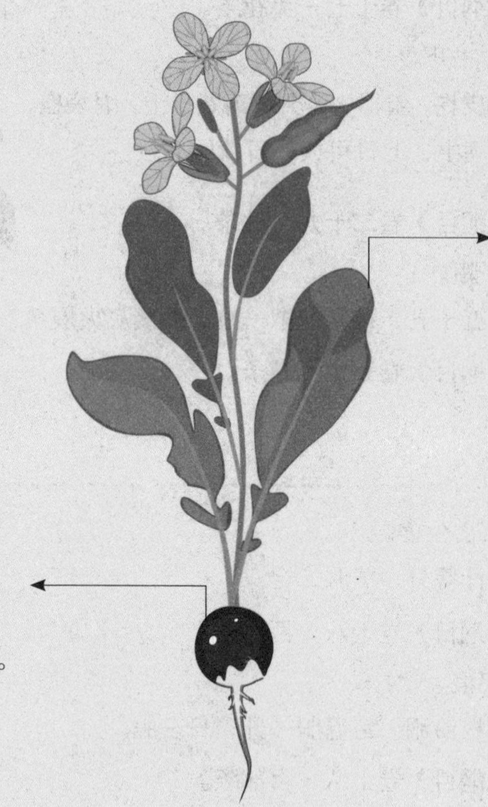

痰喘咳嗽

病征——痰喘咳嗽，不能睡卧。

组成——好末茶一两，白僵蚕一两。

用法——上药为末，放碗内盖定，倾沸汤一小盏。临卧，再添汤点服。

来源——《本草纲目》卷三十二·茗条。

痰气哮喘

组成——马蹄香。

用法——上药焙研，每服二三钱，正发时淡醋调下，少顷吐出痰涎为验。

来源——《本草纲目》卷十三·杜衡条。

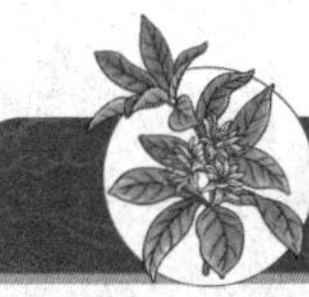

呕吐

哕逆不止

—组成—石莲肉六枚。

—用法—上药炒赤黄色，研末。冷熟水半盏和服，便止。

—来源—《本草纲目》卷三十三·莲藕条。

呕吐反胃

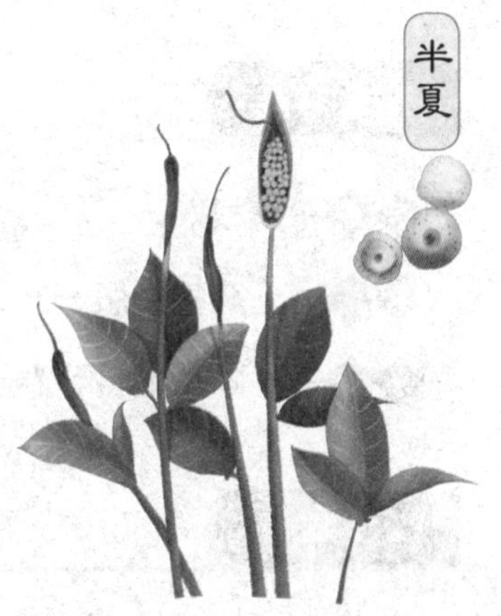

—组成—半夏三升，人参三两。

—用法—上药以水一斗二升、白蜜一升和，扬之一百二十遍。煮取三升半，温服一升，日再服。亦治膈间支饮。

—来源—《本草纲目》卷十七·半夏条。

食入即吐

—组成—人参一两，半夏一两五钱，生姜十片。

—用法—上药加水一斗，以杓扬二百四十遍，取三升，入白蜜三合，煮一升半，分服。

—来源—《本草纲目》卷十二·人参条。

食已即吐

—病征—食已即吐，胸中有火也。

—组成—大黄一两，甘草二钱半。

—用法—上药加水一升，煮半升，温服。

—来源—《本草纲目》卷十七·大黄条。

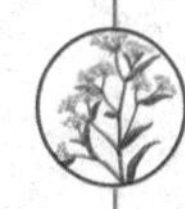

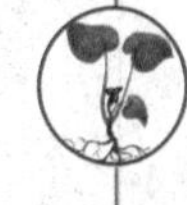

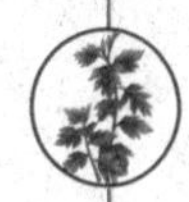

吐泄不止

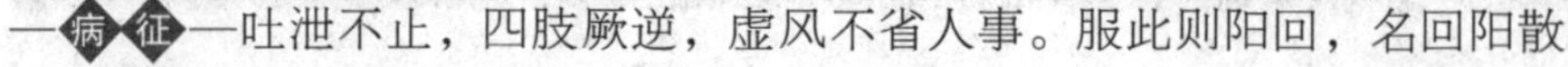

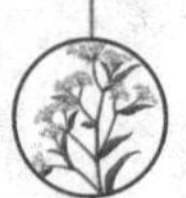

病征——吐泄不止，四肢厥逆，虚风不省人事。服此则阳回，名回阳散。

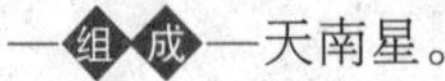

组成——天南星。

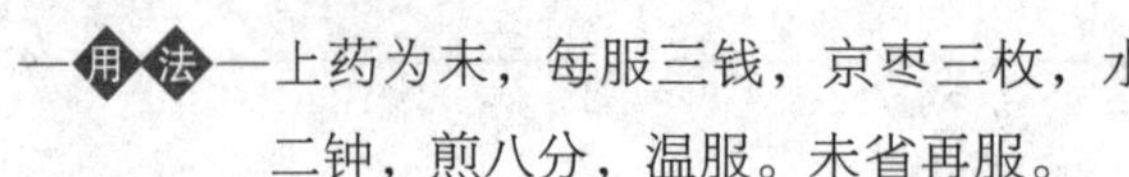

用法——上药为末，每服三钱，京枣三枚，水二钟，煎八分，温服。未省再服。

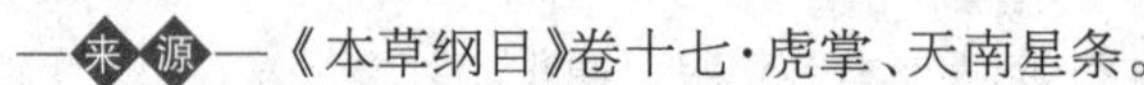

来源——《本草纲目》卷十七·虎掌、天南星条。

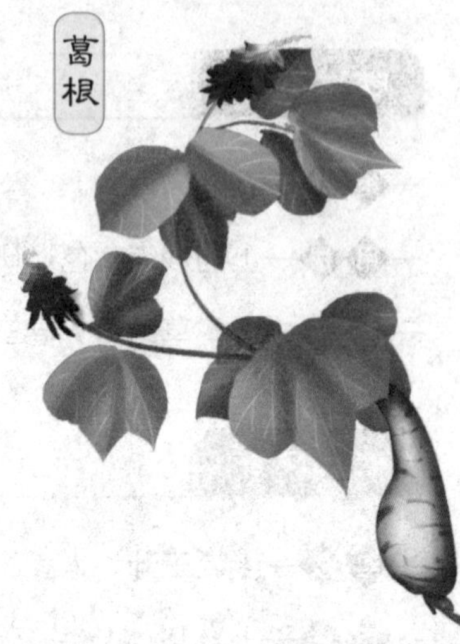

干呕不息

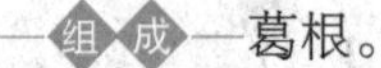

组成——葛根。

用法——上药捣汁服一升，瘥。

来源——《本草纲目》卷十八·葛条。

呕哕眩悸

病征——呕哕眩悸，谷不得下。

组成——半夏一升，生姜半斤，茯苓三两。

用法——上药以水七升，煎一升半，分温服之。

来源——《本草纲目》卷十七·半夏条。

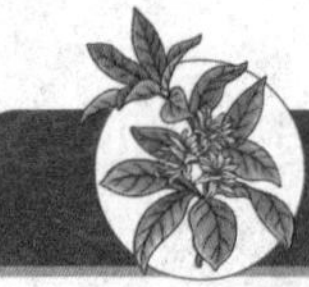

吐血

卒然吐血

组成——槲叶。

用法——上药为末，每服二钱，水一盏，煎七分，和滓服。

来源——《本草纲目》卷三十·槲实条。

卒暴吐血

组成——藕节、荷蒂各七个。

用法——上药以蜜少许擂烂，用水二钟，煎八分，去滓，温服。或为末丸服亦可。

来源——《本草纲目》卷三十三·莲藕条。

吐血不止

组成一——黄连一两。

用法——上药捣散，每服一钱，水七分，入豉二十粒，煎至五分，去滓温服。大人、小儿皆治。

来源——《本草纲目》卷十三·黄连条。

组成二——白茅根一握。

用法——上药水煎服。

来源——《本草纲目》卷十三·白茅条。

组成三——生地黄汁一升二合，白胶香二两。

用法——上药以瓷器盛，入甑蒸，令胶消，服之。

来源——《本草纲目》卷十六·地黄条。

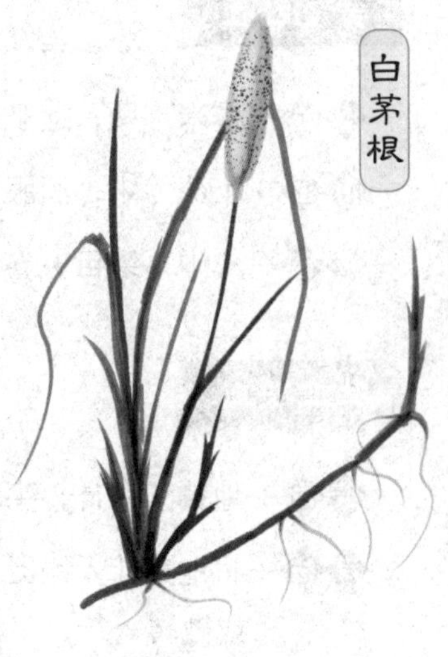

咳嗽吐血

组成一——人参、黄芪、飞罗面各一两，百合五钱。

用法——上药为末，水丸梧子大。每服五十丸，食前茅根汤下。

来源——《本草纲目》卷十二·人参条。

组成二——人参、乳香、辰砂等份。

用法——上药为末，乌梅肉和丸弹子大。每白汤化下一丸，日一服。

来源——《本草纲目》卷十二·人参条。

心热吐血

病征——心热吐血，口干。

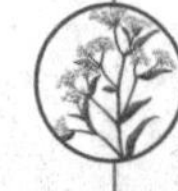

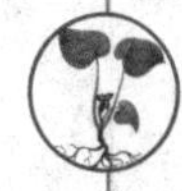

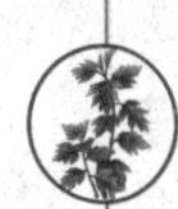

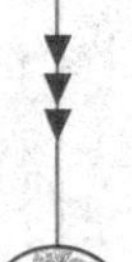

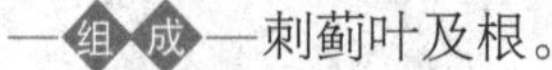

—组成—刺蓟叶及根。

—用法—上药捣绞取汁，每顿服二小盏。

—来源—《本草纲目》卷十五·大蓟、小蓟条。

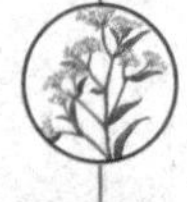

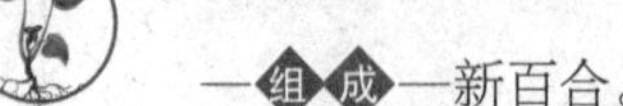

肺病吐血

—组成—新百合。

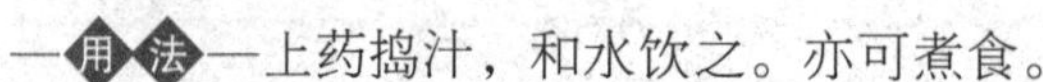

—用法—上药捣汁，和水饮之。亦可煮食。

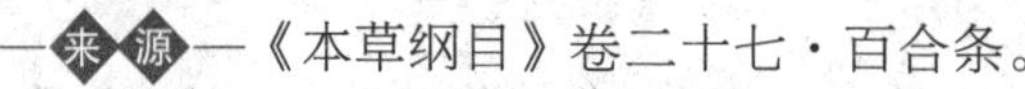

—来源—《本草纲目》卷二十七·百合条。

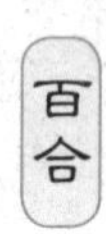

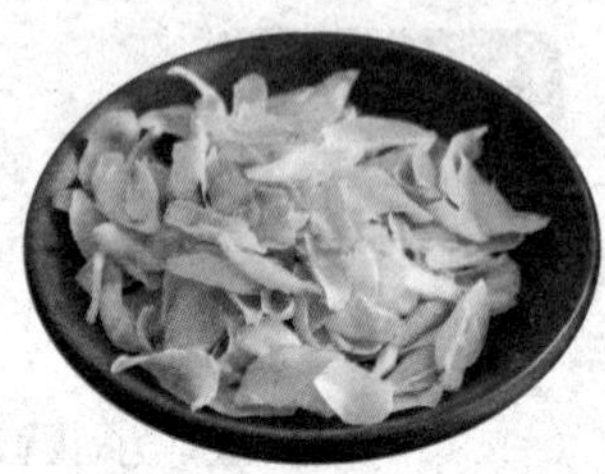

劳心吐血

—组成—糯米半两，莲子心七枚。

—用法—上药为末，酒服。或以墨汁作丸服之。

—来源—《本草纲目》卷二十二·稻条。

吐血便血

—组成—地黄汁六合，牛皮胶一两，姜汁半杯。

—用法—将地黄汁入铜器煎沸，入牛皮胶，待化入姜汁半杯，分三服。便止。或微转一行，不妨。

—来源—《本草纲目》卷十六·地黄条。

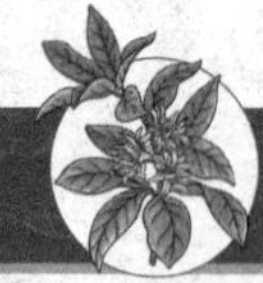

自汗、盗汗

自汗不止

—组成—防风。

—用法—上药用麸炒，猪皮煎汤下。

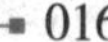

—来源—《本草纲目》卷十三・防风条。

病后虚汗

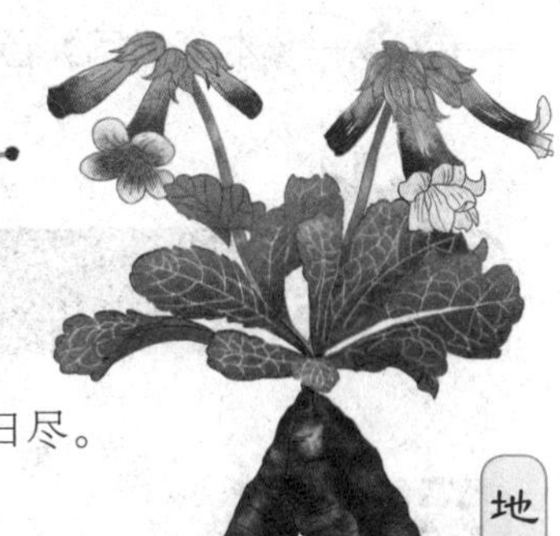

—病征—病后虚汗，口干心躁。

—组成—熟地黄五两。

—用法—上药以水三盏，煎一盏半，分三服，一日尽。

—来源—《本草纲目》卷十六・地黄条。

心虚自汗

—病征—心虚自汗，不睡。

—组成—豮猪心一个，人参、当归各二两。

—用法—豮猪心带血破开，入人参、当归，煮熟去药食之。不过数服，即愈。

—来源—《本草纲目》卷五十・豕条。

盗汗不止

—组成—熟艾二钱，白茯神三钱，乌梅三个。

—用法—上药以水一钟，煎八分，临卧温服。

—来源—《本草纲目》卷十五・艾条。

睡中盗汗

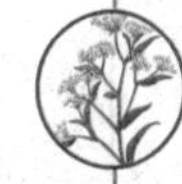

—组成—防风二两，川芎一两，人参半两。

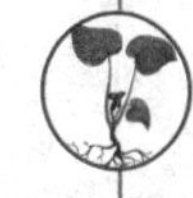

—用法—上药为末。每服三钱，临卧饮下。

—来源—《本草纲目》卷十三・防风条。

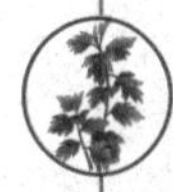

虚劳盗汗

—组成—牡蛎粉、麻黄根、黄芪等份。

—用法—上药为末。每服二钱，水二盏，煎七分，温服，日一。

—来源—《本草纲目》卷四十六·牡蛎条。

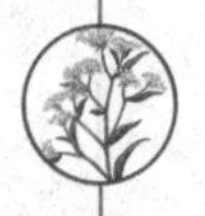

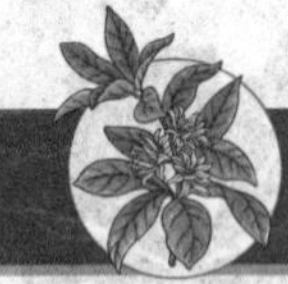

失 眠

烦闷不眠

—组成—大枣十四枚，葱白七根。

—用法—上药以水三升，煮一升，顿服。

—来源—《本草纲目》卷二十九·枣条。

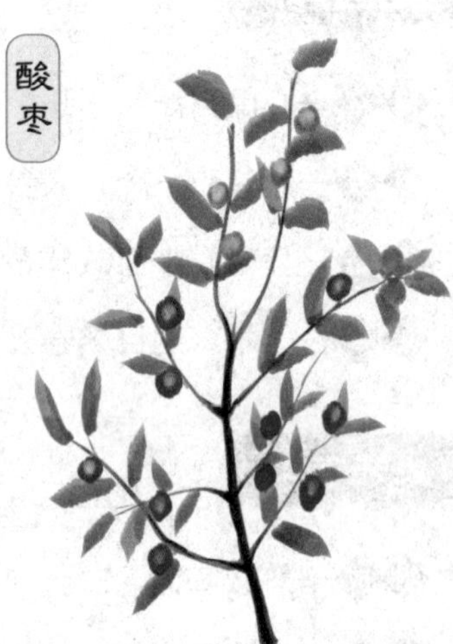
酸枣

虚烦不眠

—组成—酸枣仁二升，蝭母、干姜、茯苓、川芎各二两，甘草（炙）一两。

—用法—以水一斗，先煮枣仁，减三升，乃同煮取三升，分服。

—来源—《本草纲目》卷三十六·酸枣条。

振悸不眠

—组成—酸枣仁二升，茯苓、白术、人参、甘草各二两，生姜六两。

—用法—上药以水八升，煮三升，分服。

—来源—《本草纲目》卷三十六·酸枣条。

胆虚不眠

—组成—马头骨灰、乳香各一两，酸枣仁（炒）二两。

—用法—上药为末。每服二钱，温酒服。

—来源—《本草纲目》卷五十・马条。

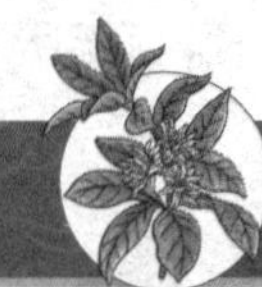

精神病

风癫发作

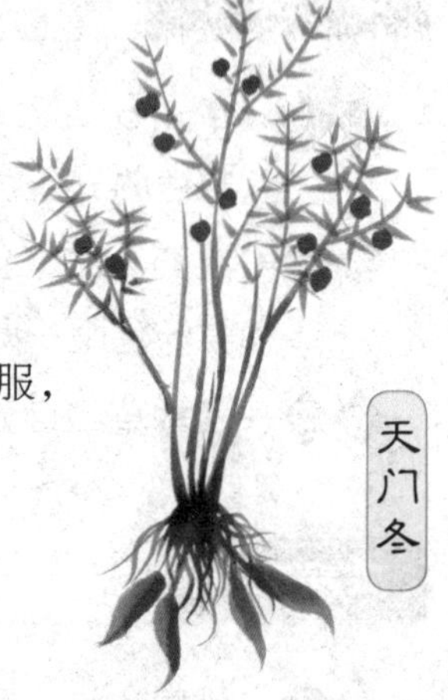

—病征—风癫发作则吐，耳如蝉鸣，引胁牵痛。

—组成—天门冬。

—用法—上药去心皮，曝捣为末。酒服方寸匕，日三服，久服食。

—来源—《本草纲目》卷十八・天门冬条。

癫狂邪疾

—组成—防葵。

—用法—上药研末，温酒服一刀圭，至二三服。身瞤及小不仁为效。

—来源—《本草纲目》卷十七・防葵条。

风痰癫疾

—组成—茶芽、栀子各一两。

—用法—上药煎浓汁一碗服。良久探吐。

—来源—《本草纲目》卷三十二・茗条。

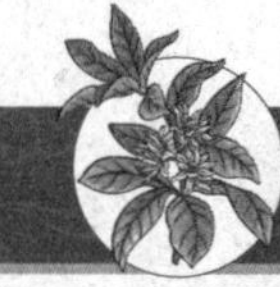

癫　痫

久近风痫

—组成—凌霄花或根叶。

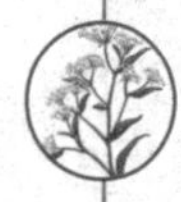
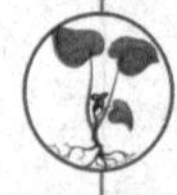
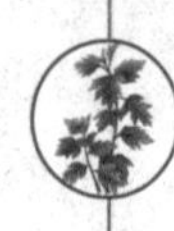

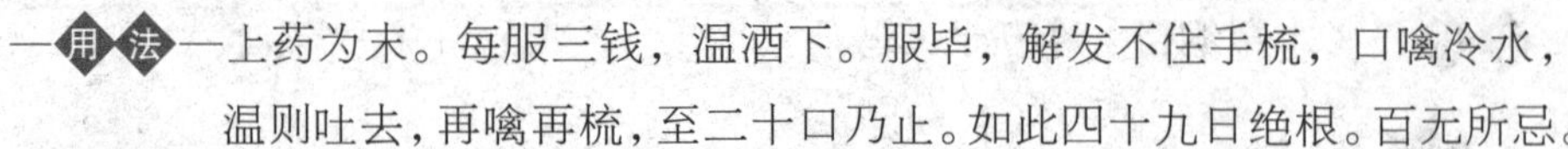

用法——上药为末。每服三钱，温酒下。服毕，解发不住手梳，口噙冷水，温则吐去，再噙再梳，至二十口乃止。如此四十九日绝根。百无所忌。

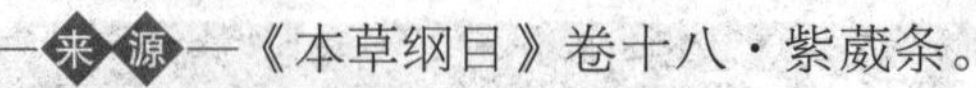

来源——《本草纲目》卷十八·紫葳条。

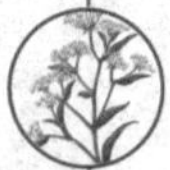

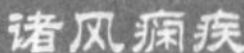

诸风痫疾

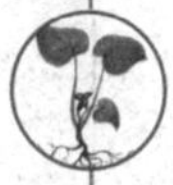

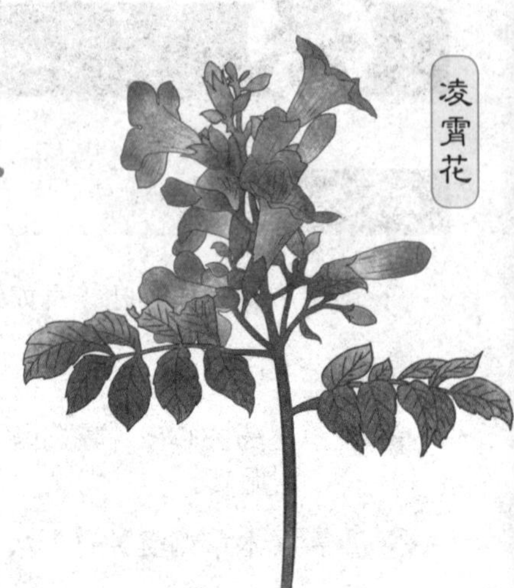

组成——生川乌头（去皮）二钱半，五灵脂半两。

用法——上药为末，猪心血丸梧子大。每姜汤化服一丸。

来源——《本草纲目》卷十七·附子条。

风痫吐沫

病征——风痫吐沫，反目抽掣，久患。

组成——黑铅、水银结砂，南星炮，各一两。

用法——上药为末，糯饭丸绿豆大。一岁一丸，乳汁下。

来源——《本草纲目》卷八·铅条。

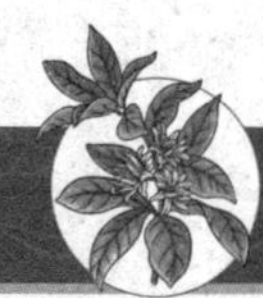

腹痛

脐下绞痛

组成——芥子末。

用法——上药蜜丸梧子大。井华水寅时下七丸，申时再服。

来源——《本草纲目》卷二十六·芥条。

腹中冷痛

—病征—腹中冷痛，水谷阴结，心下停痰，两胁痞满，按之鸣转，逆害饮食。

—组成—狼毒三两，附子一两，旋覆花三两。

—用法—上药捣末，蜜丸梧子大。每服三丸，食前白汤下，日三服。

—来源—《本草纲目》卷十七·狼毒条。

腹痛胀满

—组成—厚朴（制）半斤，甘草、大黄各三两，枣十枚，大枳实五枚，桂二两，生姜五两。

—用法—上药以水一斗，煎取四升。温服八合，日三。呕者，加半夏五合。

—来源—《本草纲目》卷三十五·厚朴条。

凹叶厚朴
花具有理气、化湿的功效，可用于治疗胸脘痞闷胀满等症。
皮具有祛湿、行气、平喘、化食、消炎、祛风、镇痛等功效。

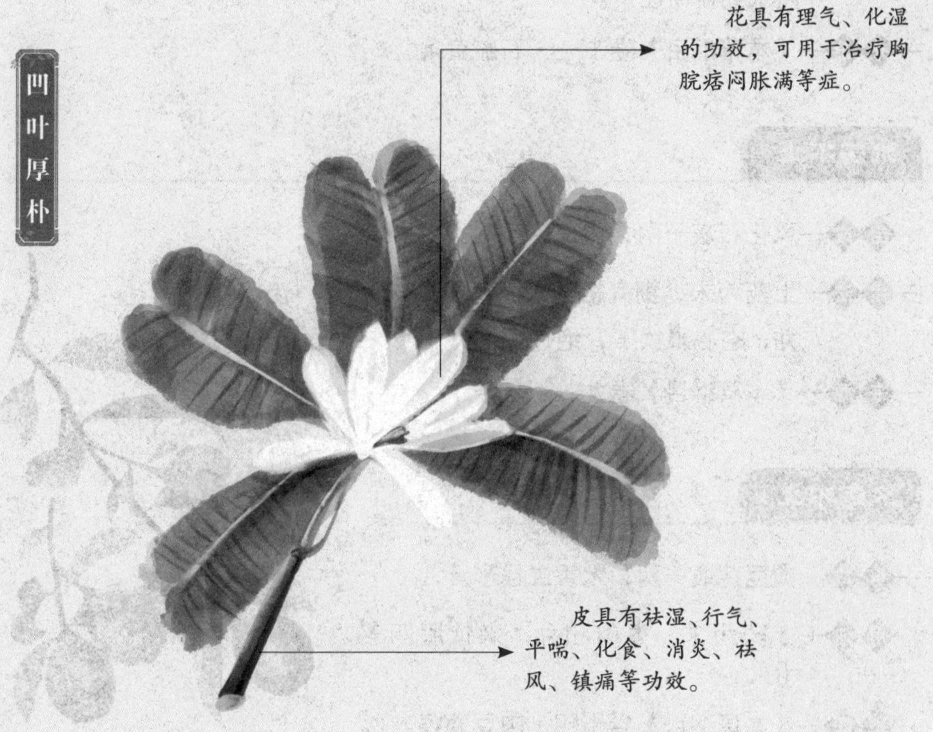

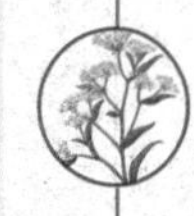

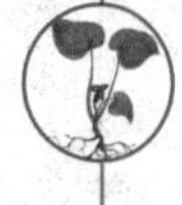

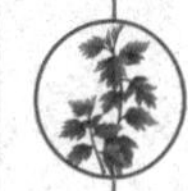

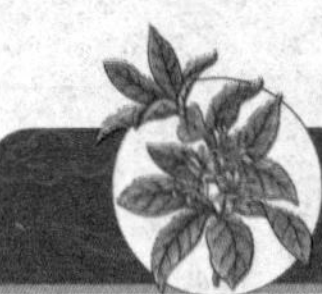

泄泻

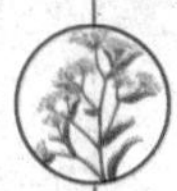

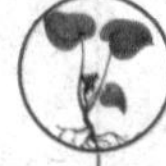

暴泄不止

—组成—陈艾一把，生姜一块。

—用法—上药水煎热服。

—来源—《本草纲目》卷十五·艾条。

气虚暴泄

—病征—气虚暴泄，日夜行二三十，腹痛不止，夏月路行，备急最妙。

—组成—硫黄二两，枯矾半两。

—用法—上药研细。水浸蒸饼丸梧子大，朱砂为衣。每服十五丸至二十丸，温水或盐汤任下。

—来源—《本草纲目》卷十一·石硫黄条。

水泻不止

—组成—风化石灰一两，白茯苓三两。

—用法—上药为末，糊丸梧子大。每服二三十丸，空心米饮下，绝妙。

—来源—《本草纲目》卷九·石灰条。

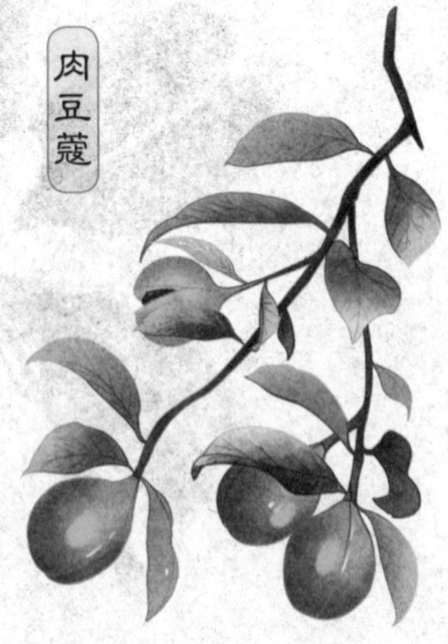

久泻不止

—组成—肉豆蔻煨一两，木香二钱半。

—用法—上药为末。枣肉和丸，米饮服四五十丸。

—来源—《本草纲目》卷十四·肉豆蔻条。

湿泻暑泻

—组成—白术、车前子等份。

—用法—上药炒为末，白汤下二三钱。

—来源—《本草纲目》卷十二·术条。

腹胀急泻

—病征—腹胀忽泻，日夜不止，诸药不效，此气脱也。

—组成—益智子仁二两。

—用法—上药浓煎饮之，立愈。

—来源—《本草纲目》卷十四·益智子条。

中满洞泻

—组成—厚朴、干姜等份。

—用法—上药为末，蜜丸梧子大。每服五十丸，米饮下。

—来源—《本草纲目》卷三十五·厚朴条。

脏寒泄泻

—病征—脏寒泄泻，体倦食减。

—组成—猪大肠一条，吴茱萸末。

—用法—猪大肠去脂洗净，以吴茱萸末填满，缚定蒸熟，捣丸梧子大。每服五十丸，米饮下。

—来源—《本草纲目》卷五十·豕条。

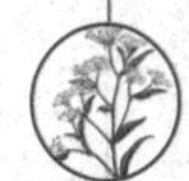

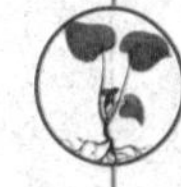

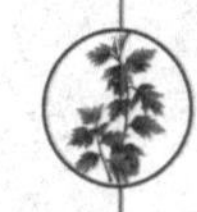

脾虚滑泄

—组成—乌骨母鸡一只，豆蔻一两，草果二枚。

—用法—乌骨母鸡治净，豆蔻、草果烧存性，掺入鸡腹内，扎定煮熟，空心食之。

—来源—《本草纲目》卷四十八·鸡条。

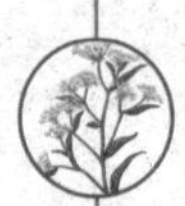

水泄脾泄

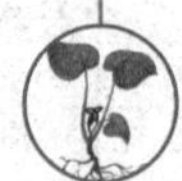

—组成—黄连一两，生姜四两。

—用法—上药以文火炒至姜脆，各自拣出为末。水泄用姜末，脾泄用连末，每服二钱，空心白汤下。甚者不过二服。亦治痢疾。

—来源—《本草纲目》卷十三·黄连条。

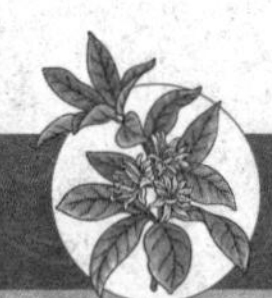

便秘

大便燥塞

—组成—大枣一枚，轻粉半钱。

—用法—大枣去核，入轻粉缚定，煨熟食之， 仍以枣汤送下。

—来源—《本草纲目》卷二十九·枣条。

大便不快

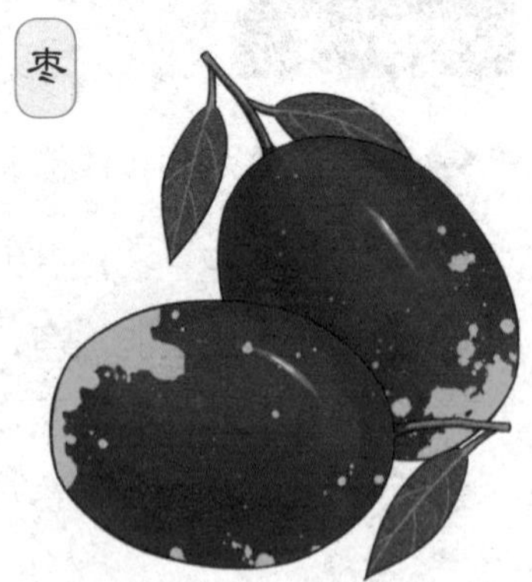

枣

—病征—大便不快，里急后重。

—组成—桃仁三两，吴茱萸二两，食盐一两。

—用法—桃仁去皮，与吴茱萸、食盐同炒熟，去盐、茱，每嚼桃仁五七粒。

—来源—《本草纲目》卷二十九·桃条。

大便不通

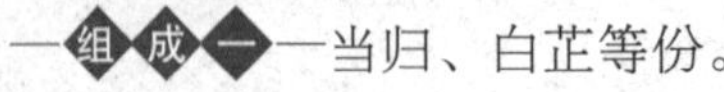

—组成—当归、白芷等份。

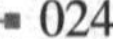

—用法—上药为末。每服二钱，米汤下。

—来源—《本草纲目》卷十四・当归条。

—组成二—王瓜（土瓜）根。

—用法—上药捣汁，入少水解之，用筒吹入肛门内。二便不通，前后吹之，取通。

—来源—《本草纲目》卷十八・王瓜条。

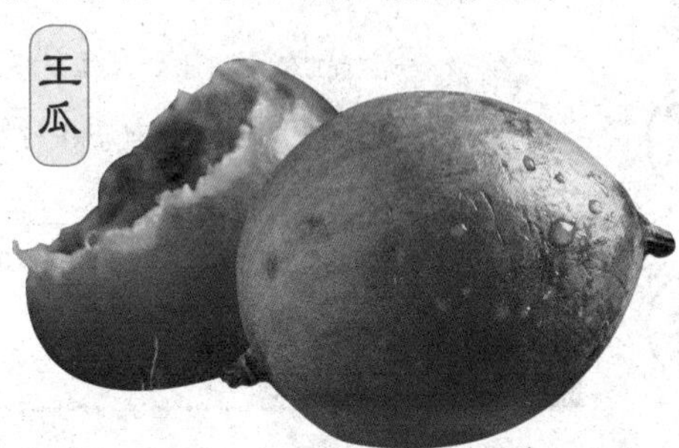

—组成三—瓜蒂七枚。

—用法—上药研末，绵裹，塞入下部即通。

—来源—《本草纲目》卷三十三・甜瓜条。

大小便闭

—病征—大小便闭，不通。

—组成—白花胡葵子。

—用法—上药为末，煮浓汁服之。

—来源—《本草纲目》卷十六・蜀葵条。

二便不通

—病征—二便不通，胀急。

—组成—生冬葵根二斤，生姜四两。

—用法—生冬葵根捣汁三合，生姜取汁一合，和匀，分二服。连用即通也。

—来源—《本草纲目》卷十六・葵条。

大肠冷秘

—组成—附子一枚。

—用法—炮去皮，取中心如枣大，为末二钱，蜜水空心服之。

—来源—《本草纲目》卷十七・附子条。

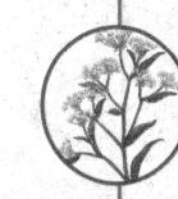
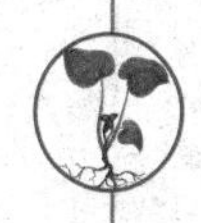
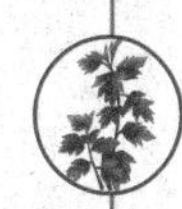

汗多便秘

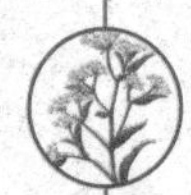

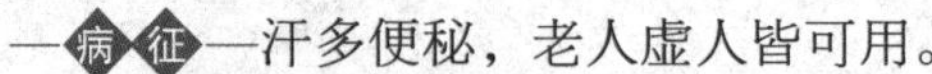

—病征—汗多便秘，老人虚人皆可用。

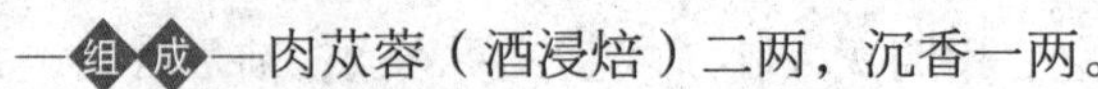

—组成—肉苁蓉（酒浸焙）二两，沉香一两。

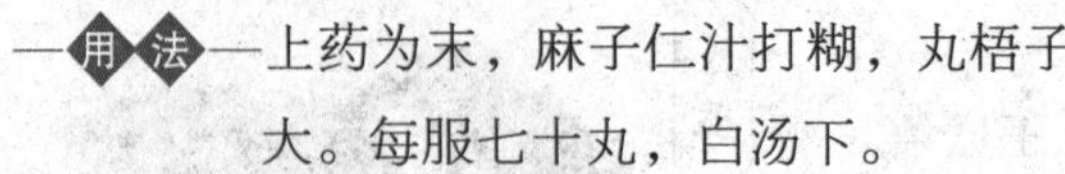

—用法—上药为末，麻子仁汁打糊，丸梧子大。每服七十丸，白汤下。

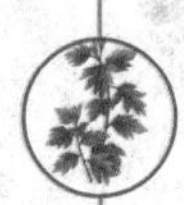

—来源—《本草纲目》卷十二·肉苁蓉条。

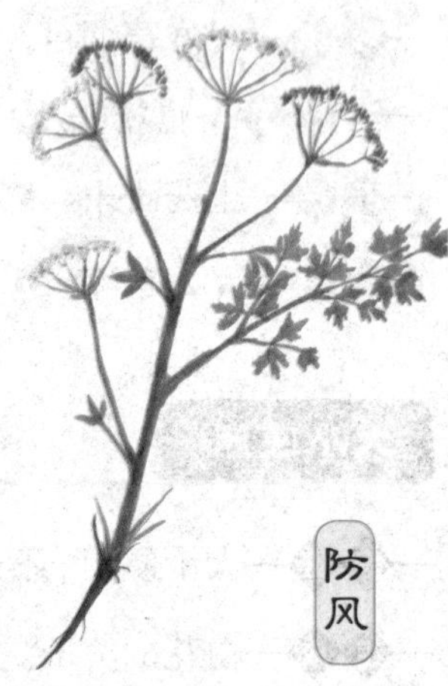

消风顺气

—病征—老人大肠秘涩。

—组成—防风、枳壳(麸炒)一两，甘草半两。

—用法—上药为末，每食前白汤服二钱。

—来源—《本草纲目》卷十三·防风条。

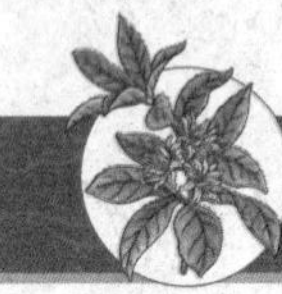

便血

卒泻鲜血

—组成—小蓟叶。

—用法—上药捣汁，温服一升。

—来源—《本草纲目》卷十五·大蓟、小蓟条。

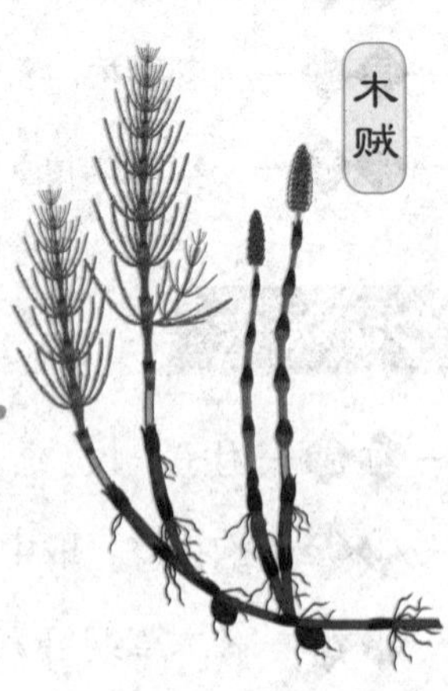

泻血不止

—组成—木贼五钱。

—用法—上药水煎温服，日二服。

—来源—《本草纲目》卷十五·木贼条。

久患下血

—组成—大茄种三枚。

—用法—上药每用一枚，湿纸包煨熟，安瓶内，以无灰酒一升半沃之，蜡纸封闭三日，去茄暖饮。

—来源—《本草纲目》卷二十八·茄条。

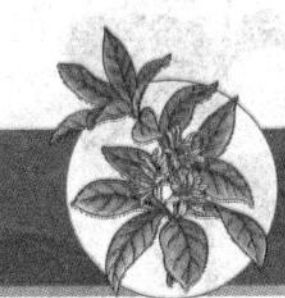

阳痿

阳事不起

—组成—蛇床子、五味子、菟丝子等份。

—用法—上药为末，蜜丸梧子大。每服三十丸，温酒下，日三服。

—来源—《本草纲目》卷十四·蛇床条。

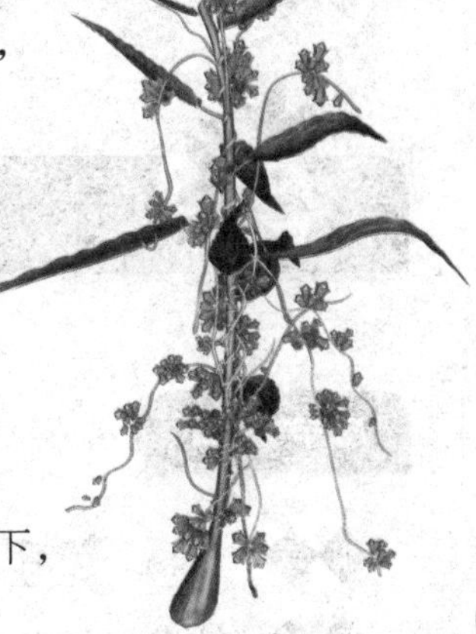
菟丝

阴痿不起

—组成—雄鸡肝三具，菟丝子一升。

—用法—上药为末，雀卵和丸小豆大。每服一百丸，酒下，日二。

—来源—《本草纲目》卷四十八·鸡条。

肾虚阴痿

—病征—肾虚阴痿，羸瘦，精衰少力。

—组成—豮猪肾一对（切片），枸杞叶半斤，豉汁一盏。

—用法—上药同椒、盐煮羹食。

—来源—《本草纲目》卷五十·豕条。

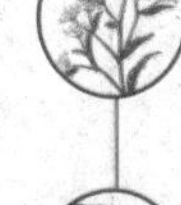

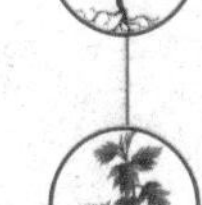

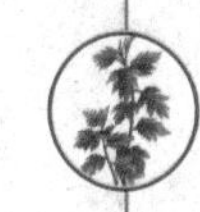

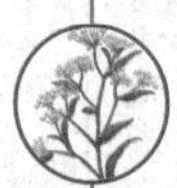

阴痿阴汗

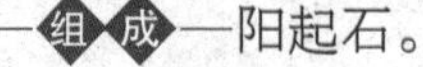
组成——阳起石。

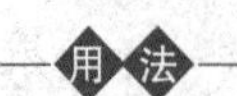
用法——上药煅为末，每服二钱，盐酒下。

来源——《本草纲目》卷十·阳起石条。

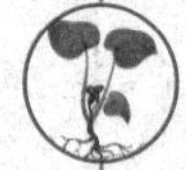

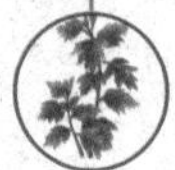

玉茎不痿

病征——玉茎不痿，精滑无歇，时时如针刺，捏之则脆，此名肾漏。

组成——补骨脂、韭子各一两。

用法——上药为末。每用三钱，水二盏，煎六分服，日三次，愈则止。

来源——《本草纲目》卷十四·补骨脂条。

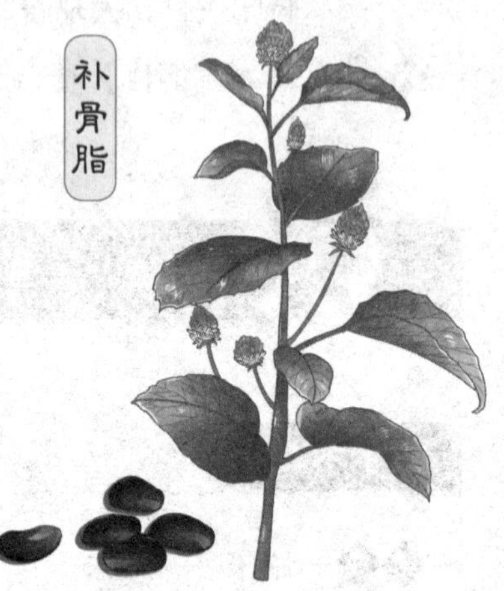

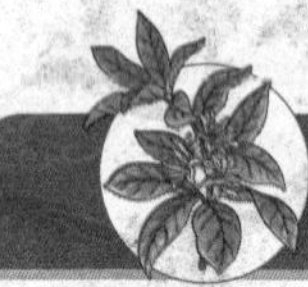

痛风

历节风痛

组成——独活、羌活、松节等份。

用法——上药以酒煮过，每日空心饮一杯。

来源——《本草纲目》卷十三·独活条。

历节诸风

病征——历节诸风，骨节疼痛，昼夜不止。

组成——没药末半两，虎胫骨（酥炙）为末三两。

用法——上药每服二钱，温酒调下。

—来源—《本草纲目》卷三十四·没药条。

历节肿痛

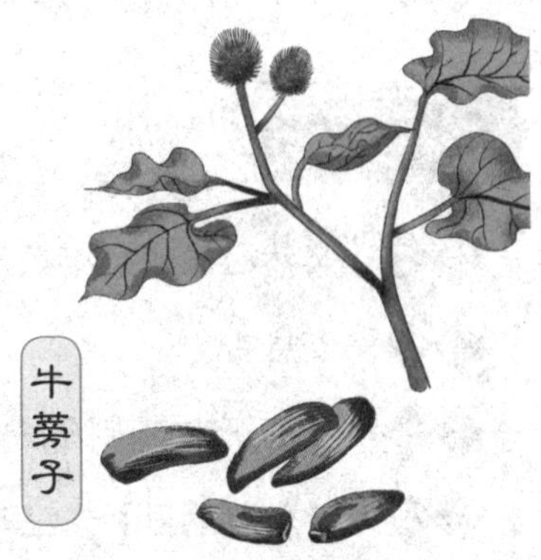

—病征—风热攻手指，赤肿麻木，甚则攻肩背两膝，遇暑热则大便秘。

—组成—恶实三两，新豆豉(炒)、羌活各一两。

—用法—上药为末。每服二钱，白汤下。

—来源—《本草纲目》卷十五·恶实条。

白虎风痛

—病征—白虎风痛，走注，两膝热肿。

—组成—虎胫骨（涂酥炙黄）、黑附子（炮裂去皮）各一两。

—用法—上药为末。每服二钱，酒下，日再。

—来源—《本草纲目》卷五十一·虎条。

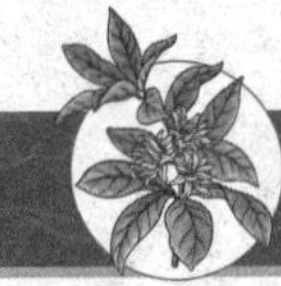

冠心病

卒心急痛

—病征—卒心急痛，牙关紧闭欲绝。

—组成—老葱白五茎，麻油四两。

—用法—将老葱白去皮须，捣膏，以匙送入咽中，灌以麻油，但得下咽即苏。

—来源—《本草纲目》卷二十六·葱条。

卒暴心痛

—组成—五灵脂（炒）一钱半，干姜（炮）三分。

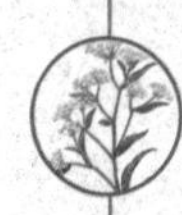
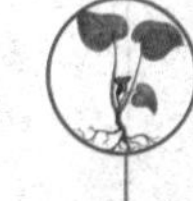
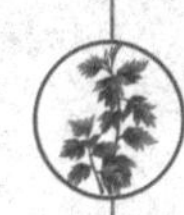

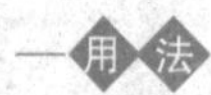
用法—上药为末。热酒服，立愈。

来源—《本草纲目》卷四十八·寒号虫条。

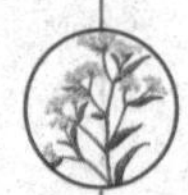

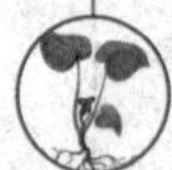

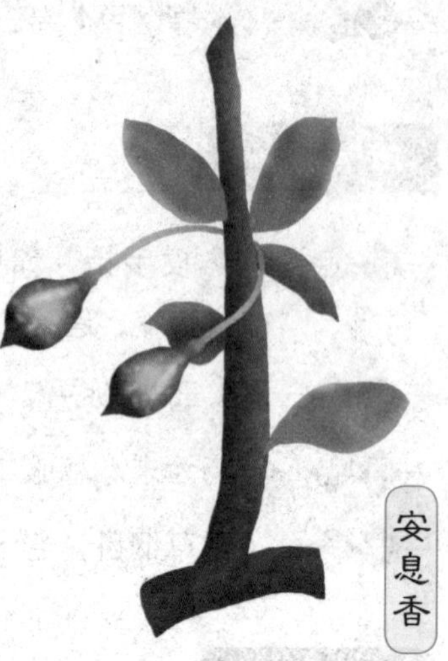

卒然心痛

病征—卒然心痛或经年频发。

组成—安息香。

用法—上药研末，沸汤服半钱。

来源—《本草纲目》卷三十四·安息香条。

心下大痛

组成一—胡椒、绿豆各四十九粒。

用法—上药研烂，酒下神效。

来源—《本草纲目》卷三十二·胡椒条。

组成二—椒五分，没药三钱。

用法—上药研细。分二服，温酒下。

来源—《本草纲目》卷三十二·胡椒条。

胸痹刺痛

病征—胸痹，痛彻心背，喘息咳唾短气，喉中燥痒，寸脉沉迟，关脉弦数，不治杀人。

组成—栝楼实一枚，薤白半升。

用法—上药以白酒七升煮，煮二升，分二服。

来源—《本草纲目》卷二十六·薤条。

胸痹结胸

病征—胸痹，心下痞坚，留气结胸，胁下逆气抢心，枳实薤白汤主之。

—组成—陈枳实四枚，厚朴四两，薤白半斤，栝楼一枚，桂一两。

—用法—以水五升，先煎枳、朴，取二升，去滓，纳余药，煎三二沸，分温三服，当愈。

—来源—《本草纲目》卷三十六·枳条。

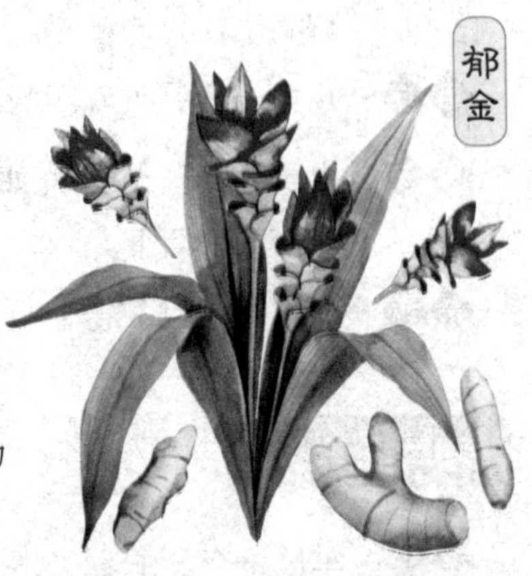

厥心气痛

—病征—厥心气痛，不可忍。

—组成—郁金、附子、干姜等份。

—用法—上药为末。醋糊丸梧子大，朱砂为衣。每服三十丸，男酒女醋下。

—来源—《本草纲目》卷十四·郁金条。

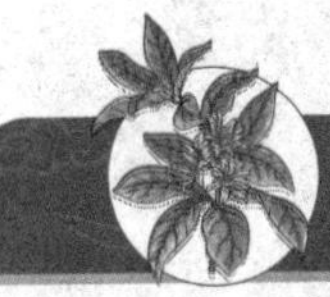

高血压

诸风头晕

—组成—苍耳叶。

—用法—上药晒干为末，每服一钱，酒调下，日三服。若吐，则以蜜丸梧子大，每服二十丸。十日全好矣。

—来源—《本草纲目》卷十五·枲耳条。

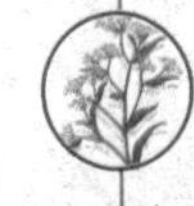

头风眩晕

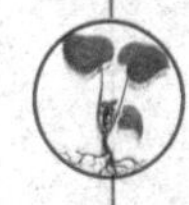

—病征—头风眩晕，痰逆恶心懒食。

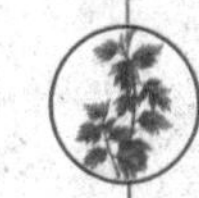

—组成—真零陵香、藿香叶、莎草根炒等份。

—用法—上药为末。每服二钱，茶下，日三服。

—来源—《本草纲目》卷十四·薰草、零陵香条。

首风眩晕

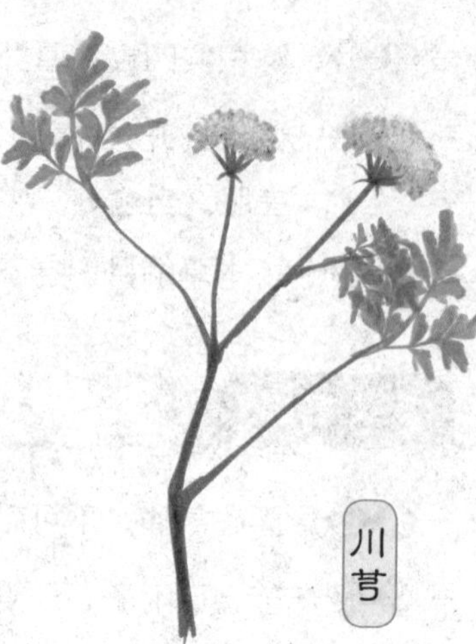

—病征—首风眩晕及偏正头疼，多汗恶风，胸膈痰饮。

—组成—川芎一斤，天麻四两。

—用法—上药为末，炼蜜丸如弹子大。每嚼一丸，茶清下。

—来源—《本草纲目》卷十四·芎䓖条。

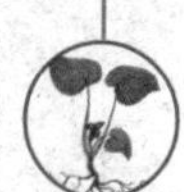

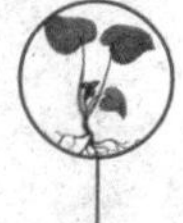

头目虚晕

—组成—车风一个（即鹰头，去毛焙），川芎一两。

—用法—上药为末。酒服三钱。

—来源—《本草纲目》卷四十九·鹰条。

风热上冲

—病征—风热上冲，头目晕眩，或胸中不利。

—组成—川芎、槐子各一两。

—用法—上药为末。每服三钱，用茶清调下。胸中不利，以水煎服。

—来源—《本草纲目》卷十四·芎䓖条。

目赤头眩

—病征—目赤头眩，眼花面肿，风热上攻。

—组成—排风子（焙）、甘草（炙）、菊花（焙）各一两。

—用法—上药为末。每服二钱，卧时温水下。

—来源—《本草纲目》卷十八·白英条。

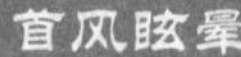

旋风眩冒

—组成—鸱头一枚（炒黄），真蔄茹、白术各一两，川椒半两（炒去汗）。

—用法—上药为末，蜜和丸梧子大。每酒下二十丸。

—来源—《本草纲目》卷四十九·鸱条。

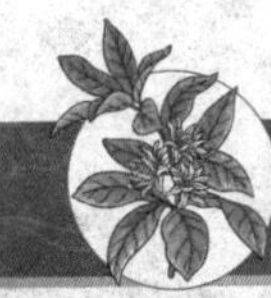

中风

中风口噤

—病征—中风口噤，通身冷，不知人。

—组成—独活四两。

—用法—上药以好酒一升，煎半升服。

—来源—《本草纲目》卷十三·独活条。

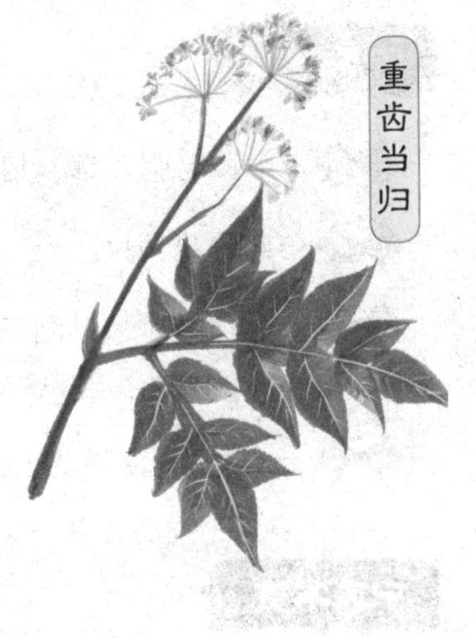

中风口歪

—组成一—新石灰。

—用法—新石灰醋炒，调如泥，涂之。左涂右，右涂左，立便牵正。

—来源—《本草纲目》卷九·石灰条。

—组成二—青松叶一斤。

—用法—上药捣汁，清酒一升，浸二宿，近火一宿。初服半升，渐至一升，头面汗出即止。

—来源—《本草纲目》卷三十四·松条。

—组成三—皂角五两。

—用法—上药去皮为末，三年大醋和之。左歪涂右，右歪涂左，干更上之。

—来源—《本草纲目》卷三十五·皂荚条。

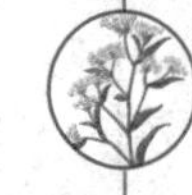

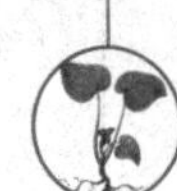

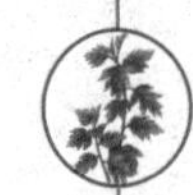

口眼歪斜

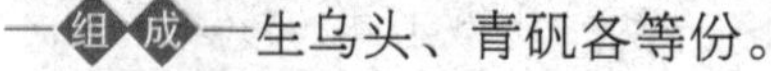

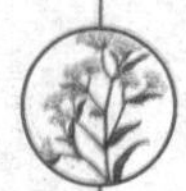

—组成—生乌头、青矾各等份。

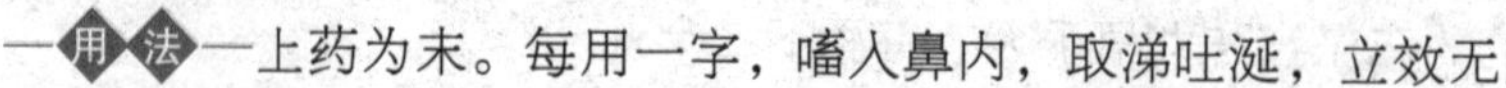

—用法—上药为末。每用一字，嗃入鼻内，取涕吐涎，立效无比。

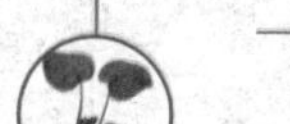

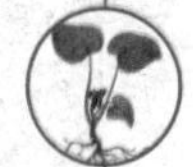

—来源—《本草纲目》卷十七·附子条。

大豆

卒风不语

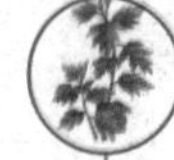

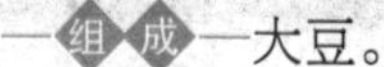

—组成—大豆。

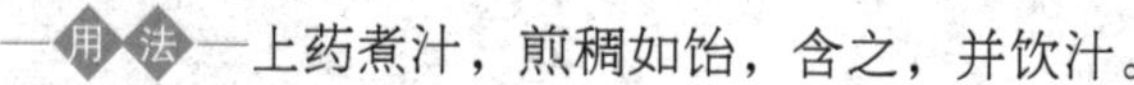

—用法—上药煮汁，煎稠如饴，含之，并饮汁。

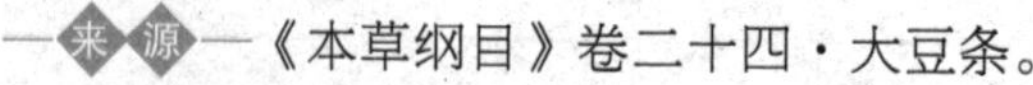

—来源—《本草纲目》卷二十四·大豆条。

中风舌强

—病征—中风舌强不语，目睛不转，烦热。

—组成—乌雌鸡一只。

—用法—上药治净，以酒五升，煮取二升去滓，分作三次，连服之。食葱姜粥，暖卧，取小汗。

—来源—《本草纲目》卷四十八·鸡条。

中风不省

—病征—中风不省涎潮口禁，语言不出，手足亸曳。得病之日，便进此药，可使风退气和，不成废人。

—组成—柏叶一握，葱白一握。

—用法—柏叶去枝，葱白连根研如泥，无灰酒一升，煎一二十沸，温服。如不饮酒，分作四五服，方进他药。

—来源—《本草纲目》卷三十四·柏条。

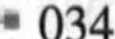

中风瘫痪

组成 海蛤、川乌头各一两，穿山甲二两。

用法 上药为末，酒丸如弹子大，捏扁，置所患足心下。别擘葱白盖药，以帛缠定。于暖室中热水浸脚至膝上，水冷又添，候遍身汗出为度。凡一二日一作，以知为度。

来源 《本草纲目》卷四十六·海蛤条。

诸风不遂

组成 草乌头（去皮）四两，大豆半升。

用法 上药加盐一两，以沙瓶煮三伏时，去豆，将乌头入木臼捣三百杵，作饼焙干为末，酒糊丸梧子大。每空心盐汤下十丸。

来源 《本草纲目》卷十七·乌头条。

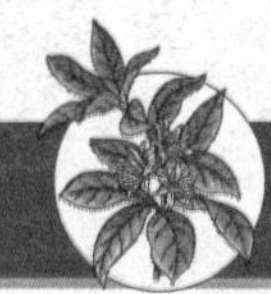

糖尿病

消渴引饮

组成一 人参、栝楼根等份。

用法 生研为末，炼蜜丸梧子大。每服百丸，食前麦门冬汤下。日二服，以愈为度。忌酒面炙煿。

来源 《本草纲目》卷十二·人参条。

组成二 虎杖（烧过）、海浮石、乌贼鱼骨、丹砂等份。

用法 上药为末，渴时以麦门冬汤服二钱，日三次。忌酒色鱼面鲊酱生冷。

来源 《本草纲目》卷十六·虎杖条。

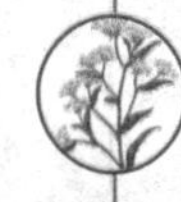

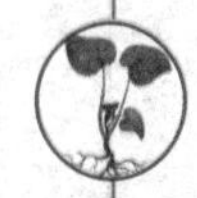

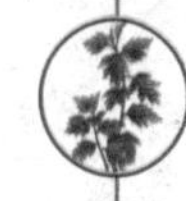

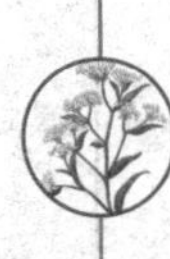
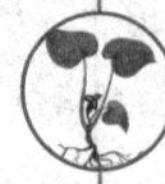
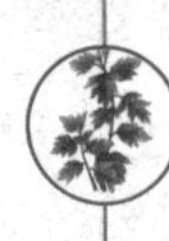

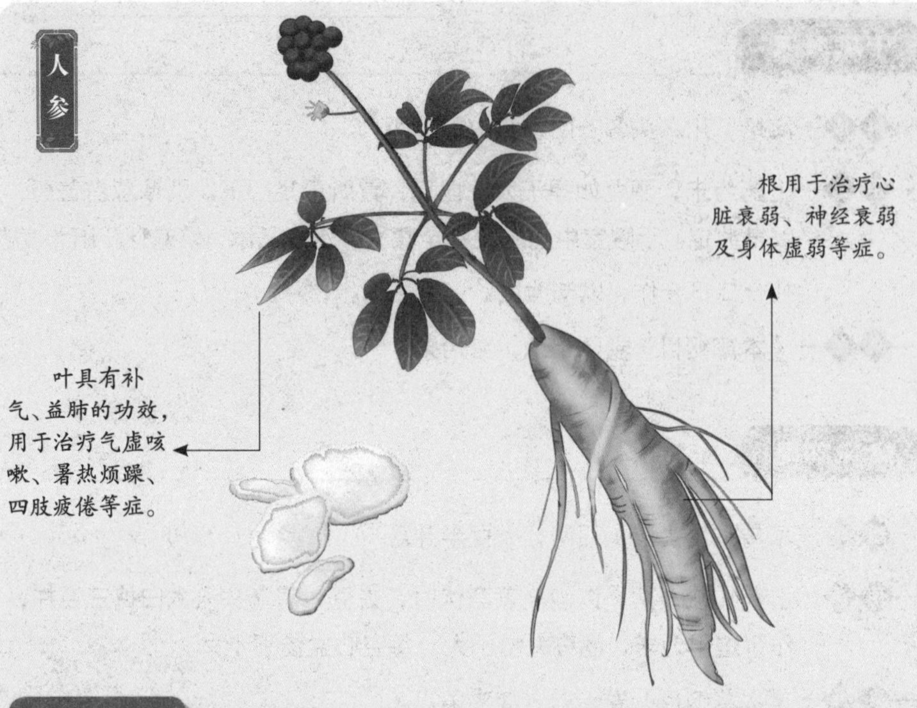

消渴不止

—病征—消渴不止，下元虚损。

—组成—牛膝五两，生地黄汁五升。

—用法—牛膝研为末，以生地黄汁浸之，日曝夜浸，汁尽为度，蜜丸梧子大，每空心温酒下三十丸，久服壮筋骨，驻颜色，黑发，津液自生。

—来源—《本草纲目》卷十六·牛膝条。

消渴饮水

—组成一—干浮萍、栝楼根等份。

—用法—上药为末，人乳汁和丸梧子大。空腹饮服二十丸。三年者，数日愈。

—来源—《本草纲目》卷十九·水萍条。

—组成二—香水梨、鹅梨、江南雪梨皆可。

—用法—上药取汁，以蜜汤熬成瓶收。无时以热水或冷水调服，愈乃止。

—来源—《本草纲目》卷三十·梨条。

—组成三—浮石、蛤蚧、蝉蜕等份，鲫鱼胆七枚。

—用法—上药为末。以鲫鱼胆调服三钱，神效。

—来源—《本草纲目》卷四十四·鲫鱼条。

消渴尿多

—组成—黄连末。

—用法—上药蜜丸梧子大。每服三十丸，白汤下。

—来源—《本草纲目》卷十三·黄连条。

消渴烦乱

—组成—蚕蛹二两。

—用法—上药以无灰酒一中盏，水一大盏，同煮一中盏，温服。

—来源—《本草纲目》卷三十九·蚕条。

三消渴疾

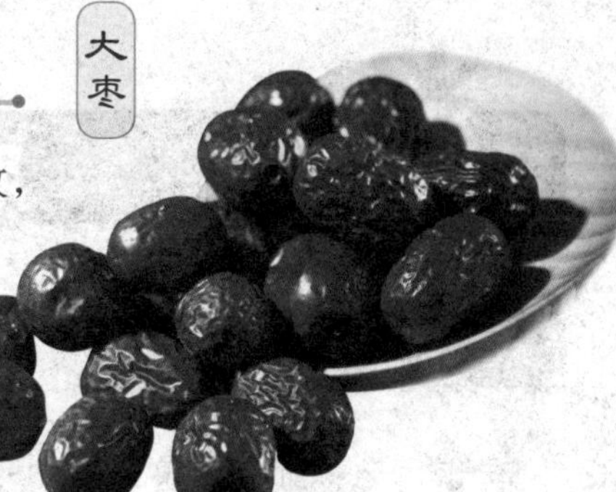

—组成—猪脊骨一尺二寸，大枣四十九枚，新莲肉四十九粒，炙甘草二两，西木香一钱。

—用法—上药以水五碗，同煎取汁，渴则饮之。

—来源—《本草纲目》卷五十·豕条。

下虚消渴

—病征—上盛下虚，心火炎烁，肾水枯涸，不能交济而成渴证。

—组成—白茯苓一斤，黄连一斤。

—用法—上药为末，熬天花粉作糊，丸梧子大。每温汤下五十丸。

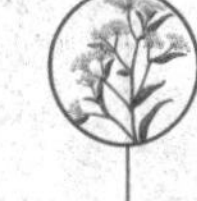

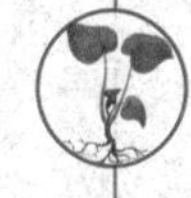

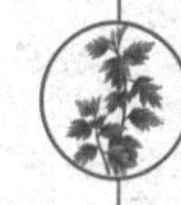

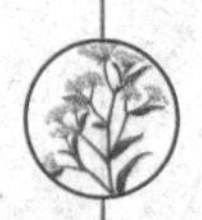
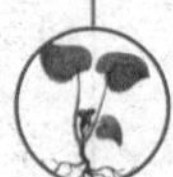
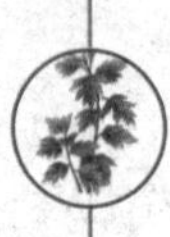

来源 《本草纲目》卷三十七·茯苓条。

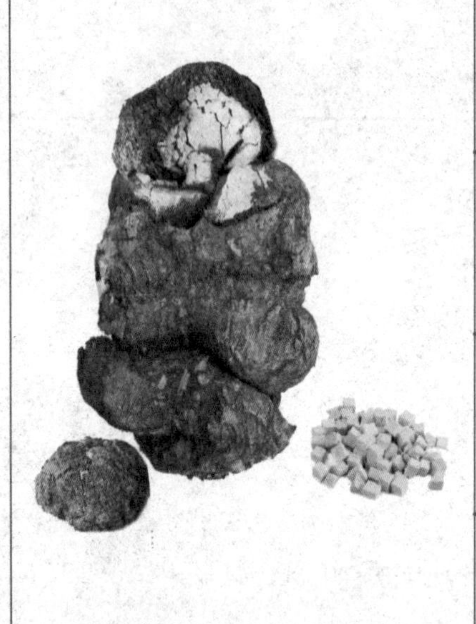

茯苓

入药部位

真菌的干燥菌核。

性味与归经

甘、淡，平。入肺、脾、小肠经。

功效

利水渗湿，健脾，化痰，宁心安神。

主治

小便不利，水肿，脾虚泄泻，带下，痰饮咳嗽等。

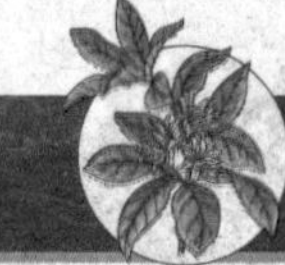

肺痿

久嗽肺痿

病征 久嗽肺痿作燥。

组成 羊肺一具，杏仁、柿霜、真豆粉、真酥各一两，白蜜二两。

用法 羊肺洗净，以杏仁、柿霜、真豆粉、真酥、白蜜和匀，灌肺中，白水煮食之。

来源 《本草纲目》卷五十·羊条。

肺痿咳唾

病征 肺痿咳唾脓血。

—组成—薏苡仁十两。

—用法—上药杵破，以水三升，煎一升，酒少许，服之。

—来源—《本草纲目》卷二十三·薏苡仁条。

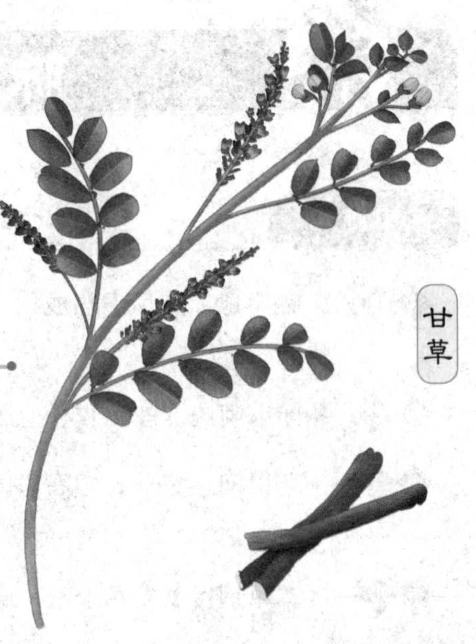

肺痿多涎

—病征—肺痿吐涎沫，头眩，小便数而不咳者，肺中冷也。

—组成—甘草（炙）四两，干姜（炮）二两。

—用法—上药以水三升，煮一升五合，分服。

—来源—《本草纲目》卷十二·甘草条。

肺痿咯血

—病征—肺痿咯血多痰。

—组成—汉防已、葶苈等份。

—用法—上药为末。糯米饮每服一钱。

—来源—《本草纲目》卷十八·防已条。

肺痿骨蒸

—组成—炼羊脂、炼羊髓各五两，炼蜜及生地黄汁各五合，生姜汁一合。

—用法—炼羊脂、炼羊髓煎沸，下炼蜜及生地黄汁、生姜汁，不住手搅，微火熬成膏，每日空心温酒调服一匙，或入粥食。

—来源—《本草纲目》卷五十·羊条。

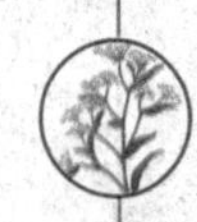

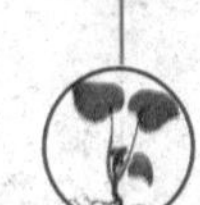

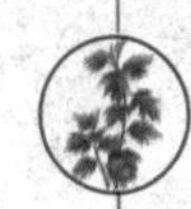

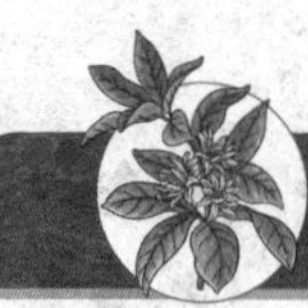

肺脓肿

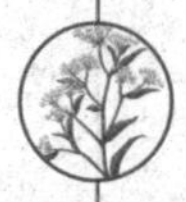

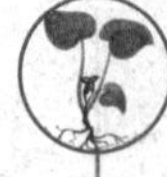

久嗽肺痈

—病征—久嗽不愈，肺积虚热成痈，咳出脓血，晓夕不止，喉中气塞，胸膈噎痛。

—组成—蛤蚧、阿胶、鹿角胶、生犀角、羚羊角各二钱半。

—用法—上药以河水三升，银石器内火熬至半升，滤汁。时时仰卧细呷。日一服。

—来源—《本草纲目》卷四十三·蛤蚧条。

肺痈咳嗽

—病征—肺痈咳嗽，胸满振寒，脉数咽干，不渴，时出浊唾腥臭，久久吐脓如粳米粥，桔梗汤主之。

—组成—桔梗一两，甘草二两。

—用法—上药以水三升，煮一升，分温再服。朝暮吐脓血则瘥。

—来源—《本草纲目》卷十二·桔梗条。

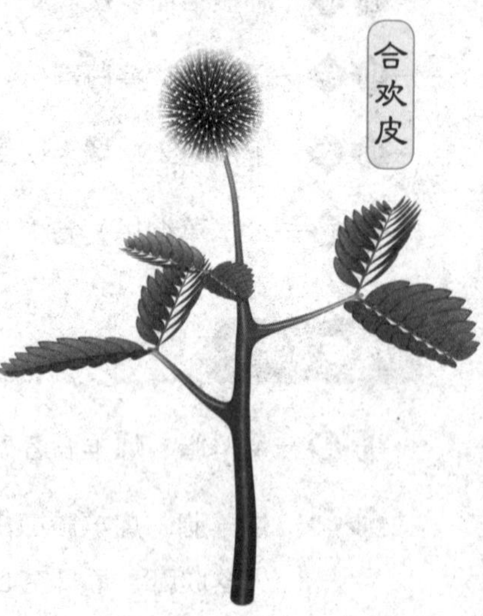

肺痈唾浊

—病征—肺痈唾浊，心胸甲错。

—组成—夜合皮一掌大。

—用法—上药以水三升，煮取一半，分二服。

—来源—《本草纲目》卷三十五·合欢条。

肺痈咯血

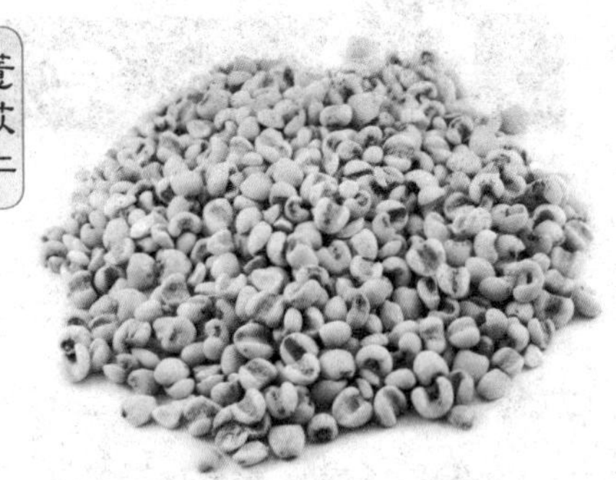

—组成—薏苡仁三合。

—用法—上药捣烂，水二大盏，煎一盏，入酒少许，分二服。

—来源—《本草纲目》卷二十三·薏苡仁条。

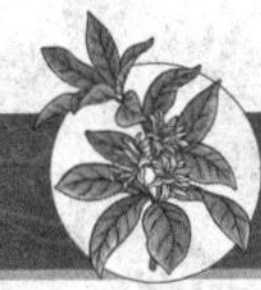

肝硬化腹水

水蛊腹大

—组成—恶实（微炒）一两。

—用法—上药为末，面糊丸梧子大，每米饮下十丸。

—来源—《本草纲目》卷十五·恶实条。

水蛊胀满

—组成—芫花、枳壳等份。

—用法—以醋煮芫花至烂，捣丸梧子大。每服三十丸，白汤下。

—来源—《本草纲目》卷十七·芫花条。

水蛊喘胀

—组成—甘遂、大戟各一两。

—用法—上药慢火炙研。每服一字，水半盏，煎三五沸服。不过十服。

—来源—《本草纲目》卷十七·甘遂条。

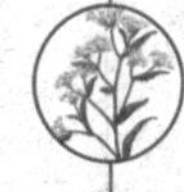

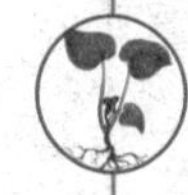

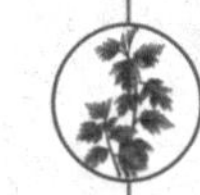

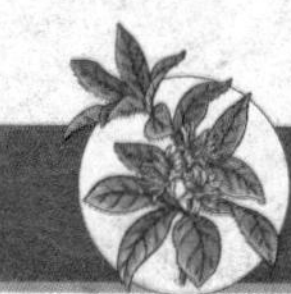

早期肝硬化

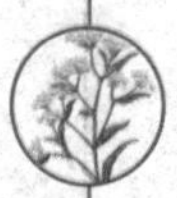

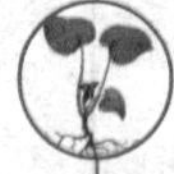

万病积聚

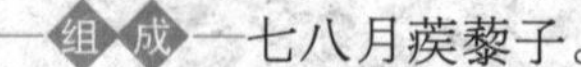

—组成—七八月蒺藜子。

—用法—上药以水煮熟，曝干，蜜丸梧子大。每酒服七丸，以知为度。其汁煎如饴，服之。

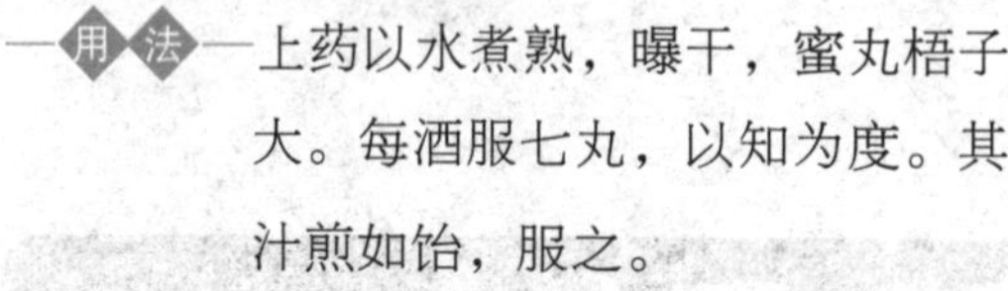

—来源—《本草纲目》卷十六·蒺藜条。

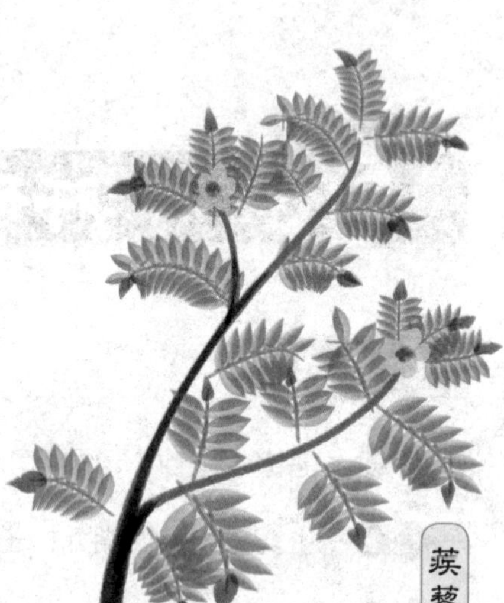

积聚痰涎

—病征—积聚痰涎，结于胸膈之间，心腹疼痛，日夜不止，或干呕哕食。

—组成—蚌粉一两，巴豆七粒。

—用法—上药同炒赤，去豆不用，醋和粉丸梧子大，每服二十丸，姜酒下。丈夫脐腹痛，茴香汤下。女人血气痛，童便和酒下。

—来源—《本草纲目》卷四十六·蚌条。

腹中血块

—组成—血竭、没药各一两，滑石、牡丹皮（同煮过）一两。

—用法—上药为末，醋糊丸梧子大，服之。

—来源—《本草纲目》卷三十四·麒麟竭条。

卒暴癥疾

—病征—卒暴癥疾，腹中有如石刺，昼夜啼呼。

—组成—牛膝二斤。

—用法—上药以酒一斗渍，密封，于灰火中温令味出。每服五合至一升，随量饮。

—来源—《本草纲目》卷十六·牛膝条。

鳖瘕坚硬

—病征—鳖瘕坚硬，肿起如盆，眠卧不得。

—组成—蒴藋根白皮一握。

—用法—上药捣汁和水服。

—来源—《本草纲目》卷十六·蒴藋条。

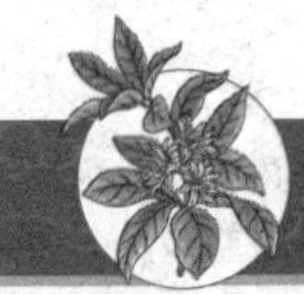

胃 痛

心腹诸痛

—病征—男女心气痛、腹痛、少腹痛、血气痛，不可忍。

—组成—香附子二两，蕲艾叶半两。

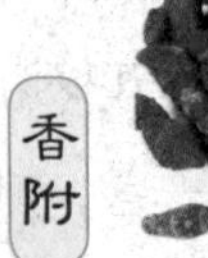

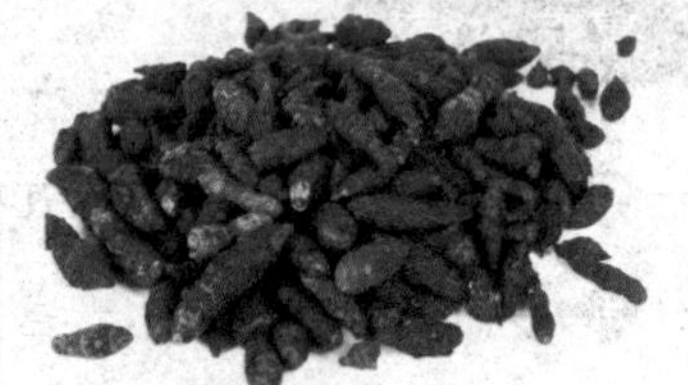

香附

—用法—上药以醋汤同煮熟，去艾炒为末，米醋糊丸梧子大，每白汤服五十丸。

—来源—《本草纲目》卷十四·莎草、香附子条。

脾痛不止

—组成—荔枝核。

—用法—上药为末，醋服二钱。数服即愈。

—来源—《本草纲目》卷三十一·荔枝条。

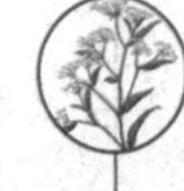

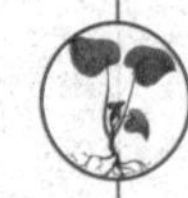

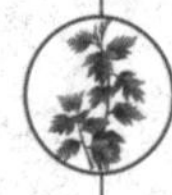

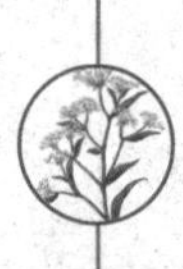

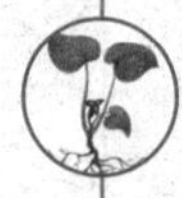

荔枝
叶具有除湿、解毒的功效。
核具有行气散结、祛寒止痛的功效，可用于治疗寒疝腹痛、睾丸肿痛等。

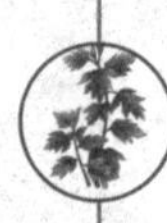

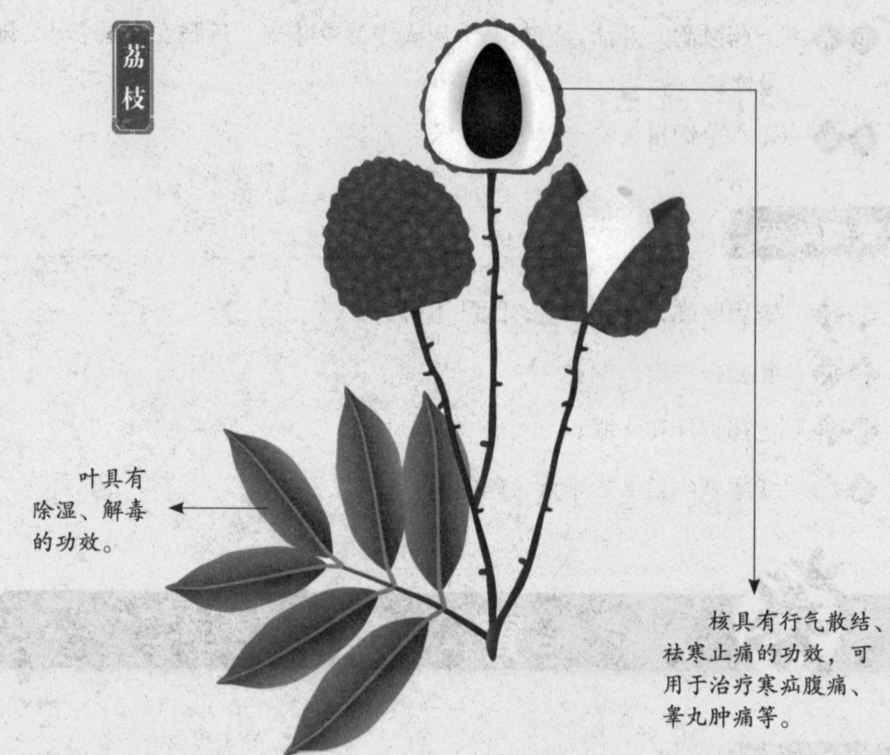

胃脘火痛

组成 大山栀子七枚或九枚。

用法 上药炒焦，水一盏，煎七分，入生姜汁饮之，立止。复发者，必不效。用玄明粉一钱服，立止。

来源 《本草纲目》卷三十六·栀子条。

胃气虚冷

病征 食已吞酸，胃气虚冷。

组成 吴茱萸（汤泡七次焙）、干姜（炮）等份。

用法 上药为末，汤服一钱。

来源 《本草纲目》卷三十二·吴茱萸条。

气胀懒食

—组成—昆仑青木香、六路诃子皮各二十两。

—用法—上药捣筛，糖和丸梧子大。每空腹酒下三十丸，日再，其效尤速。热者牛乳下，冷者酒下。

—来源—《本草纲目》卷十四·木香条。

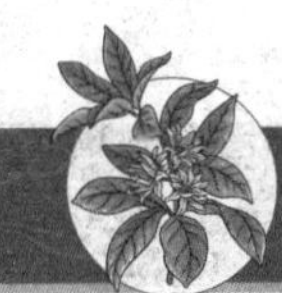

胃呆

胸膈食积

—组成—牵牛末一两，巴豆霜三个。

—用法—上药研末，水丸梧子大。每服二三十丸，食后随所伤物汤下。

—来源—《本草纲目》卷十八·牵牛子条。

一切食停

—病征—一切食停，气满膨胀。

—组成—红杏仁三百粒，巴豆二十粒。

—用法—上药同炒，色变去豆不用，研杏为末，橘皮汤调下。

—来源—《本草纲目》卷二十九·杏条。

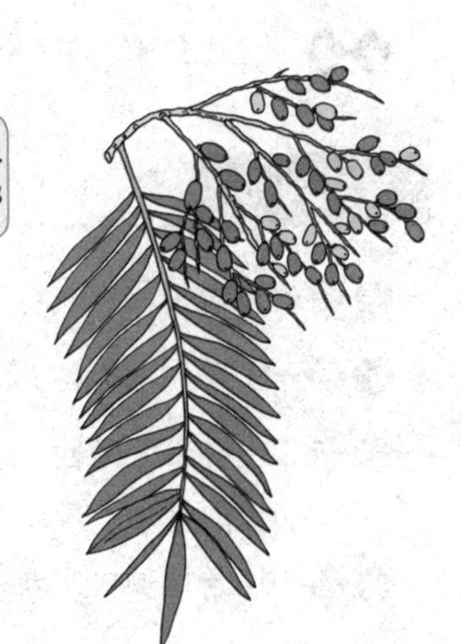

槟榔

醋心吐水

—组成—槟榔四两，橘皮一两。

—用法—上药为末。每服方寸匕，空心生蜜汤调下。

—来源—《本草纲目》卷三十一·槟榔条。

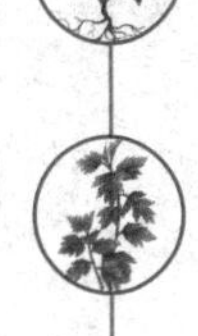

大肠冷积

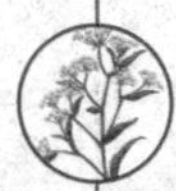

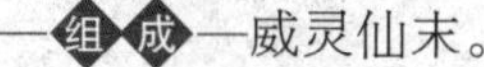
—组成—威灵仙末。

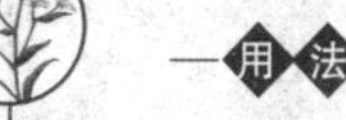
—用法—上药蜜丸梧子大。一更时，生姜汤下十丸至二十丸。

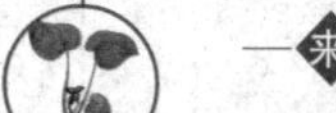
—来源—《本草纲目》卷十八·威灵仙条。

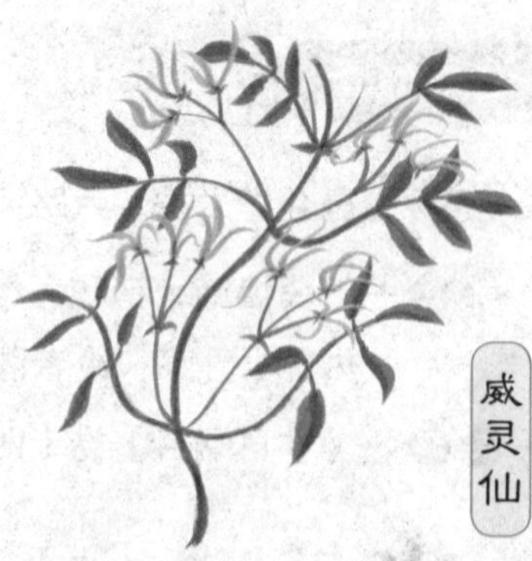
威灵仙

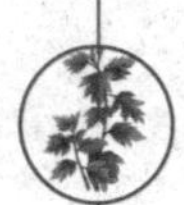

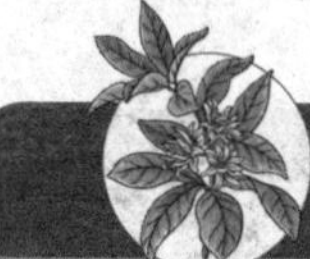

胃癌

反胃呕哕

—组成—干枣叶一两，藿香半两，丁香二钱半。

—用法—上药每服二钱，姜三片，水一盏煎服。

—来源—《本草纲目》卷二十九·枣条。

反胃吐食

—组成—大枣一枚（去核），斑蝥一枚（去头翅）。

—用法—上药入在内，煨熟去蝥，空心食之，白汤下良。

—来源—《本草纲目》卷二十九·枣条。

反胃关格

—病征—反胃关格，气噎不通。

—组成—丁香、木香各一两。

—用法—上药每服四钱，水一盏半，煎一盏。先以黄泥做成碗，滤药汁于内，食前服。

—来源—《本草纲目》卷三十四·丁香条。

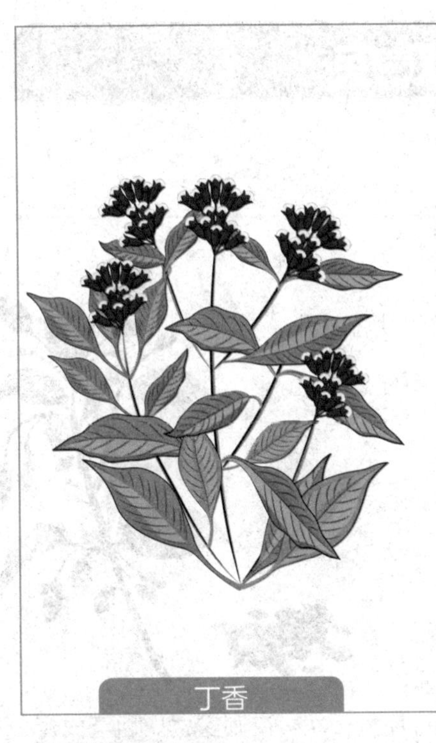

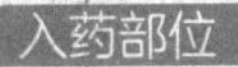

入药部位

丁香的成熟干燥花蕾。

性味与归经

辛，温。入肺、胃、脾、肾经。

功效

温中降逆，温肾助阳。

主治

胃腹冷痛，呃逆，呕吐，肾虚阳痿，寒湿带下等。

反胃上气

—组成—芦根、茅根各二两。

—用法—上药以水四升，煮二升，分服。

—来源—《本草纲目》卷十五・芦条。

反胃恶心

—病征—反胃恶心，药食不下。

—组成—荆三棱（炮）一两半，丁香三分。

—用法—上药为末。每服一钱，沸汤点服。

—来源—《本草纲目》卷十四・荆三棱条。

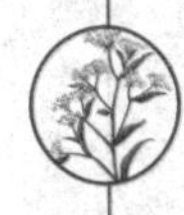

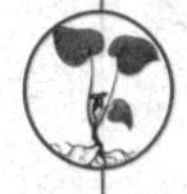

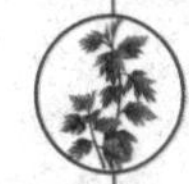

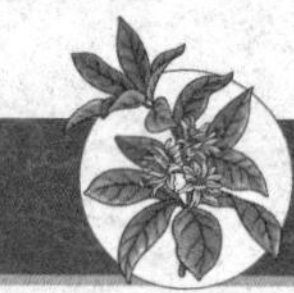

各种风疾

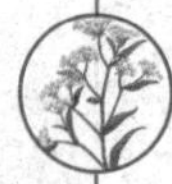

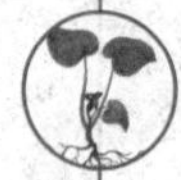

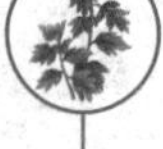

一切风疾

—病征—一切风疾，十年、二十年。

—组成—恶实根一升，生地黄、枸杞子、牛膝各三升。

—用法—上药以袋盛，浸无灰酒三升内，每任意饮之。

—来源—《本草纲目》卷十五·恶实条。

枸杞子

一切顽风

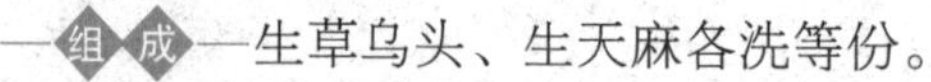

—组成—生草乌头、生天麻各洗等份。

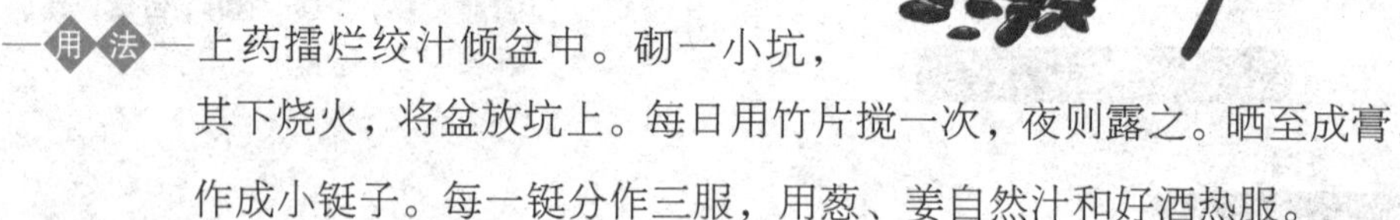

—用法—上药擂烂绞汁倾盆中。砌一小坑，其下烧火，将盆放坑上。每日用竹片搅一次，夜则露之。晒至成膏，作成小铤子。每一铤分作三服，用葱、姜自然汁和好酒热服。

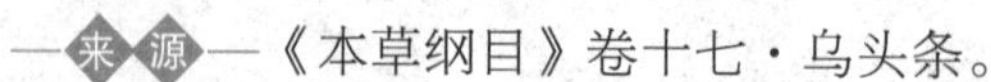

—来源—《本草纲目》卷十七·乌头条。

老人风痰

—病征—老人风痰，大腑热不识人及肺热痰实不利。

—组成—半夏泡七次焙，硝石半两。

—用法—上药为末，入白面一两捣匀，水和丸绿豆大。每姜汤下五十丸。

—来源—《本草纲目》卷十七·半夏条。

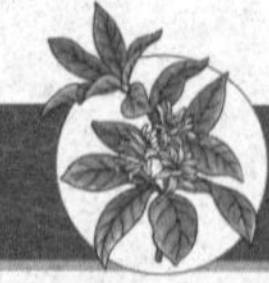

各种气疾

一切气疾

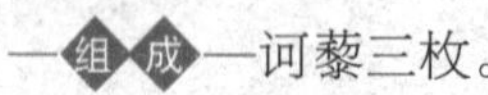

—组成—诃藜三枚。

—用法—上药以湿纸包，煨熟去核，细嚼，以牛乳下。

—来源—《本草纲目》卷三十五·诃藜勒条。

升降诸气

—组成—藿香一两，香附（炒）五两。

—用法—上药为末，每以白汤点服一钱。

—来源—《本草纲目》卷十四·藿香条。

心下结气

—病征—凡心下硬，按之则无，常觉膨满，多食则吐，气引前后，噫呃不除，由思虑过多，气不以时而行则结滞，谓之结气。

—组成—人参一两，橘皮（去白）四两。

—用法—上药为末，炼蜜丸梧子大，每米饮下五六十丸。

—来源—《本草纲目》卷十二·人参条。

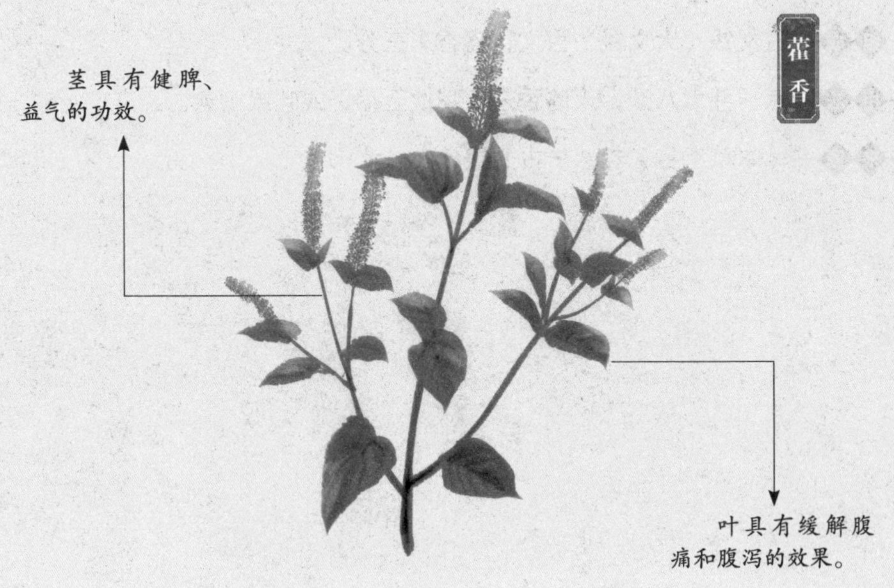

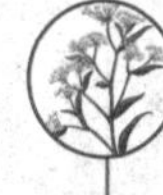
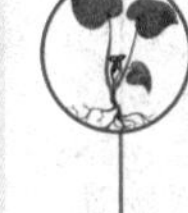
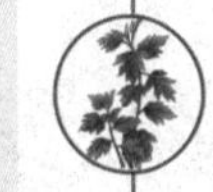

多种流行性、传染性疾病

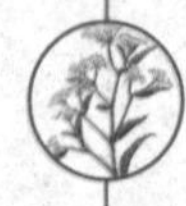

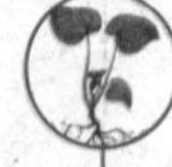

时气温病

—病征—时气温病，初得头痛，壮热脉大。

—组成—小蒜一升。

—用法—上药杵汁三合，顿服。不过再作便愈。

—来源—《本草纲目》卷二十六·蒜条。

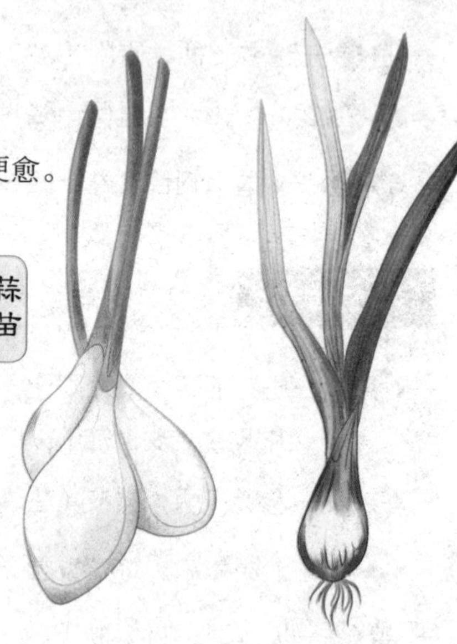
蒜苗

辟瘴不染

—组成—生葛。

—用法—上药捣汁一小盏服，去热毒气也。

—来源—《本草纲目》卷十八·葛条。

时气欲死

—组成—古文钱（大文钱）百文，麝香末三分。

—用法—水一斗煮八升，入麝香末，稍饮至尽，或吐或下愈。

—来源—《本草纲目》卷八·古文钱条。

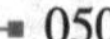

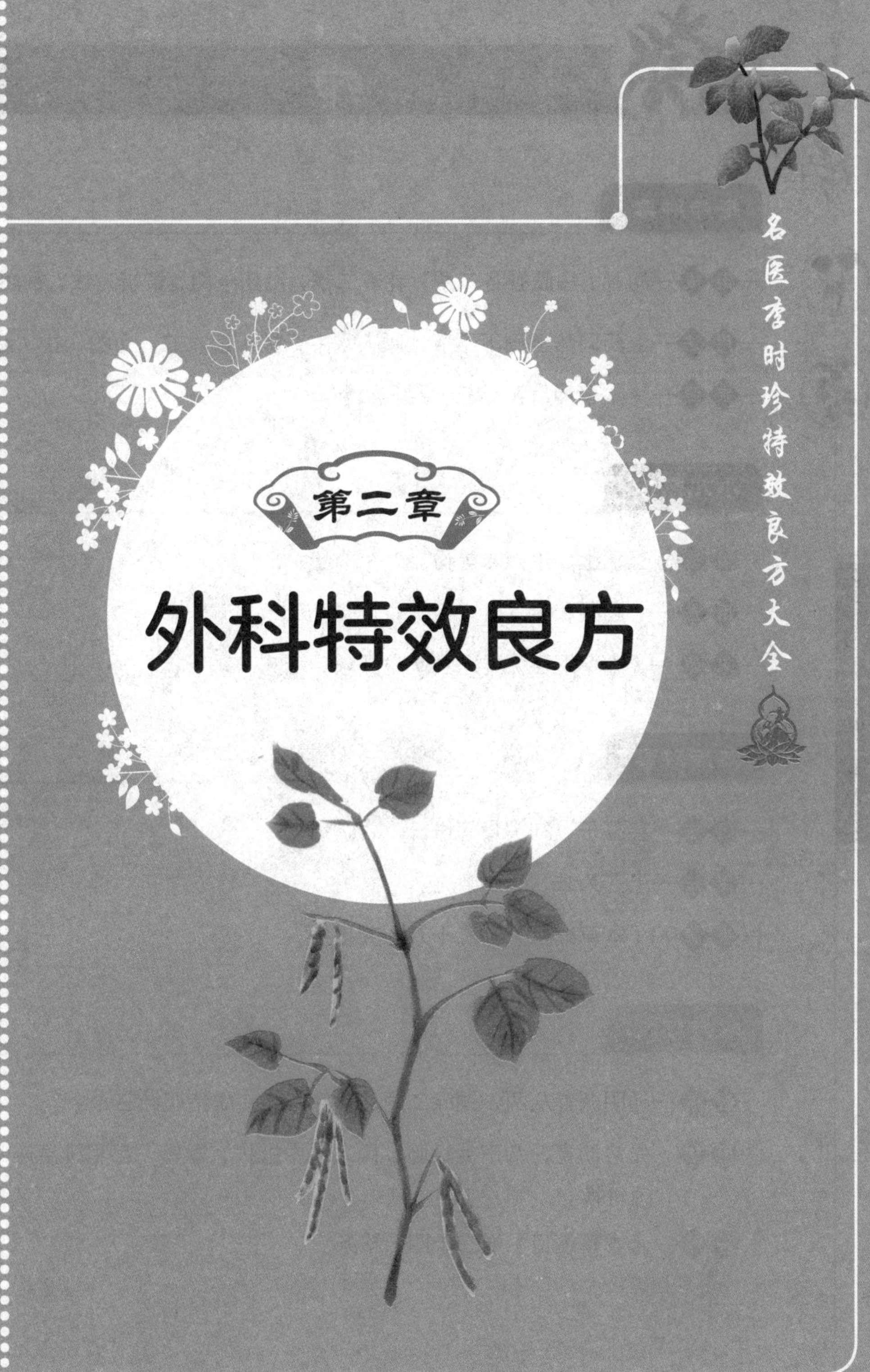

第二章

外科特效良方

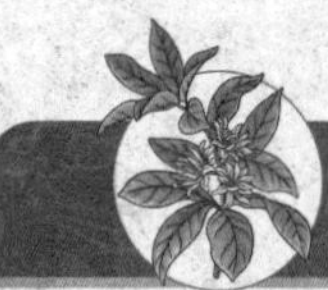

疖

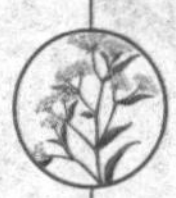

疮疖肿毒

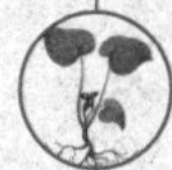

—组成—沥青、白胶香各二两，乳香二钱，没药一两，黄蜡三钱，香油三钱。

—用法—上药同熬至滴下不散，倾入水中，扯千遍收贮。每捻作饼，贴之。

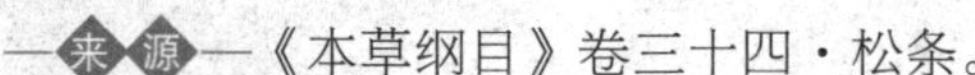

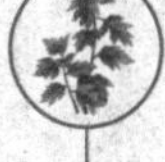

—来源—《本草纲目》卷三十四·松条。

小儿热疖

—组成—釜下土、生椒末等份。

—用法—上药醋和涂。

—来源—《本草纲目》卷七·伏龙肝条。

热疖肿毒

—组成—芸薹子、狗头骨等份。

—用法—上药为末，醋和敷之。

—来源—《本草纲目》卷二十六·芸薹条。

软疖频发

—组成—通明沥青八两，铜绿二两，麻油三钱，雄猪胆汁三个。

—用法—先溶沥青，乃下油、胆，倾入水中扯拔，器盛。每用绯帛摊贴，不须再换。

—来源—《本草纲目》卷三十四·松条。

癞头软疖

—病征—癞头软疖及诸热疮。

—组成—五倍子七个。

—用法—上药为末，香油四两，熬至一半，布绞去渣，搽之。三四遍即可。勿以水洗之。

—来源—《本草纲目》卷三十九·五倍子条。

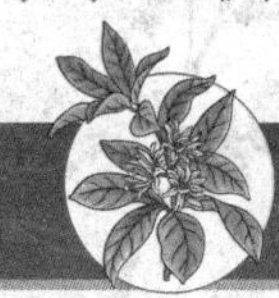

痈

痈疽初起

—组成—干姜一两。

—用法—上药炒紫研末，醋调敷四围，留头，自愈。

—来源—《本草纲目》卷二十六·干姜条。

痈疽初作

—组成—赤小豆末。

—用法—上药以水和涂，毒即消散，频用有效。

—来源—《本草纲目》卷二十四·赤小豆条。

痈疽疖毒

—组成—狗头骨灰、芸薹子等份。

—用法—上药为末，水和敷之。

—来源—《本草纲目》卷五十·狗条。

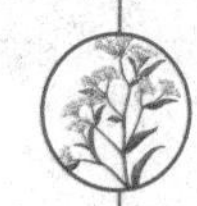

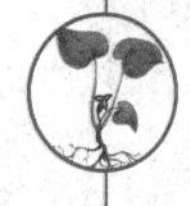

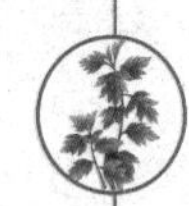

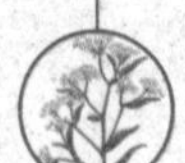
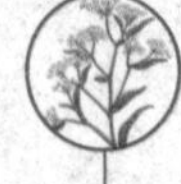
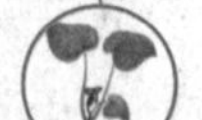
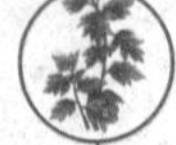

痈疽内固

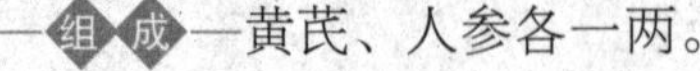

—组成—黄芪、人参各一两。

—用法—上药为末，入真龙脑一钱，用生藕汁和丸绿豆大。每服二十丸，温水下，日三服。

—来源—《本草纲目》卷十二·黄耆条。

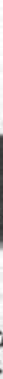

黄芪

痈疽便闭

—组成—紫草、栝楼实等份。

—用法—上药新水煎服。

—来源—《本草纲目》卷十二·紫草条。

痈肿背疮

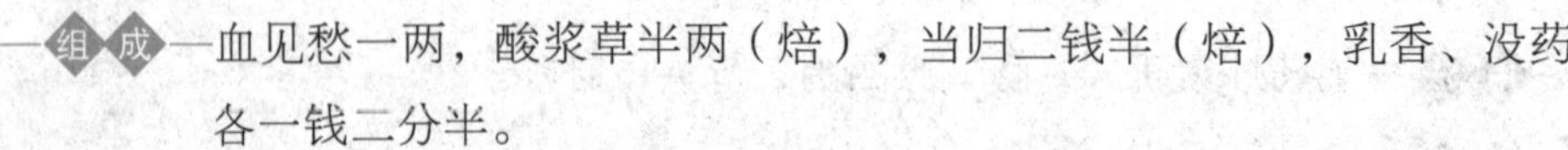

—组成—血见愁一两，酸浆草半两（焙），当归二钱半（焙），乳香、没药各一钱二分半。

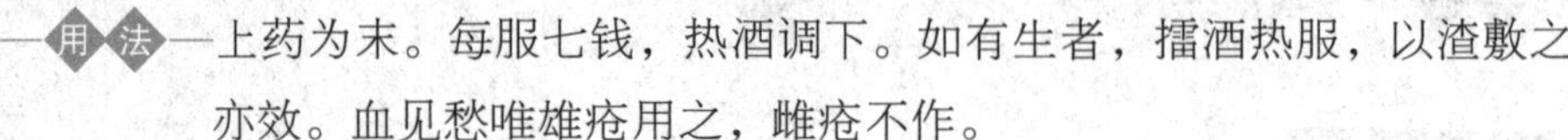

—用法—上药为末。每服七钱，热酒调下。如有生者，擂酒热服，以渣敷之亦效。血见愁唯雄疮用之，雌疮不作。

—来源—《本草纲目》卷二十·地锦条。

痈疽诸疮

—病征—治痈疽妒乳，月蚀白秃及面上久疮，去虫止痛。

—组成—王不留行、东南桃枝、东引茱萸根皮各五两，蛇床子、牡荆子、苦竹叶、蒺藜子各三升，大麻子一升。

—用法—上药以水二斗半，煮取一斗，频频洗之。

—来源—《本草纲目》卷十六·王不留行条。

痈疽肿硬

—病征—治痈疖肿硬无头，不变色。

—组成—米粉四两，葱白一两。

—用法—上药同炒黑，研末，醋调贴。一伏时又换，以消为度。

—来源—《本草纲目》卷二十六·葱条。

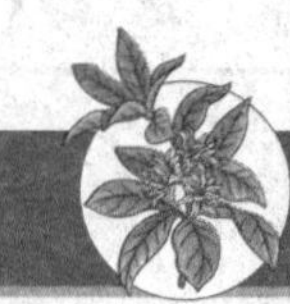

疔疮

数种疔疮

—组成—马蹄草、大青叶、臭紫草各等份。

—用法—上药擂烂，以酒一碗浸之，去滓温服，三服立愈。

—来源—《本草纲目》卷十九·莼条。

疔肿拔根

—组成—铁渣一两，轻粉一钱，麝香少许。

—用法—上药为末。针画十字口，点药入内，醋调面糊，敷之神效。

—来源—《本草纲目》卷八·铁精条。

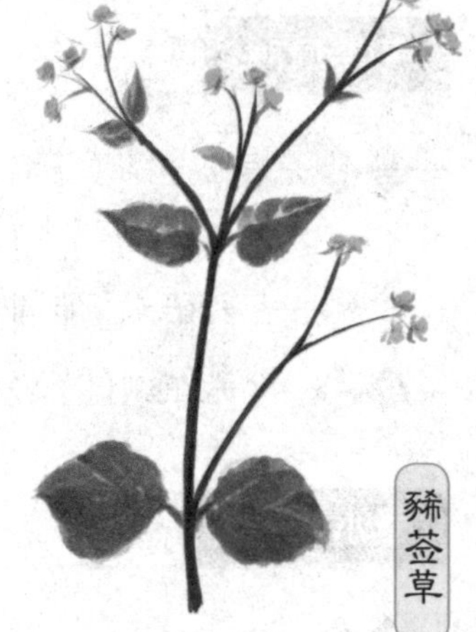
豨莶草

发背丁疮

—组成—豨莶草、五叶草、野红花、大蒜等份。

—用法—上药擂烂，入热酒一碗，绞汁服，得汗立效。

—来源—《本草纲目》卷十五·豨莶条。

天蛇头毒

—组成—落苏（金丝草）、金银花藤、五叶紫葛、天荞麦等份。

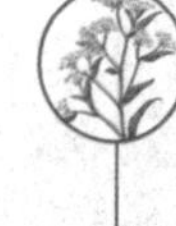
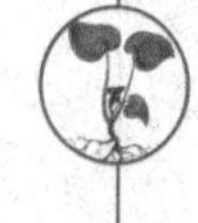
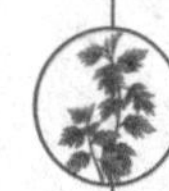

—用法—上药切碎，用绝好醋浓煎，先熏后洗。

—来源—《本草纲目》卷十三·金丝草条。

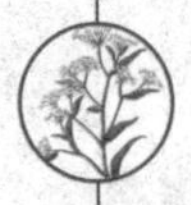

马疔肿毒

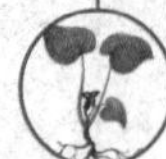

—组成—穿山甲、贝母等份。

—用法—上药为末。酒调服，三四次。乃用下药，利去恶物即愈。

—来源—《本草纲目》卷四十三·鲮鲤条。

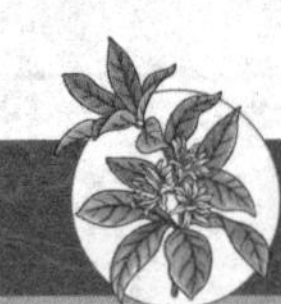

丹毒

诸丹热毒

—组成—土朱、青黛各二钱，滑石、荆芥各一钱。

—用法—上药为末。每服一钱半，蜜水调下，外敷之。

—来源—《本草纲目》卷十·代赭石条。

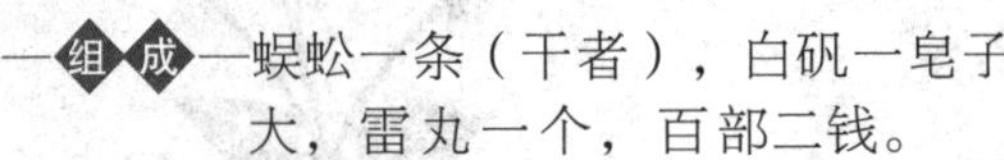

丹毒瘤肿

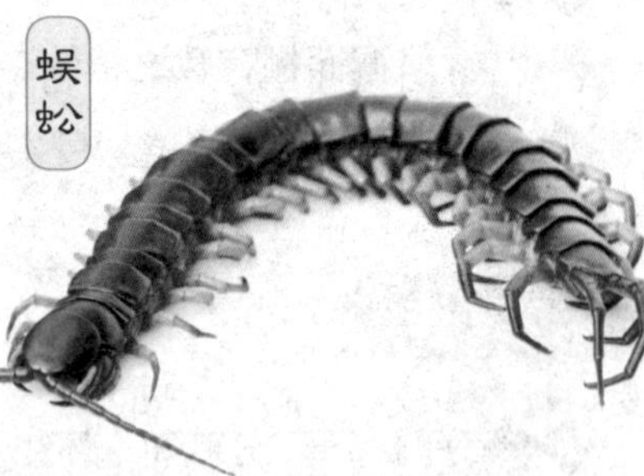

—组成—蜈蚣一条（干者），白矾一皂子大，雷丸一个，百部二钱。

—用法—上药研末，醋调敷之。

—来源—《本草纲目》卷四十二·蜈蚣条。

老小火丹

—组成—黄芩末。

—用法—上药水调涂。

—来源—《本草纲目》卷十三·黄芩条。

赤游丹毒

—组成—麻仁。

—用法—上药捣末，水和敷之。

—来源—《本草纲目》卷二十二·大麻条。

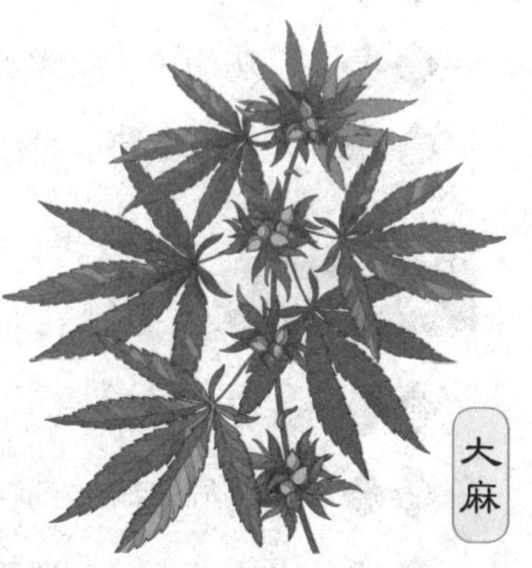
大麻

丹毒如火

—组成—赤小豆末，鸡子白。

—用法—上药和匀，时时涂之不已，逐手即消。

—来源—《本草纲目》卷二十四·赤小豆条。

丹从脐起

—组成—槟榔末。

—用法—上药醋调敷之。

—来源—《本草纲目》卷三十一·槟榔条。

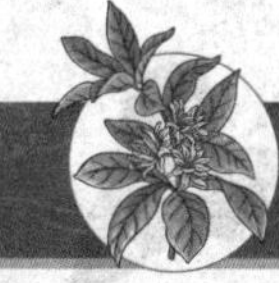

颈淋巴结核

瘰疬初作

—病征—瘰疬初作，未破，作寒热。

—组成—草乌头半两，木鳖子二个。

—用法—上药以米醋磨细，入捣烂葱头、蚯蚓粪少许，调匀敷上，以纸条贴，令通气孔，妙。

—来源—《本草纲目》卷十七·乌头条。

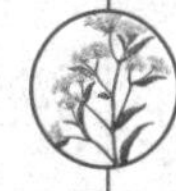
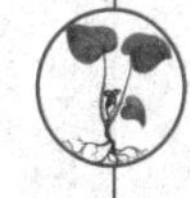
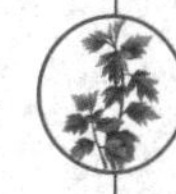

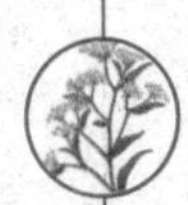

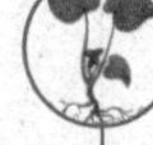

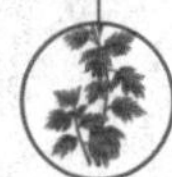

小儿瘰疬

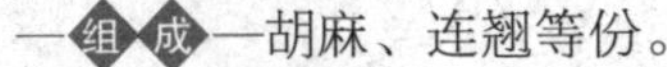

—组成—胡麻、连翘等份。

—用法—上药为末。频频食之。

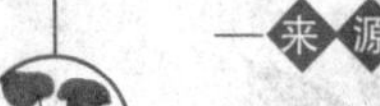

—来源—《本草纲目》卷二十二·胡麻条。

瘰疬未溃

—组成—连壳蜗牛七个，丁香七粒。

—用法—上药同烧研，纸花贴之。

—来源—《本草纲目》卷四十二·蜗牛条。

瘰疬溃坏

—组成—鲮鲤甲二十一片。

—用法—上药烧研，敷之。

—来源—《本草纲目》卷四十三·鲮鲤条。

山药

项后结核

—病征—项后结核或赤肿硬痛。

—组成—生山药（去皮）一挺，蓖麻子二个。

—用法—上药同研，贴之如神。

—来源—《本草纲目》卷二十七·薯蓣条。

瘰疬不敛

—组成—干姜，黄丹，葱白汁，大黄末。

—用法—干姜为末，姜汁打糊和作剂，以黄丹为衣。每日随疮大小，入药在内，追脓尽，生肉口合为度。如不合以葱白汁调大黄末擦之，即愈。

—来源—《本草纲目》卷二十六・干姜条。

瘰疬恶疮

—病征—瘰疬恶疮及软疖。

—组成—白胶香一两，蓖麻子六十四个。

—用法—白胶香瓦器溶化，去滓，蓖麻子去壳研膏，溶胶投之，搅匀，入油半匙头，至点水中试软硬，添减胶油得所，以绯帛量疮大小摊贴，一膏可治三五疖也。

—来源—《本草纲目》卷十七・蓖麻条。

鼠　瘘

—组成—山龟壳（炙）、狸骨（炙）、甘草（炙）、雄黄、桂心、干姜等份。

—用法—上药为末，饮服方寸匕，仍以艾灸疮上，以蜜和少许，入疮中，良。

—来源—《本草纲目》卷四十五・秦龟条。

鼠瘘肿核

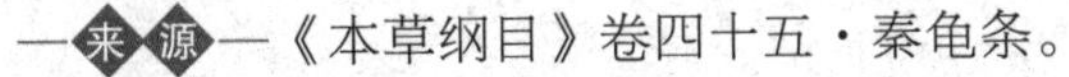

—病征—鼠瘘肿核，已破出脓水。

—组成—蜘蛛二七枚。

—用法—上药烧研，敷之。

—来源—《本草纲目》卷四十・蜘蛛条。

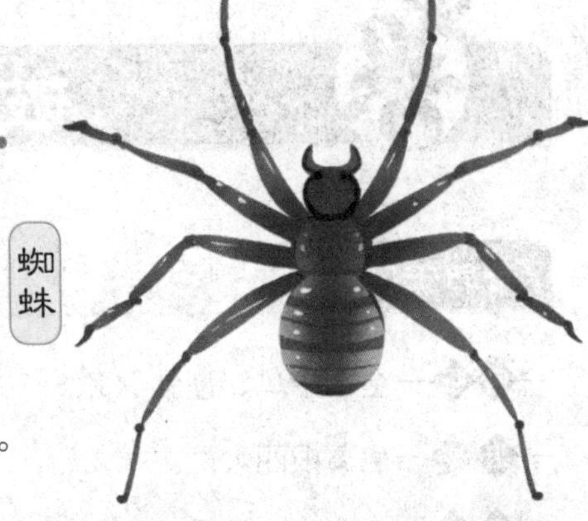

蜘蛛

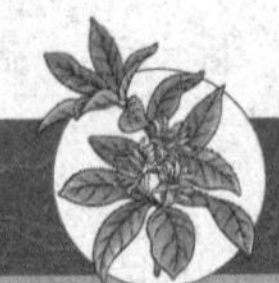

单纯性甲状腺肿大

瘿气初起

—组成—海藻一两，黄连二两。

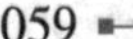

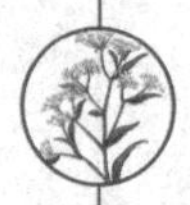

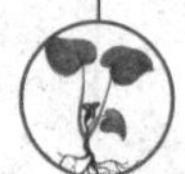

—用法—上药为末。时时舐咽。先断一切厚味。

—来源—《本草纲目》卷十九·海藻条。

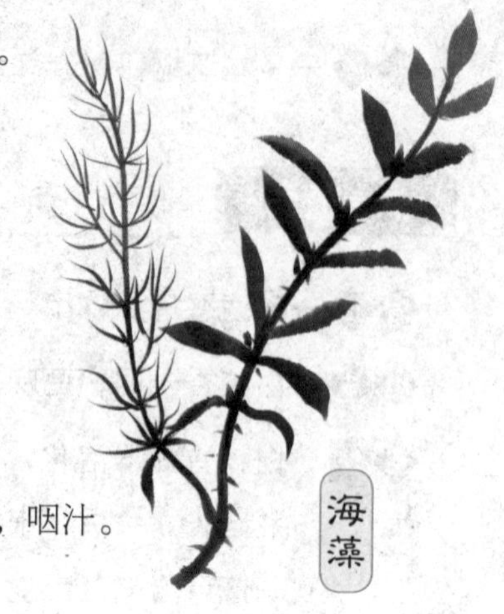

项下卒肿

—病征—项下卒肿，其囊渐大，欲成瘿。

—组成—昆布、海藻等份。

—用法—上药研为末，蜜丸杏核大。时时含之，咽汁。

—来源—《本草纲目》卷十九·昆布条。

项下瘿疾

—组成—鼠粘子根一升。

—用法—上药以水三升，煮取一升半，分三服。或为末，蜜丸常服之。

—来源—《本草纲目》卷十五·恶实条。

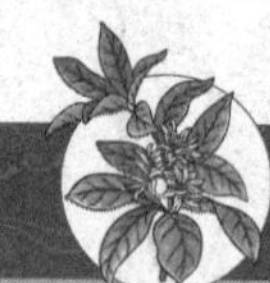

破伤风

金创中风

—病征—金创中风，痉强欲死。

—组成—生葛根四大两。

—用法—上药以水三升，煮取一升，去滓分服。口噤者灌之。若干者，捣末调三指撮。仍以此及竹沥多服，取效。

—来源—《本草纲目》卷十八·葛条。

破伤风湿

—病征—破伤风湿，如疟。

—组成—黄蜡一块。

—用法—上药热酒化开服，立效。与玉真散对用，尤妙。

—来源—《本草纲目》卷三十九·蜜蜡条。

角弓反张

—组成—南星、半夏等份。

—用法—上药研为末。姜汁、竹沥灌下一钱。

—来源—《本草纲目》卷十七·虎掌、天南星条。

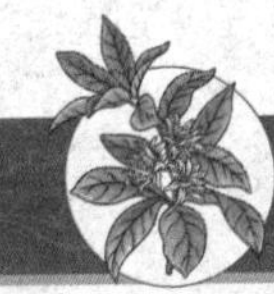

急性乳腺炎

乳痈初起

—组成—白芷、贝母各二钱。

—用法—上药为末。温酒服之。

—来源—《本草纲目》卷十四·白芷条。

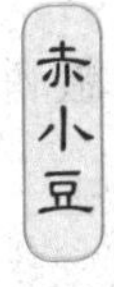

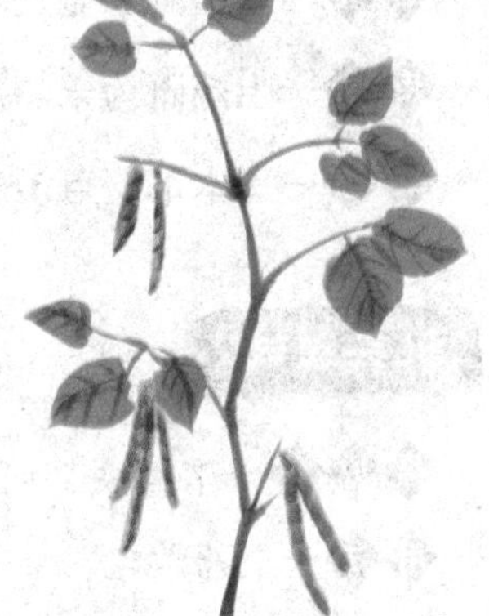

乳肿不消

—组成—莽草、小豆等份。

—用法—上药为末，苦酒和，敷之。

—来源—《本草纲目》卷十七·莽草条。

乳痈肿痛

—组成—桂心、甘草各二分，乌头一分（炮）。

—用法—上药为末，和苦酒涂之，纸覆住。脓化为水，神效。

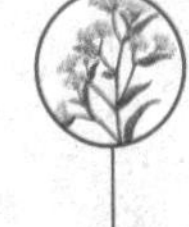

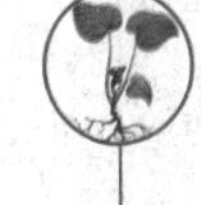

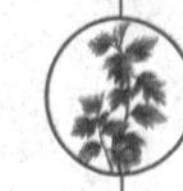

—来源—《本草纲目》卷三十四・桂、牡桂条。

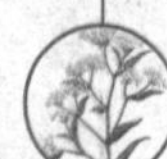

乳痈红肿

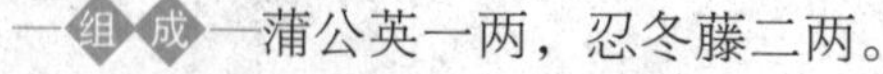

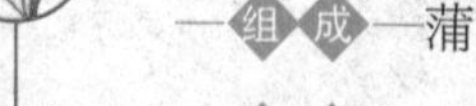

—组成—蒲公英一两，忍冬藤二两。

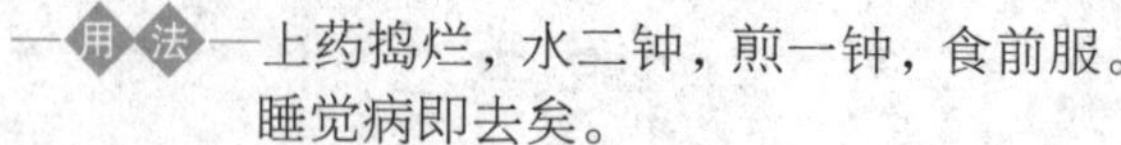

—用法—上药捣烂，水二钟，煎一钟，食前服。睡觉病即去矣。

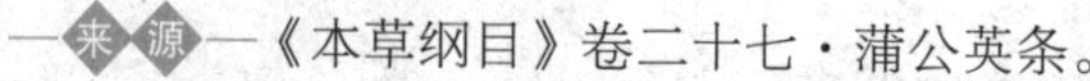

—来源—《本草纲目》卷二十七・蒲公英条。

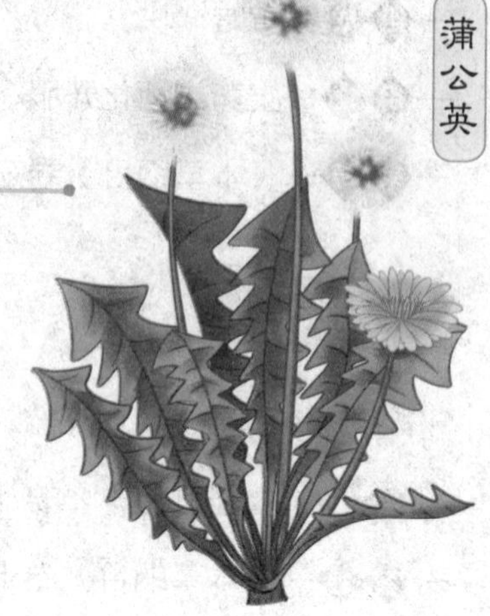

产后吹奶

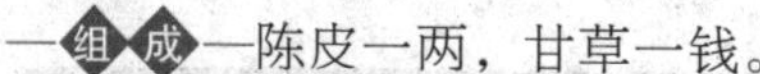

—组成—陈皮一两，甘草一钱。

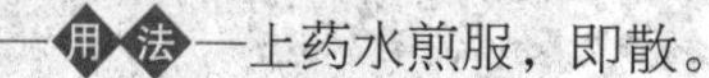

—用法—上药水煎服，即散。

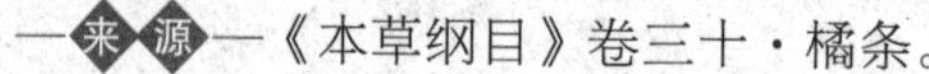

—来源—《本草纲目》卷三十・橘条。

乳汁结毒

—病征—产后乳汁不泄，结毒。

—组成—皂角刺、蔓荆子等份。

—用法—上药研为末。每温酒服二钱。

—来源—《本草纲目》卷三十五・皂荚条。

乳头裂破

—组成一—丁香末。

—用法—上药敷之。

—来源—《本草纲目》卷三十四・丁香条。

—组成二—燕脂、蛤粉。

—用法—上药研为末，敷之。

—来源—《本草纲目》卷十五・燕脂条。

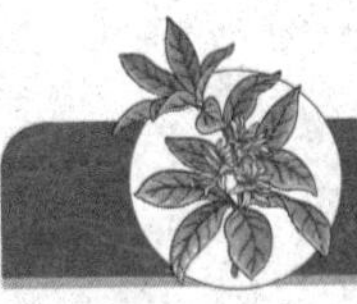

脱肛

老小脱肛

—组成—香附子、荆芥穗等份。

—用法—上药为末，每服一匙，水一大碗，煎十数沸淋洗。

—来源—《本草纲目》卷十四·莎草、香附子条。

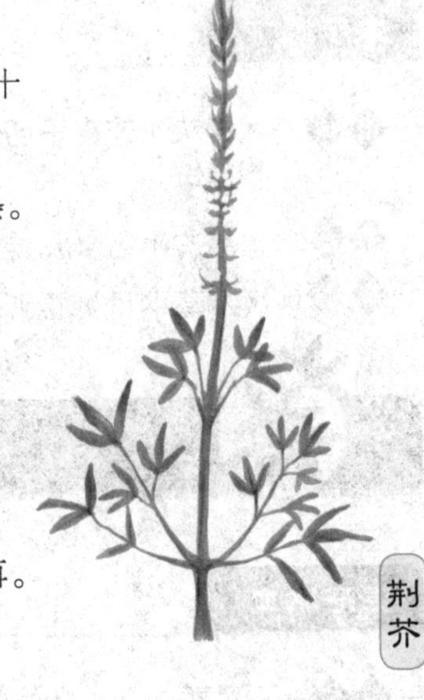

脱肛历年

—病征—脱肛历年不入。

—组成—生铁二斤。

—用法—上药以水一斗，煮汁五升，洗之，日再。

—来源—《本草纲目》卷八·铁条。

泻血脱肛

—组成—石耳五两（炒），白枯矾一两，密陀僧半两。

—用法—上药为末，蒸饼丸梧子大，每米饮下二十丸。

—来源—《本草纲目》卷二十八·石耳条。

痔漏脱肛

—组成—丝瓜（烧灰）、多年石灰、雄黄各五钱。

—用法—上药为末，以猪胆、鸡子清及香油和调，贴之，收上乃止。

—来源—《本草纲目》卷二十八·丝瓜条。

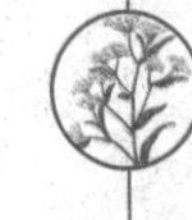
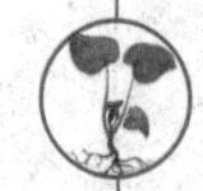
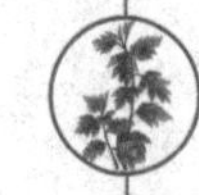

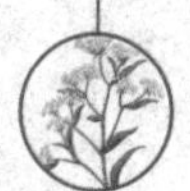
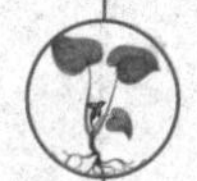
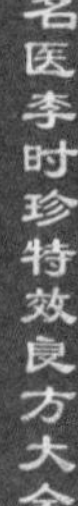

脱肛气热

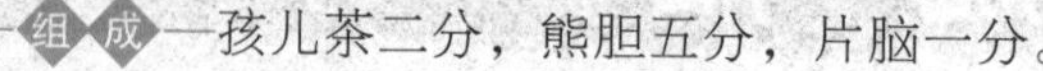
—组成—孩儿茶二分，熊胆五分，片脑一分。

—用法—上药为末，人乳搽肛上，热汁自下而肛收也。亦治痔疮。

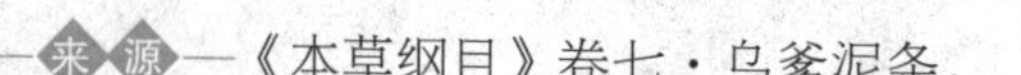
—来源—《本草纲目》卷七·乌爹泥条。

大肠脱下

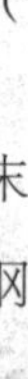
猪苓

—组成—木馒头（连皮子切炒）、茯苓、猪苓等份。

—用法—上药为末。每服二钱，米饮下。亦治梦遗，名锁阳丹。

—来源—《本草纲目》卷十八·木莲条。

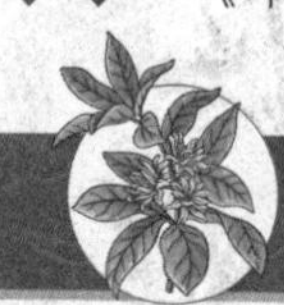

肛　瘘

漏疮脓血

—组成—白乳香二钱，牡蛎粉一钱。

—用法—上药为末，雪糕丸麻子大。每姜汤服三十丸。

—来源—《本草纲目》卷三十四·薰陆香、乳香条。

痔漏神方

—组成—赤、白茯苓（去皮），没药各二两，补骨脂四两，石臼捣成一块。

—用法—上药春、秋酒浸三日，夏二日，冬五日。取出木笼蒸熟，晒干为末，酒糊丸梧子大。每酒服二十丸，渐加至五十丸。

—来源—《本草纲目》卷三十七·茯苓条。

痔瘘下血

—组成—莙荙子、芸薹子、荆芥子、芫荽子、莴苣子、蔓菁子、萝卜子、葱子等份。

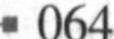

—用法—上药以大鲫鱼一个去鳞、肠，装药在内，缝合，入银、石器内，上下用火炼熟，放冷为末。每服二钱，米饮下，日二服。

—来源—《本草纲目》卷二十七·莽菜条。

痔瘘出水

—组成—牛胆、猬胆各一枚，腻粉五十文，麝香二十文。

—用法—以三味和匀，入牛胆中，悬四十九日取出，为丸如大麦大。以纸捻送入疮内，有恶物流出为验也。

—来源—《本草纲目》卷五十·牛条。

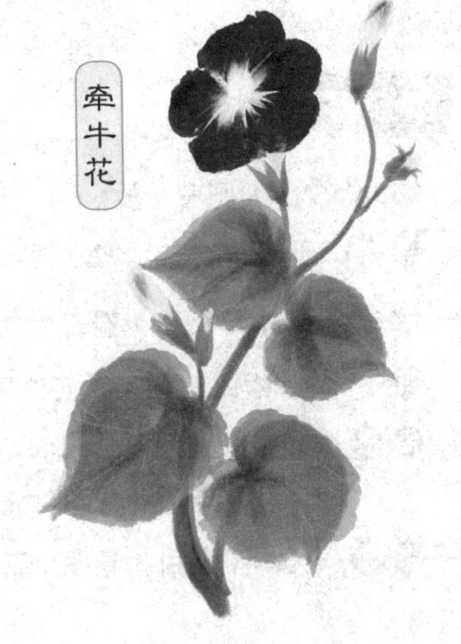

痔漏有虫

—组成—黑、白牵牛各一两。

—用法—上药炒为末，以猪肉四两，切碎炒熟，蘸末食尽，以白米饭三匙压之。取下白虫为效。

—来源—《本草纲目》卷十八·牵牛子条。

五种瘘疾

—组成—芥子末。

—用法—上药以水、蜜和敷，干即易之。

—来源—《本草纲目》卷二十六·芥条。

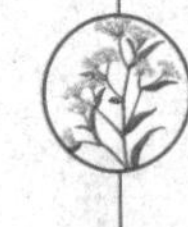

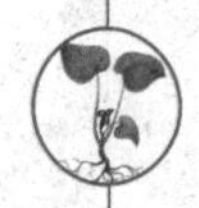

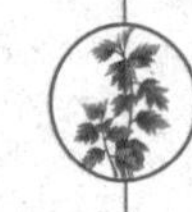

肠风痔漏

—病征—肠风痔漏，脱肛泻血，面色萎黄，积年不瘥。

—组成一—白术一斤。

—用法—上药以黄土炒过，研末，干地黄半斤，饭上蒸熟，捣和，干则入少酒，丸梧子大。每服十五丸，米饮下，日三服。

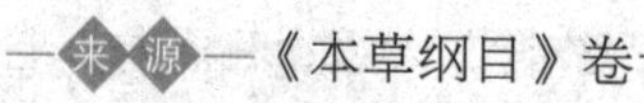
来源—《本草纲目》卷十二·术条。

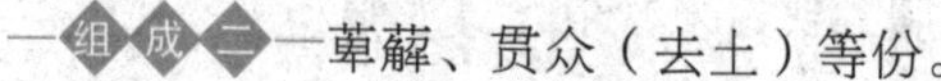
组成二—萆薢、贯众（去土）等份。

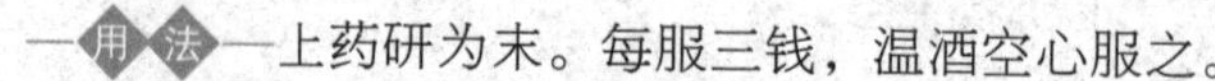
用法—上药研为末。每服三钱，温酒空心服之。

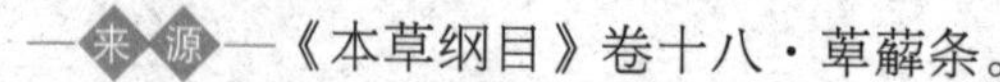
来源—《本草纲目》卷十八·萆薢条。

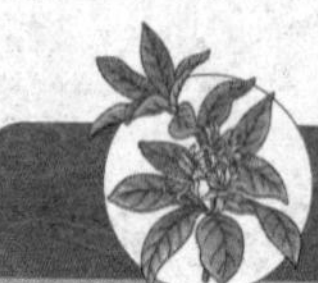

痔疮

痔疮疼痛

组成一—大肥枣一枚。

用法—上药剥去皮，取水银掌中，以唾研令极熟，敷枣瓤上，纳入下部良。

来源—《本草纲目》卷二十九·枣条。

组成二—蜈蚣三四条，五倍子末二三钱。

用法—蜈蚣以香油煮一二沸，浸之，再入五倍子末，瓶收密封。如遇痛不可忍，点上油，即时痛止，大效。

来源—《本草纲目》卷四十二·蜈蚣条。

内痔痛肿

组成—朝阳黄土、黄连末、皮硝各一两。

用法—上药用猪胆汁同研如泥，每日旋丸枣大，纳入肛内，过一夜，随大便去之。内服乌梅、黄连二味丸药。

来源—《本草纲目》卷七·黄土条。

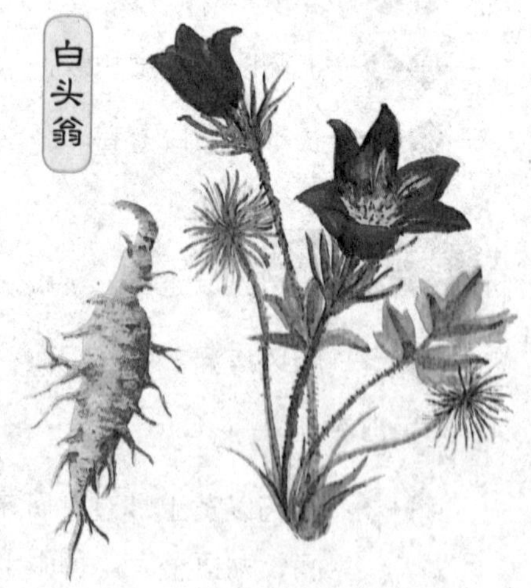

外痔肿痛

组成一—白头翁草。

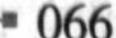

—用法—上药以根捣涂之，逐血止痛。

—来源—《本草纲目》卷十二·白头翁条。

—组成二—黄丹、滑石等份。

—用法—上药为末，新汲水调，日五上之。

—来源—《本草纲目》卷八·铅丹条。

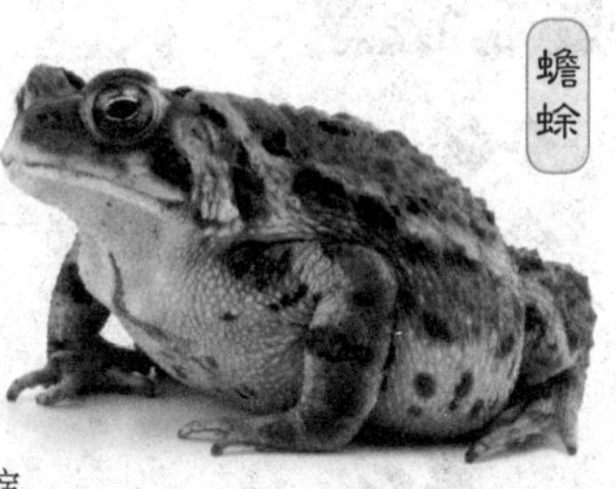
蟾蜍

大肠痔疾

—组成一—五倍子。

—用法—上药煎汤熏洗或烧烟熏之，自然收缩。

—来源—《本草纲目》卷三十九·五倍子条。

—组成二—蟾蜍一个，猪广肠一截。

—用法—以砖砌四方，将蟾蜍安于内，泥住，火煅存性为末。猪广肠扎定两头，煮熟切碎，蘸蟾末食之。如此三四次，其痔自落。

—来源—《本草纲目》卷四十二·蟾蜍条。

肠痔出血

—组成—蒲黄末方寸匕。

—用法—上药水服，日三服。

—来源—《本草纲目》卷十九·香蒲、蒲黄条。

肠风痔疾

—组成—槐叶一斤。

—用法—上药蒸熟晒干研末，煎饮代茶。久服明目。

—来源—《本草纲目》卷三十五·槐条。

血痔不止

—组成—鸳鸯一只。

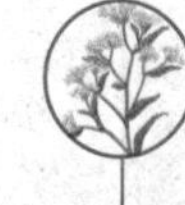
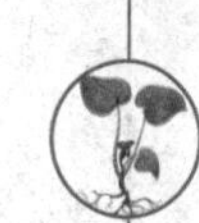
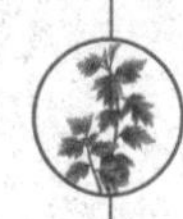

用法—上药治净切片，以五味、椒、盐腌炙，空心食之。

来源—《本草纲目》卷四十七·鸳鸯条。

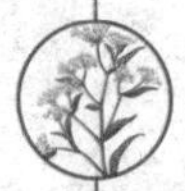

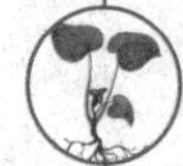

痔虫作痒

组成—水银、枣膏各二两。

用法—上药同研，绵裹纳下部，明日虫出。

来源—《本草纲目》卷九·水银条。

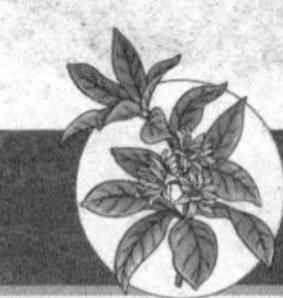

蛇虫咬伤

诸蛇伤毒

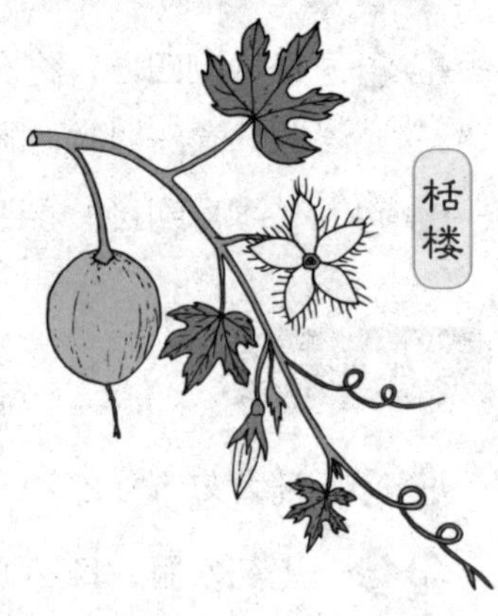

组成—桂心、栝楼等份。

用法—上药为末，竹筒密塞。遇毒蛇伤，即敷之。塞不密，即不中用也。

来源—《本草纲目》卷三十四·桂、牡桂条。

恶蛇虫伤

组成—鱼腥草、皱面草、槐树叶、草决明。

用法—上药一处杵烂，敷之甚效。

来源—《本草纲目》卷二十七·蕺条。

蛇咬毒疮

组成—吴茱萸一两。

用法—上药为末，冷水和，作三服，立安。

来源—《本草纲目》卷三十二·吴茱萸条。

蛇虺咬伤

组成一——青麻嫩头。

用法——捣汁，和酒等份，服三盏。以渣敷之，毒从窍中出，以渣弃水中即不发。看伤处有窍是雄蛇，无窍是雌蛇，以针挑破伤处成窍，敷药。

来源——《本草纲目》卷十五·苎麻条。

组成二——生蚕蛾。

用法——上药研，敷之。

来源——《本草纲目》卷三十九·原蚕条。

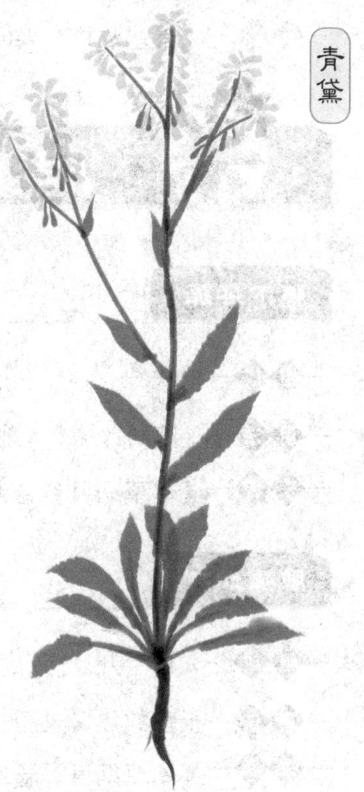

诸毒虫伤

组成——青黛、雄黄等份。

用法——上药研末，新汲水服二钱。

来源——《本草纲目》卷十六·青黛条。

蝎螫作痛

组成——蜀椒。

用法——上药嚼细涂，微麻即止。

来源——《本草纲目》卷三十二·蜀椒条。

痧蝎螫人

组成——丁香末。

用法——上药以蜜调涂。

来源——《本草纲目》卷三十四·丁香条。

猘犬伤毒

组成——乌梅末。

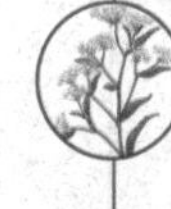

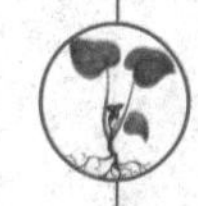

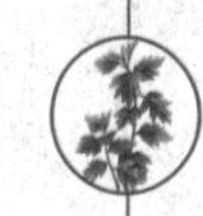

—用法—上药酒服二钱。

—来源—《本草纲目》卷二十九·梅条。

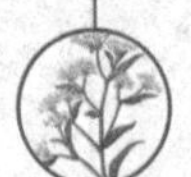
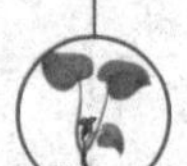
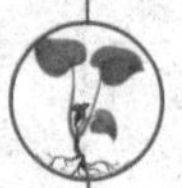
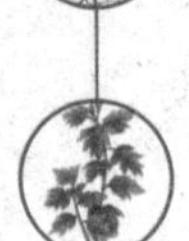
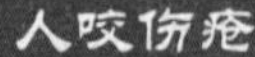

人咬伤疮

—组成—龟板骨、鳖肚骨各一片。

—用法—上药烧研。油调搽之。

—来源—《本草纲目》卷四十五·水龟条。

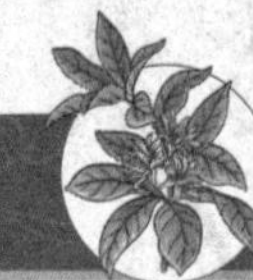

胆囊炎、胆石症

胁下疼痛

—组成—地肤子。

—用法—上药研为末，酒服方寸匕。

—来源—《本草纲目》卷十六·地肤条。

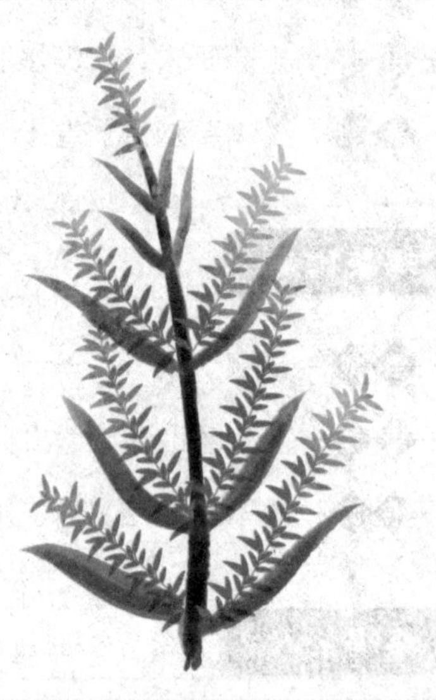

胁痛如打

—组成—大豆半升。

—用法—上药熬焦，入酒一升煮沸，饮取醉。

—来源—《本草纲目》卷二十四·大豆条。

胸胁痛满

—组成—羚羊角。

—用法—上药烧末，水服方寸匕。

—来源—《本草纲目》卷五十一·羷羊条。

胆热多眠

—组成—马头骨灰、铁粉各一两，朱砂半两，龙脑半分。

—用法—上药为末，炼蜜丸梧子大。每服三十丸，竹叶汤下。

—来源—《本草纲目》卷五十·马条。

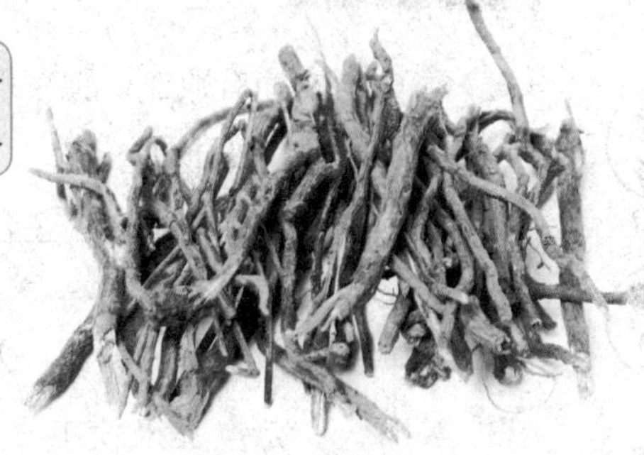
黄连

肝火为痛

—组成一—黄连，姜汁。

—用法—上药炒为末，粥糊梧子大。每服三十丸，白汤下。

—来源—《本草纲目》卷十三·黄连条。

—组成二—黄连六两，茱萸一两。

—用法—上药同炒为末，神曲糊丸梧子大。每服三四十丸，白汤下。

—来源—《本草纲目》卷十三·黄连条。

胆风沉睡

—病征—胆风毒气，虚实不调，昏沉多睡。

—组成—酸枣仁一两（生用），蜡茶二两（以生姜汁涂，炙微焦），为散。

—用法—上药每服二钱，水七分，煎六分，温服。

—来源—《本草纲目》卷三十六·酸枣条。

急性阑尾炎

肠痈已成

—病征—肠痈已成，小腹肿痛，小便似淋，或大便难涩下脓。

—组成—甜瓜子一合，当归（炒）一两，蛇蜕皮一条。

—用法—上药捣碎。每服四钱，水一盏半，煎一盏，食前服，利下恶物为妙。

—来源—《本草纲目》卷三十三·甜瓜条。

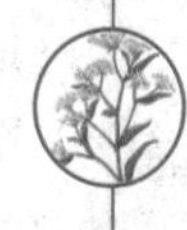
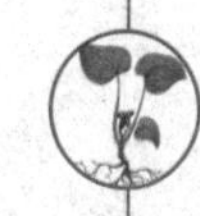
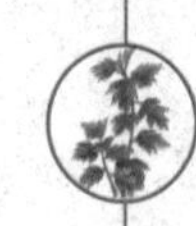

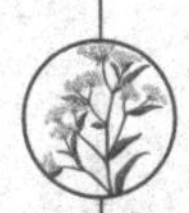

肠胃生痈

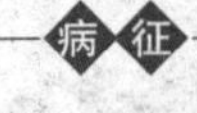

—病征—治内痈有败血，腥秽殊甚，脐腹冷痛，用此排脓下血。

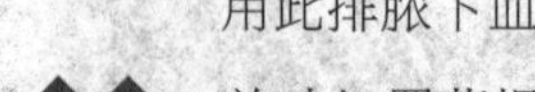

—组成—单叶红蜀葵根、白芷各一两，白枯矾、白芍药各五钱。

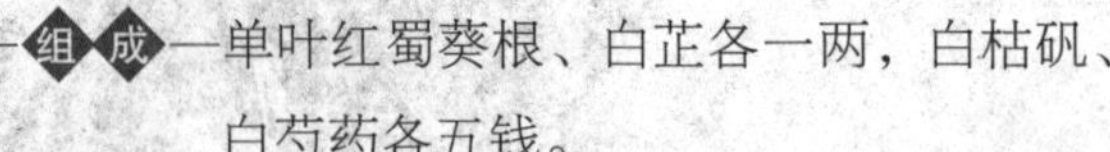

—用法—上药研为末，黄蜡熔化，和丸梧子大，每空心米饮下二十丸。待脓血出尽，服十宣散补之。

—来源—《本草纲目》卷十六·蜀葵条。

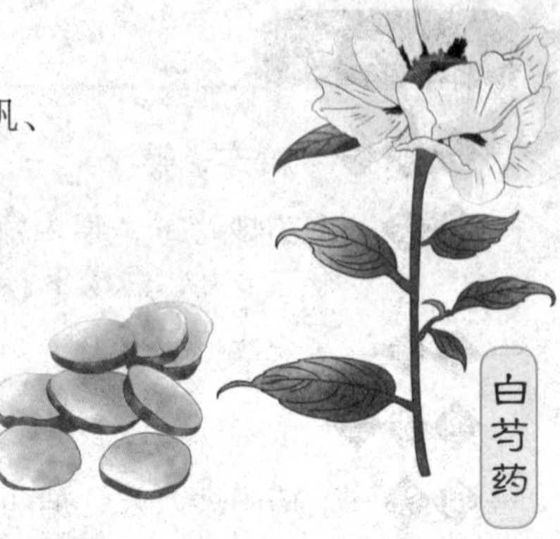

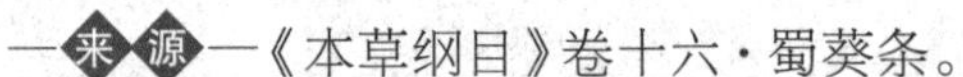

腹内生疮

—病征—腹内生疮，在肠脏不可药治。

—组成—皂角刺。

—用法—取上药不拘多少。好酒一碗，煎至七分，温服。其脓血悉从小便中出，极效。不饮酒者，水煎亦可。

—来源—《本草纲目》卷三十五·皂荚条。

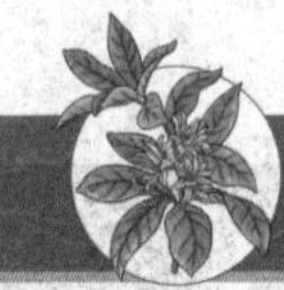

疝气

偏坠疝气

—组成一—白附子一个。

—用法—上药研为末，津调填脐上，以艾灸三壮或五壮即愈。

—来源—《本草纲目》卷十七·附子条。

—组成二—山棠梂肉、茴香（炒）各一两。

—用法—上药研为末，糊丸梧子大。每服一百丸，空心白汤下。

—来源—《本草纲目》卷三十·山楂条。

偏坠作痛

—组成—芙蓉叶、黄柏各三钱。

—用法—上药研为末。以木鳖子仁一个磨醋，调涂阴囊，其痛自止。

—来源—《本草纲目》卷三十六·木芙蓉条。

偏坠疼痛

—组成—青娘子、红娘子各十枚。

—用法—上药以白面拌炒黄色，去前二物，熟汤调服，立效也。

—来源—《本草纲目》卷四十·芫青条。

小肠偏坠

—组成—天门冬三钱，乌药五钱。

—用法—上药以水煎服。

—来源—《本草纲目》卷十八·天门冬条。

乌药
叶具有温中、理气、止痛的功效，用于治疗寒痛、小便滑数、食积等症。
根具有散寒、止痛、补中、顺气的功效，用于治疗气逆、胸腹胀痛、宿食不消等症。

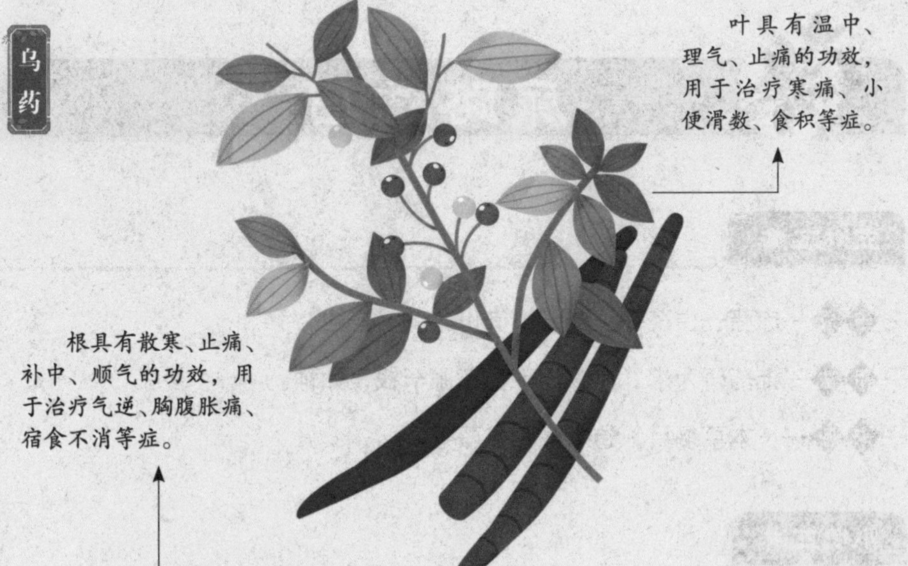

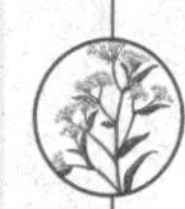

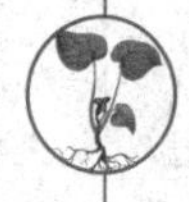

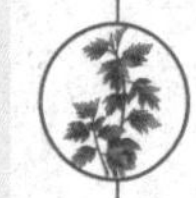

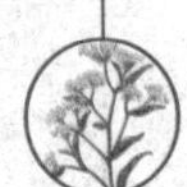
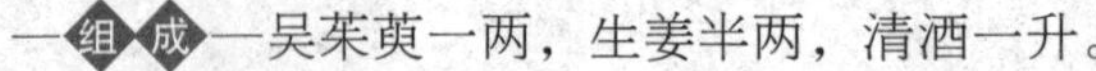
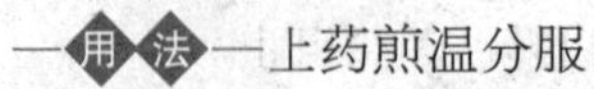
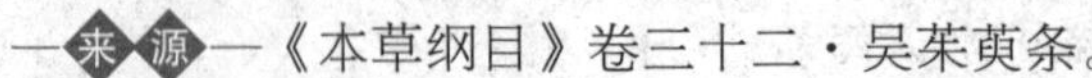
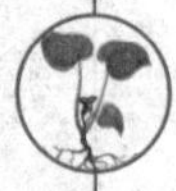
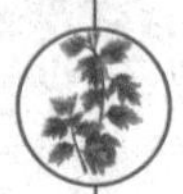

寒疝往来

组成——吴茱萸一两，生姜半两，清酒一升。

用法——上药煎温分服。

来源——《本草纲目》卷三十二·吴茱萸条。

木肾疝气

组成——楮叶、雄黄等份。

用法——上药研为末，酒糊丸梧子大。每盐酒下五十丸。

来源——《本草纲目》卷三十六·楮条。

膀胱疝痛

组成——舶茴香、杏仁各一两，葱白焙干五钱。

用法——上药研为末。每酒服二钱，嚼胡桃送下。

来源——《本草纲目》卷二十六·莳香条。

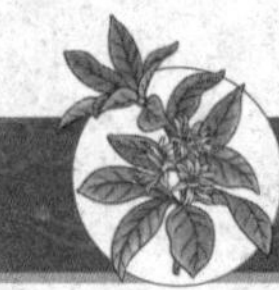

尿路结石

五淋涩痛

组成——赤藤、白茯苓、苎麻根等份。

用法——上药研为末。百沸汤下，每服一钱，如神。

来源——《本草纲目》卷十八·省藤条。

小便五淋

组成一——赤芍药一两，槟榔一个。

—用法—上药以面裹煨，为末。每服一钱，水一盏，煎七分，空心服。

—来源—《本草纲目》卷十四·芍药条。

—组成二—苦杖。

—用法—上药研为末，每服二钱，用饭饮下。

—来源—《本草纲目》卷十六·虎杖条。

—组成三—石决明。

—用法—上药去粗皮，研为末，飞过。熟水服二钱，每日二服。如淋中有软硬物，即加朽木末五分。

—来源—《本草纲目》卷四十六·石决明条。

沙淋石淋

—组成—人参（焙），黄芪（盐水炙）等份。

—用法—上药研为末。用红皮大萝卜一枚，切作四片，以蜜二两，将萝卜逐片蘸炙，令干再炙，勿令焦，以蜜尽为度。每用一片，蘸药食之，仍以盐汤送下，以瘥为度。

—来源—《本草纲目》卷十二·人参条。

石淋诸淋

—组成—石首鱼头石十四个，当归等份。

—用法—上药研为末。水二升，煮一升，顿服立愈。

—来源—《本草纲目》卷四十四 ·石首鱼条。

血淋涩痛

—组成一—芭蕉根、旱莲草各等份。

—用法—上药水煎服，日二。

—来源—《本草纲目》卷十五·甘蕉条。

—组成二—生山栀子末、滑石等份。

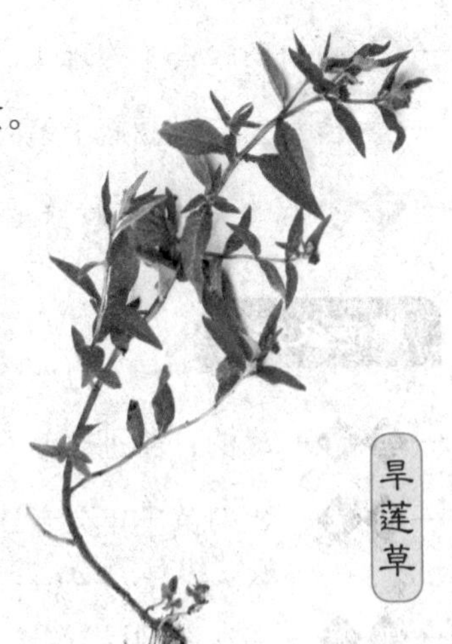

旱莲草

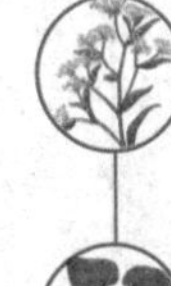

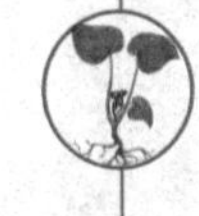

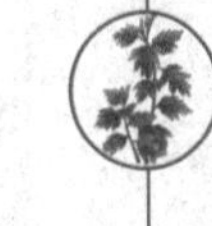

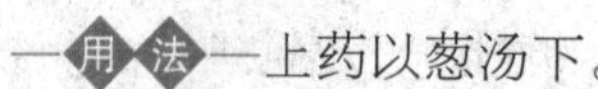

—用法—上药以葱汤下。

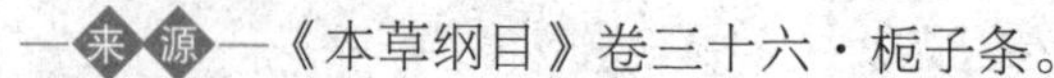

—来源—《本草纲目》卷三十六·栀子条。

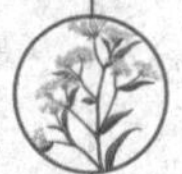

血淋热痛

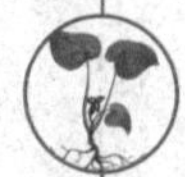

—组成—黄芩一两。

—用法—上药水煎热服。

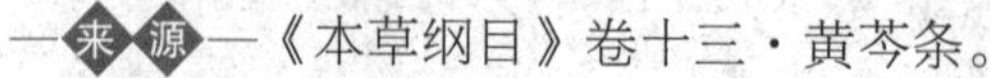

—来源—《本草纲目》卷十三·黄芩条。

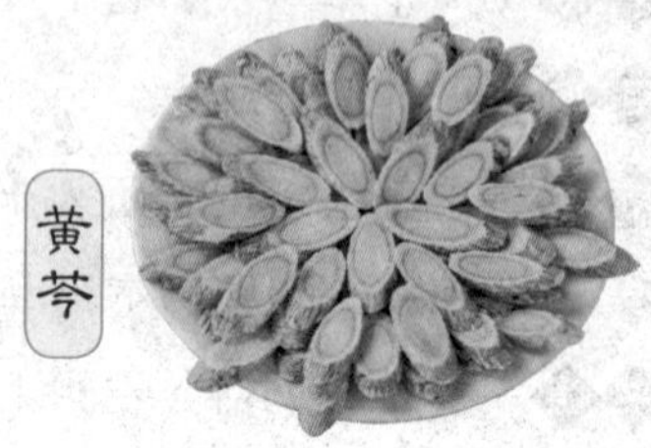

血淋热淋

—组成—白微、芍药各一两。

—用法—上药研为末。酒服方寸匕，日三服。

—来源—《本草纲目》卷十三·白微条。

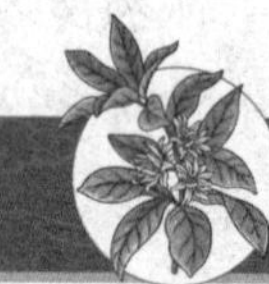

下肢溃疡

久近胫疮

—组成—白胶香（为末）。

—用法—上药以酒瓶上箬叶夹末，贴之。

—来源—《本草纲目》卷三十四·枫香脂条。

臁疮久烂

—组成—黄柏、黄丹、赤石脂、轻粉末等份。

—用法—灶内黄土年久者研细，入上药，清油调入油绢中贴之，勿动，数日愈。纵痒，忍之良。

—来源—《本草纲目》卷七·伏龙肝条。

臁胫生疮

—组成一—鲫鱼三尾，穿山甲二钱，长皂荚一挺。

—用法—鲫鱼洗净，以长皂荚一挺，劈开两片夹住扎之，煨存性，研末。先以井水洗净脓水，用白竹叶刺孔贴之，候水出尽，以麻油、轻粉调药敷之，日一次。

—来源—《本草纲目》卷四十四·鲫鱼条。

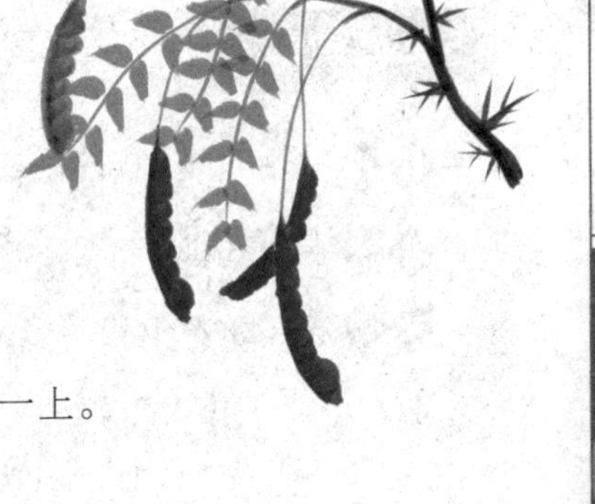

—组成二—人乳、桐油等份。

—用法—上药和匀，以鹅翎扫涂，神效。

—来源—《本草纲目》卷五十二·乳汁条。

湿毒臁疮

—组成—枯竹蛀屑、黄柏末等份。

—用法—上药先以葱、椒、茶汤洗净，搽之，日一上。

—来源—《本草纲目》卷四十一·竹蠹虫条。

臁疮朽臭

—组成—生龟一枚。

—用法—上药取壳，醋炙黄，更煅存性，出火气，入轻粉、麝香。葱汤洗净，搽敷之。

—来源—《本草纲目》卷四十五·水龟条。

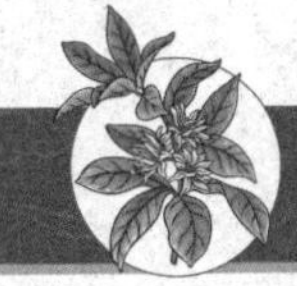

外伤出血

杖疮血出

—组成—猪血一升，石灰七升。

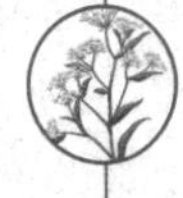

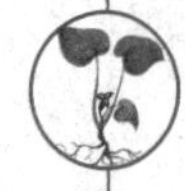

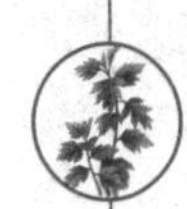

—用法—上药和剂烧灰，再以水和丸，又烧，凡三次，为末敷之，效。

—来源—《本草纲目》卷五十·豕条。

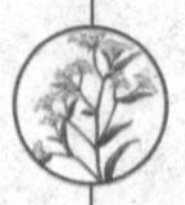

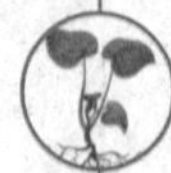

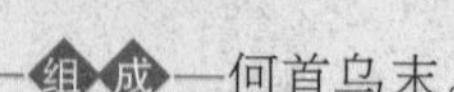

破伤血出

—组成—何首乌末。

—用法—上药敷，即止，神效。

—来源—《本草纲目》卷十八·何首乌条。

止血定痛

—组成—古石灰、新石灰、丝瓜根叶（初种放两叶）、韭菜根各等份。

—用法—上药捣一千下作饼，阴干为末，擦之。止血定痛生肌，如神效。

—来源—《本草纲目》卷二十八·丝瓜条。

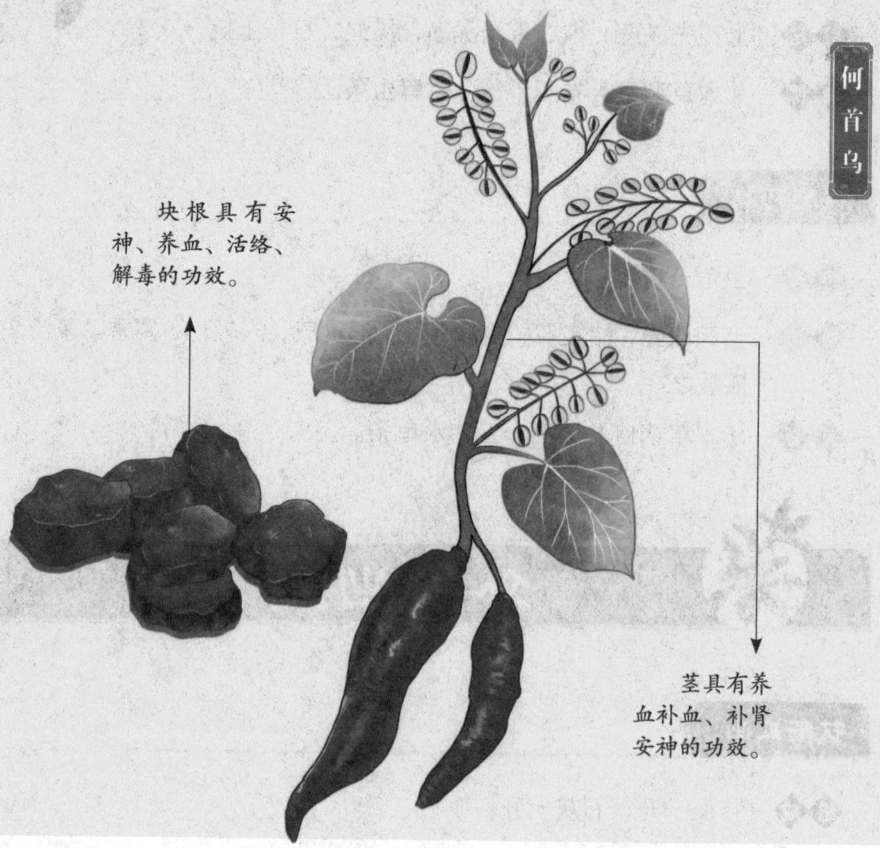

刀斧伤损

—组成—白及、石膏（煅）等份

—用法—上药为末。掺之，亦可收口。

—来源—《本草纲目》卷十二・白及条。

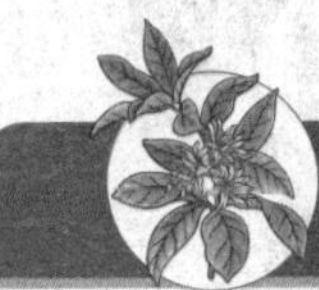

伤口感染

金疮烦满

—组成—赤小豆一升。

—用法—上药以苦酒浸一日，熬燥再浸，满三日，令黑色，为末。每服方寸匕，日三服。

—来源—《本草纲目》卷二十四・赤小豆条。

金疮恶心

—组成—白槟榔四两，橘皮一两。

—用法—上药为末。每空心生蜜汤服二钱。

—来源—《本草纲目》卷三十一・槟榔条。

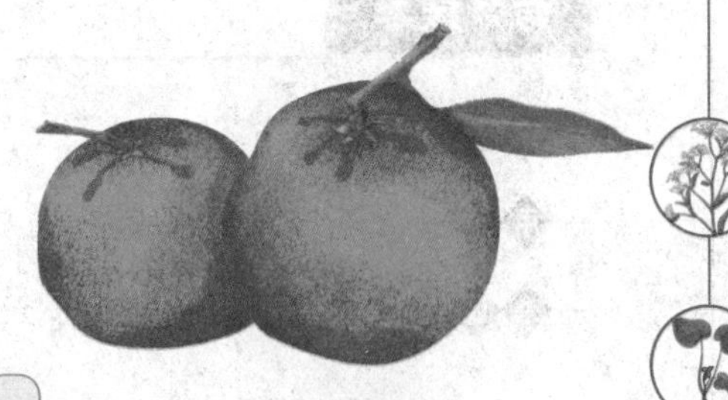

刀斧伤疮

—组成—荷叶。

—用法—上药烧研，搽之。

—来源—《本草纲目》卷三十三・莲藕条。

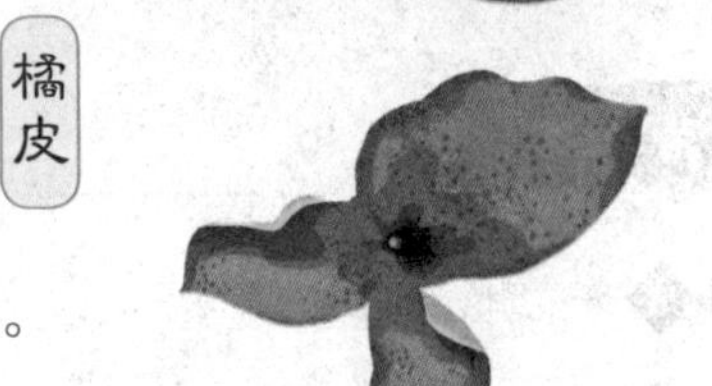

橘皮

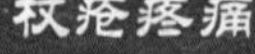

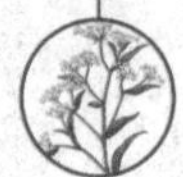

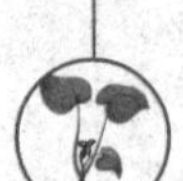

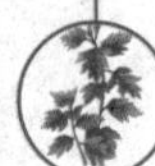

杖疮疼痛

—组成—绿豆粉。

—用法—上药炒研，以鸡子白和涂之，妙。

—来源—《本草纲目》卷二十四·绿豆条。

金刃不出

—病征—金刃不出，入骨脉中。

—组成—半夏、白蔹等份。

—用法—上药为末。酒服方寸匕，日三服。至二十日自出。

—来源—《本草纲目》卷十七·半夏条。

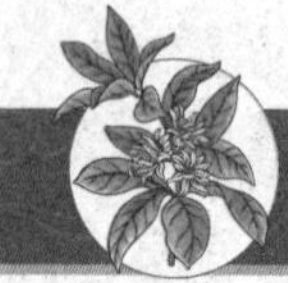

刺伤

药箭镞毒

—组成—贝齿。

—用法—上药烧研，水服三钱，日三服。

—来源—《本草纲目》卷四十六·贝子条。

毒箭入肉

—组成—生地黄。

—用法—煎生地黄汁作丸服，至百日，箭出。

—来源—《本草纲目》卷十六·地黄条。

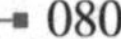

刺在肉中

—组成—白蔹、半夏泡等份。

—用法—上药为末。酒服半钱，日二服。

—来源—《本草纲目》卷十八·白蔹条。

竹木针刺

—病征—竹木针刺，在肉中不出，疼痛。

—组成—王不留行。

—用法—上药为末。熟水调服方寸匕，兼以根敷，即出。

—来源—《本草纲目》卷十六·王不留行条。

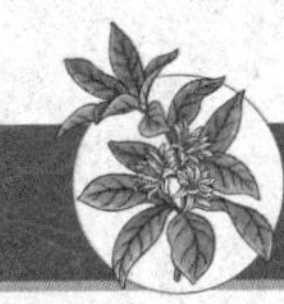

误吞异物

误吞铜钱及钩绳

—病征—误吞铜钱及钩绳。

—组成—鹅毛一钱（烧灰），磁石皂子（大煅），象牙一钱。

—用法—上药为末。每服半钱，新汲水下。

—来源—《本草纲目》卷四十七·鹅条。

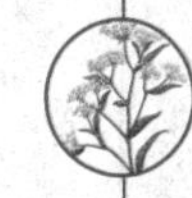

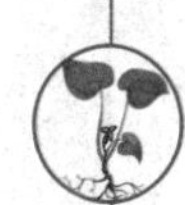

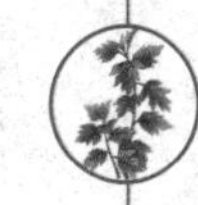

误吞铁石

—病征—误吞铁石，骨刺不下，危急。

—组成—王不留行、黄柏等份。

—用法—上药为末，汤浸蒸饼，丸弹子大，青黛为衣，线穿挂风处。用一丸，冷水化灌之。

—来源—《本草纲目》卷十六·王不留行条。

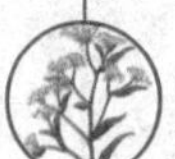

误吞铁钱

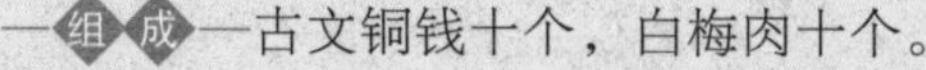

—组成—古文铜钱十个，白梅肉十个。

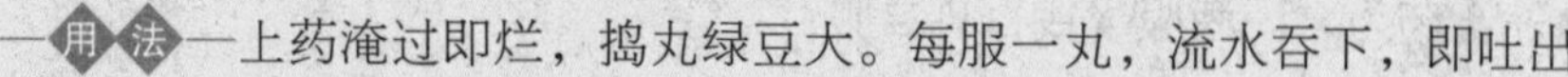

—用法—上药淹过即烂，捣丸绿豆大。每服一丸，流水吞下，即吐出。

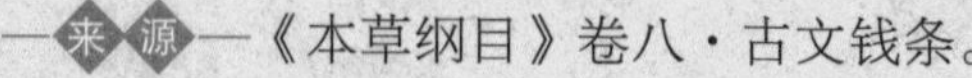

—来源—《本草纲目》卷八·古文钱条。

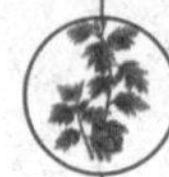

鱼骨入腹

—病征—鱼骨入腹，刺痛不得出。

—组成—吴茱萸。

—用法—上药以水煮一盏，温服，其骨必软出。未出再服。

—来源—《本草纲目》卷三十二·吴茱萸条。

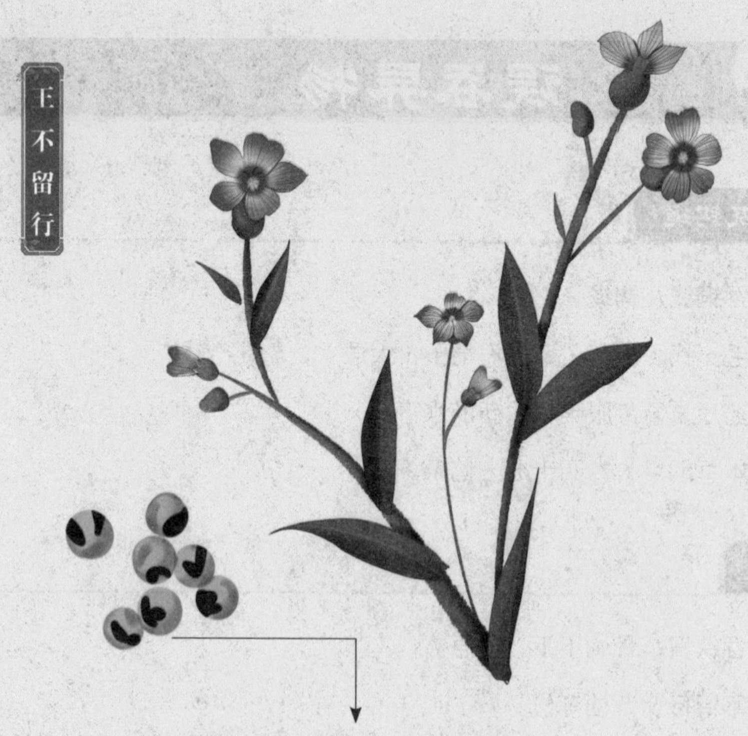

果实具有通经下乳、利尿通淋的功效。

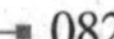

第三章

骨科特效良方

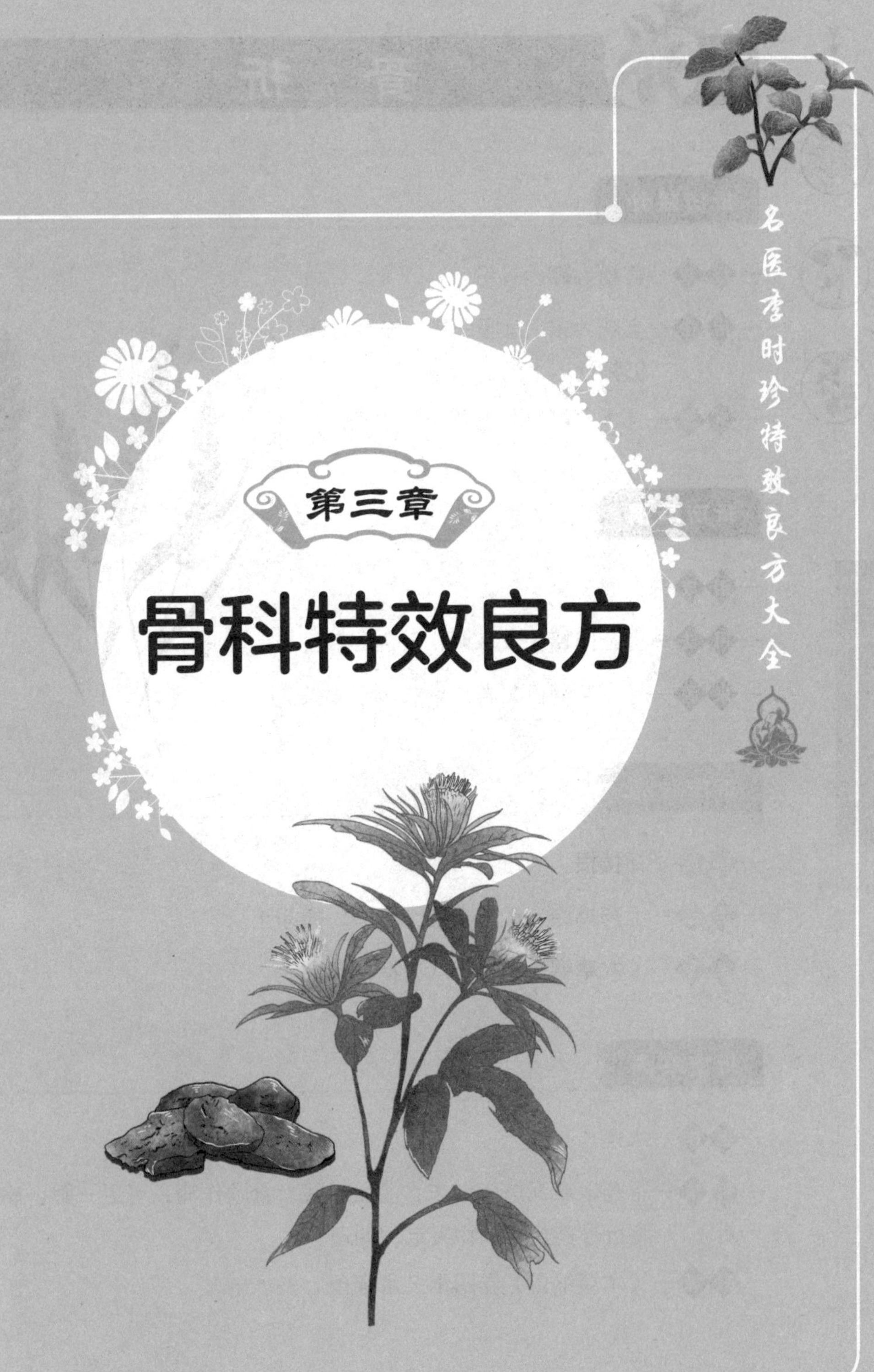

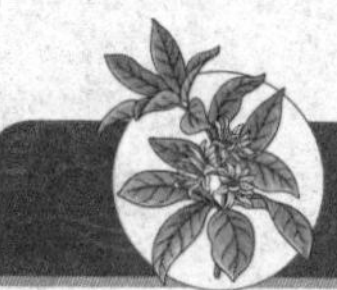

骨折

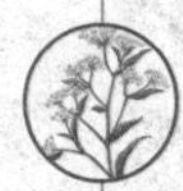

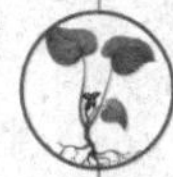

折伤接骨

—组成—官粉、硼砂等份。

—用法—上药为末。每服一钱，苏木汤调下，仍频饮苏木汤，大效。

—来源—《本草纲目》卷八·粉锡条。

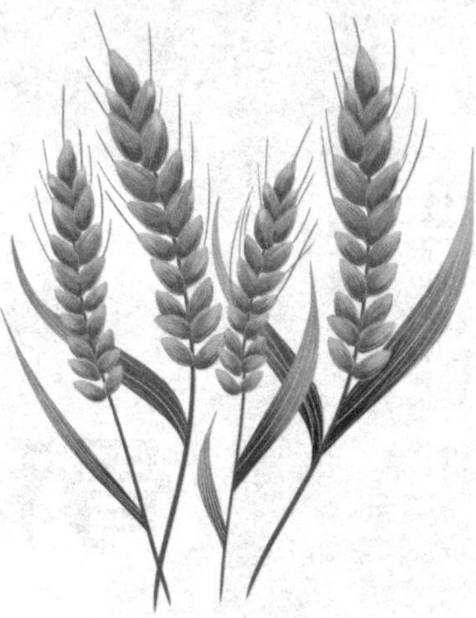

小麦

折伤瘀损

—组成—白面、栀子仁。

—用法—上药同捣，以水调，敷之即散。

—来源—《本草纲目》卷二十二·小麦条。

折伤肿痛

—组成—栝楼根。

—用法—上药捣涂，重布裹之。热除，痛即止。

—来源—《本草纲目》卷十八·栝楼条。

折伤疼痛

—组成—水蛭。

—用法—上药以新瓦焙为细末，酒服二钱。食顷作痛，可更一服。痛止，便将折骨药封，以物夹定，调理。

—来源—《本草纲目》卷四十·水蛭条。

折伤堕坠

—病征—折伤堕坠，瘀血在腹，气短。

—组成—大豆五升。

—用法—上药以水一斗，煮汁二升，顿服。剧者不过三作。

—来源—《本草纲目》卷二十四·大豆条。

折伤金疮

—组成—干梅。

—用法—上药烧存性敷之，一宿瘥。

—来源—《本草纲目》卷二十九·梅条。

折伤筋骨

—组成—接骨木半两，乳香半钱，芍药、当归、川芎、自然铜各一两。

—用法—上药为末。化黄蜡四两，投药搅匀，众手丸如芡子大。若止伤损，酒化一丸。若碎折筋骨，先用此敷帖，乃服。

—来源—《本草纲目》卷三十六·接骨木条。

折伤止痛

—组成—白矾末一匙。

—用法—上药泡汤一碗，帕蘸乘热熨伤处。少时痛止，然后排整筋骨，点药。

—来源—《本草纲目》卷十一·矾石条。

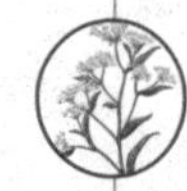

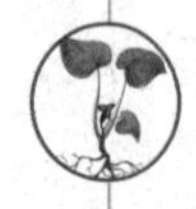

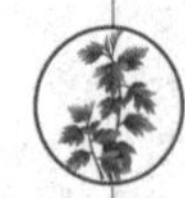

折腕损伤

—组成—大附子四枚（生切），猪脂一斤。

—用法—上药以三年苦醋同渍三宿，取脂煎三上三下，日摩敷之。

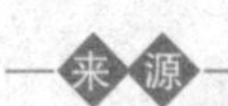

—来源—《本草纲目》卷十七·附子条。

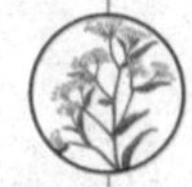

打跌骨折

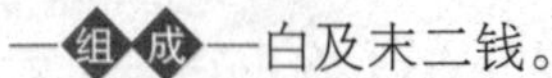

—组成—白及末二钱。

—用法—上药以酒调服，其功不减自然铜、古铢钱也。

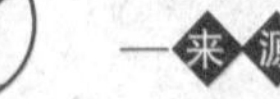

—来源—《本草纲目》卷十二·白及条。

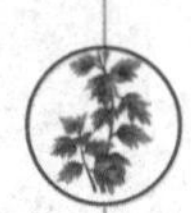

白及

损伤接骨

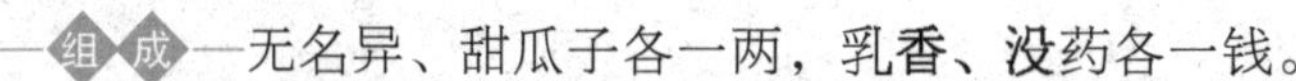

—组成—无名异、甜瓜子各一两，乳香、没药各一钱。

—用法—上药为末。每服五钱，热酒调服，小儿三钱。服毕，以黄米粥涂纸上，掺左顾牡蛎末裹之，竹篦夹住。

—来源—《本草纲目》卷九·无名异条。

接骨续筋

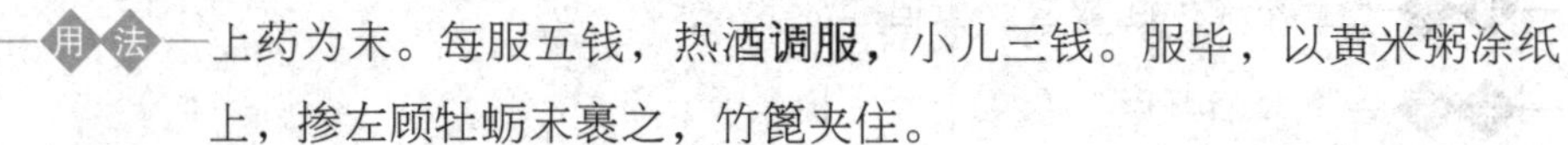

—组成—定粉、当归各一钱，硼砂一钱半。

—用法—上药为末。每服一钱，苏木煎汤调下，仍频饮汤。

—来源—《本草纲目》卷八·粉锡条。

打仆损伤

—病征—打仆损伤，骨碎及筋伤烂。

—组成—生地黄。

—用法—上药熬膏裹。以竹简编夹急缚，勿令转动。一日一夕，可十易之，则瘥。

—来源—《本草纲目》卷十六·地黄条。

骨折肿痛

—组成—五灵脂、白及各一两，乳香、没药各三钱。

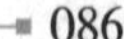

—用法—上药为末，熟水同香油调，涂患处。

—来源—《本草纲目》卷四十八·寒号虫条。

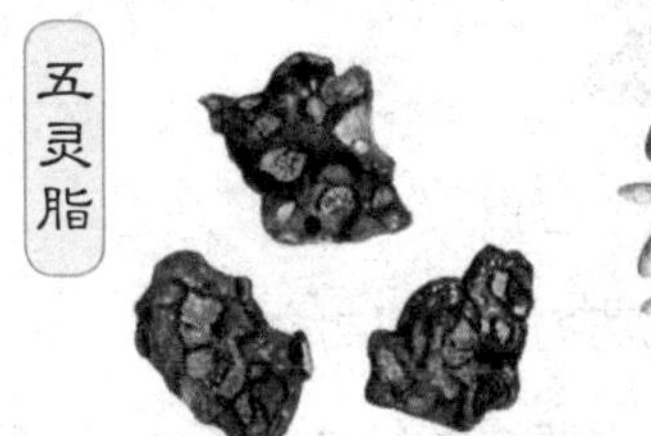

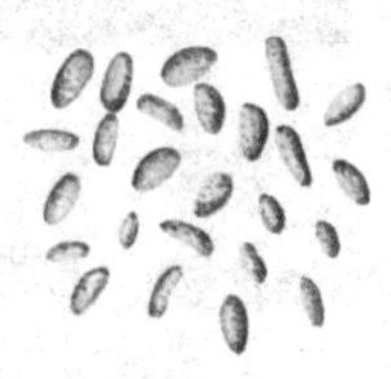

跌仆折伤

—病征—跌仆折伤疼痛。

—组成—黄麻烧灰、头发灰各一两，乳香五钱。

—用法—上药为末。每服三钱，温酒下，立效。

—来源—《本草纲目》卷二十二·大麻条。

金疮接指

—病征—凡指断及刀斧伤。

—组成—真苏木末。

—用法—上药敷，外以蚕茧包缚完固，数日如故。

—来源—《本草纲目》卷三十五·苏方木条。

金疮断筋

—组成—枫香末。

—用法—上药敷。

—来源—《本草纲目》卷三十四·枫香脂条。

金疮踒折

—组成—通草。

—用法—上药煮汁酿酒，日饮。

—来源—《本草纲目》卷十八·通草条。

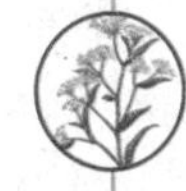

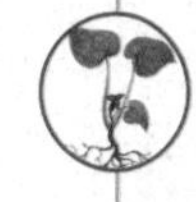

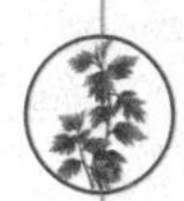

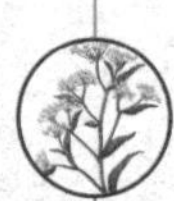
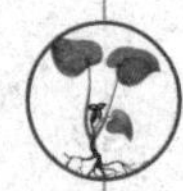
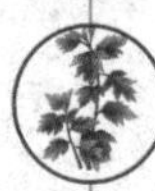

脑破骨折

—组成—蜜、葱白。

—用法—上药捣匀，厚封立效。

—来源—《本草纲目》卷二十六·葱条。

骨节离脱

—组成—生蟹。

—用法—上药捣烂，以热酒倾入，连饮数碗，其渣涂之。半日内，骨内谷谷有声即好。干蟹烧灰，酒服亦好。

—来源—《本草纲目》卷四十五·蟹条。

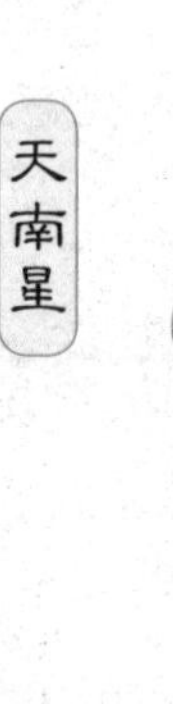
天南星

解颐脱臼

—病征—解颐脱臼，不能收上。

—组成—南星末。

—用法—上药以姜汁调涂两颊，一夜即上。

—来源—《本草纲目》卷十七·虎掌、天南星条。

闪肭脱臼

—病征—闪肭脱臼，赤黑肿痛。

—组成—黍米粉、铁浆粉各半斤，葱一斤。

—用法—上药同炒存性，研末。以醋调服三次后，水调入少醋贴之。

—来源—《本草纲目》卷二十三·黍条。

蹉跌破伤

—病征—蹉跌破伤筋骨。

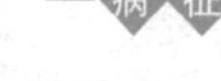

—组成—豉三升。

—用法—上药以水三升，渍浓汁饮之，止心闷。

—来源—《本草纲目》卷二十五·大豆豉条。

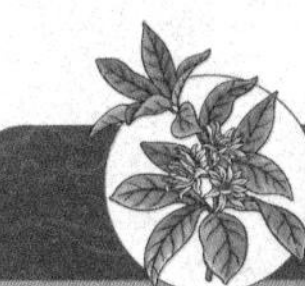

伤筋

多年损伤

—病征—多年损伤不瘥。

—组成—瓜子末。

—用法—上药温酒服。

—来源—《本草纲目》卷二十八·冬瓜条。

跌仆伤损

—组成—干冬瓜皮一两，真牛皮胶一两。

—用法—上药锉入锅内炒存性，研末。每服五钱，好酒热服。仍饮酒一瓯，厚盖取微汗。其痛即止，一宿如初，极效。

—来源—《本草纲目》卷二十八·冬瓜条。

打击青肿

—组成—大豆黄。

—用法—上药为末，水和涂之。

—来源—《本草纲目》卷二十五·豆黄条。

打击瘀血

—病征—打击瘀血，在肠内，久不消，时发动。

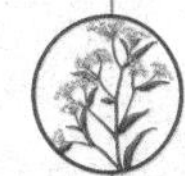

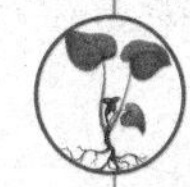

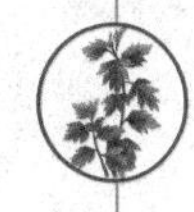

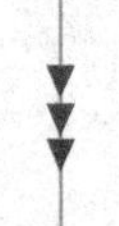

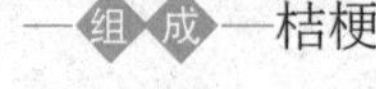
—组成—桔梗。

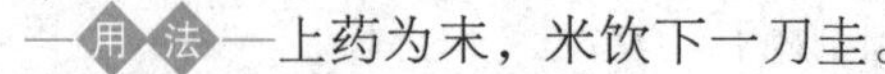
—用法—上药为末，米饮下一刀圭。

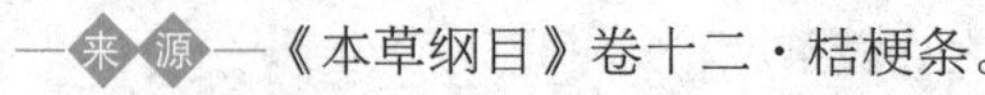
—来源—《本草纲目》卷十二·桔梗条。

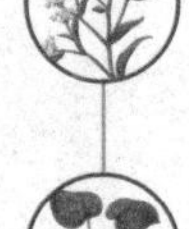

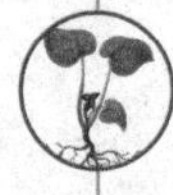

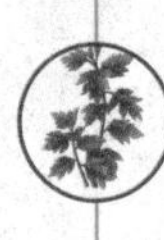

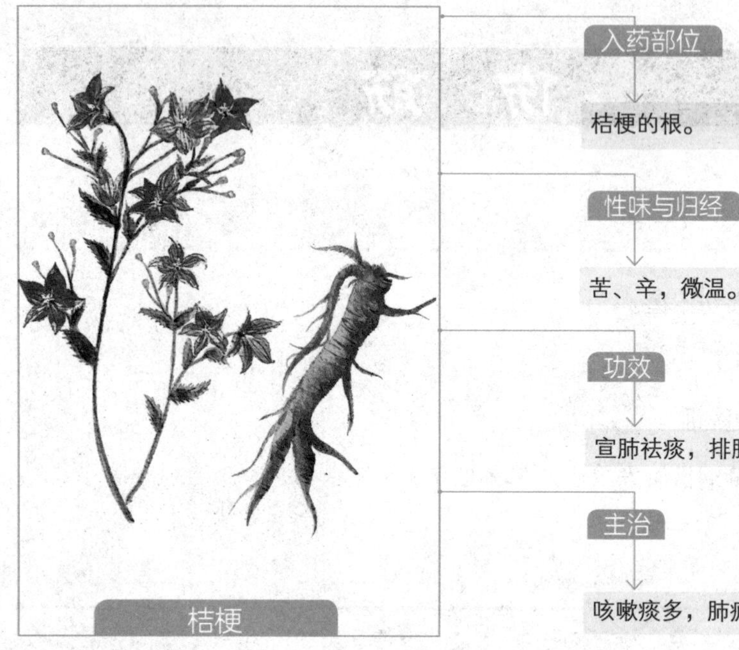

桔梗

入药部位

桔梗的根。

性味与归经

苦、辛，微温。入肺经。

功效

宣肺祛痰，排脓。

主治

咳嗽痰多，肺痈，咽喉肿痛等。

打伤肿痛

—组成—无名异。

—用法—上药为末，酒服，赶下四肢之末，血皆散矣。

—来源—《本草纲目》卷九·无名异条。

打伤瘀血

—组成—姜叶一升，当归三两。

—用法—上药为末。温酒服方寸匕，日三。

—来源—《本草纲目》卷二十六·生姜条。

打仆伤痛

—组成—羊角灰。

—用法—上药以砂糖水拌，瓦焙焦为末。每热酒下二钱，仍揉痛处。

—来源—《本草纲目》卷五十·羊条。

打仆瘀痕

—组成—半夏末。

—用法—上药以水调，涂之，一宿即没也。

—来源—《本草纲目》卷十七·半夏条。

打仆伤痕

—病征—打仆伤痕，瘀血滚注，或作潮热。

—组成—大黄末。

—用法—上药以姜汁调涂。一夜，黑者紫；二夜，紫者白也。

—来源—《本草纲目》卷十七·大黄条。

打仆伤损

—病征—打仆伤损，闪肭骨节。

—组成—接骨草叶。

—用法—上药捣烂罨之，立效。

—来源—《本草纲目》卷十五·续断条。

打仆血聚

—病征—打仆血聚，皮不破。

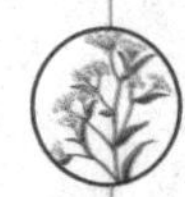

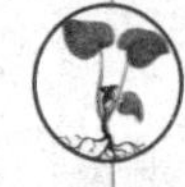

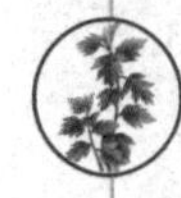

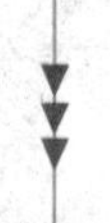
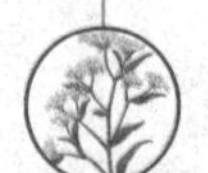
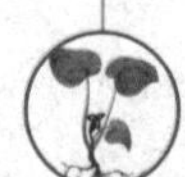

—组成—萝卜或叶。

—用法—上药捣封。

—来源—《本草纲目》卷二十六·莱菔条。

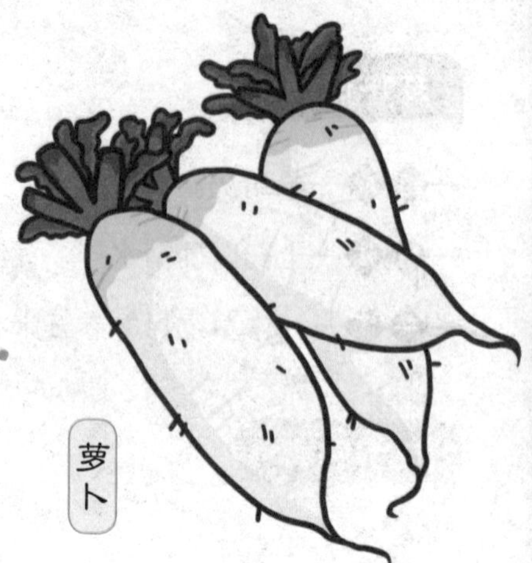

打头青肿

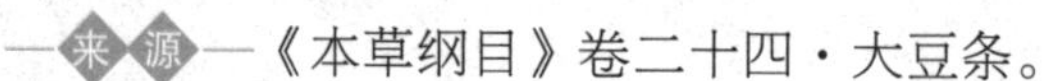

—组成—豆黄末。

—用法—上药敷。

—来源—《本草纲目》卷二十四·大豆条。

打杖肿痛

—组成—凤仙花叶。

—用法—上药捣如泥，涂肿破处，干则又上，一夜血散，即愈。冬月收取干者研末，水和涂之。

—来源—《本草纲目》卷十七·凤仙条。

磕仆青肿

—组成—老黄茄极大。

—用法—上药切片如一指厚，新瓦焙研为末。欲卧时温酒服二钱匕，一夜消尽，无痕迹也。

—来源—《本草纲目》卷二十八·茄条。

瘀血作痛

—组成—赤雹儿。

—用法—上药烧存性，研末。无灰酒空心服二钱。

—来源—《本草纲目》卷十八·王瓜条。

瘀血不散

—病征—瘀血不散，变成痈肿。

—组成—生庵蕳蒿。

—用法—上药捣汁一升，服之。

—来源—《本草纲目》卷十五·庵蕳条。

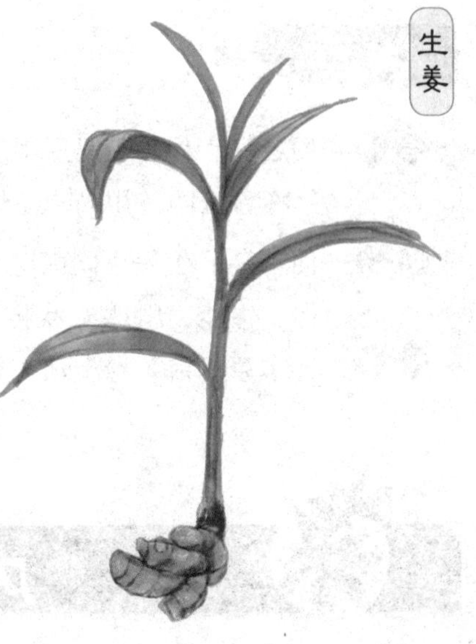

闪拗手足

—组成—生姜、葱白。

—用法—上药捣烂，和面炒热，罨之。

—来源—《本草纲目》卷二十六·生姜条。

蹉跌损伤

—病征—蹉跌损伤，血瘀骨痛。

—组成—鹿角末。

—用法—上药以酒服方寸匕，日三。

—来源—《本草纲目》卷五十一·鹿条。

远行脚肿

—组成—草乌、细辛、防风等份。

—用法—上药为末，掺鞋底内。如草鞋，以水微湿掺之。用之可行千里，甚妙。

—来源—《本草纲目》卷十七·乌头条。

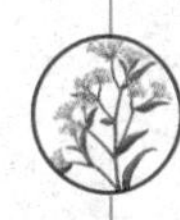
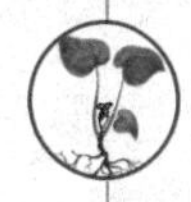
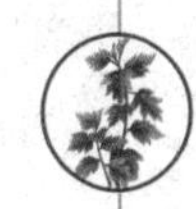

远行脚趼

—病征—远行脚趼成泡。

—组成—生面。

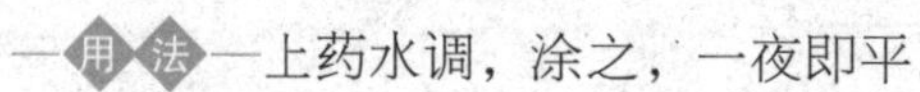

—用法—上药水调，涂之，一夜即平。

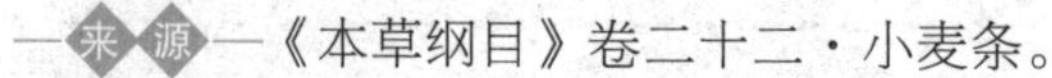

—来源—《本草纲目》卷二十二·小麦条。

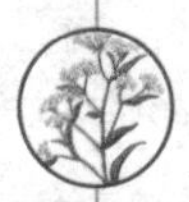

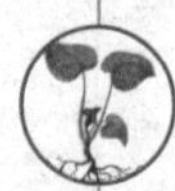

宽筋治损

—组成—何首乌十斤，生黑豆半斤，皂荚一斤，牵牛十两，薄荷十两，木香、牛膝各五两，川乌头（炮）二两。

—用法—何首乌、生黑豆同煎熟，皂荚烧存性，牵牛炒取头末，与薄荷、木香、牛膝、川乌头为末，酒糊丸梧子大。每服三十丸，茶汤下。

—来源—《本草纲目》卷十八·何首乌条。

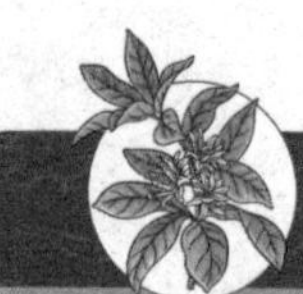

内伤

伤损内痛

—病征—兵杖所加，木石所迮，血在胸、背、胁中刺痛。

—组成—青竹茹、乱发各一团。

—用法—上药以炭火炙焦，为末。酒一升，煮三沸，服之。三服愈。

—来源—《本草纲目》卷三十七·竹条。

伤损瘀血

—组成—牡丹皮二两，虻虫二十一枚。

—用法—上药熬过同捣末。每旦温酒服方寸匕。血当化为水下。

—来源—《本草纲目》卷十四·牡丹条。

损伤瘀血

—病征—损伤瘀血在腹。

—组成—白马蹄。

—用法—上药烧烟尽，研末。酒服方寸匕，日三夜一，血化为水也。

—来源—《本草纲目》卷五十·马条。

压仆伤损

—组成—胡桃仁。

—用法—上药捣，和温酒顿服便瘥。

—来源—《本草纲目》卷三十·胡桃条。

殴伤瘀聚

—病征—殴伤瘀聚，腹中闷满。

—组成—豉一升。

—用法—上药以水三升，煮三沸，分服。不瘥再作。

—来源—《本草纲目》卷二十五·大豆豉条。

坠损呕血

—病征—坠跌积血心胃，呕血不止。

—组成—干荷花。

—用法—上药为末，每酒服方寸匕，其效如神。

—来源—《本草纲目》卷三十三·莲藕条。

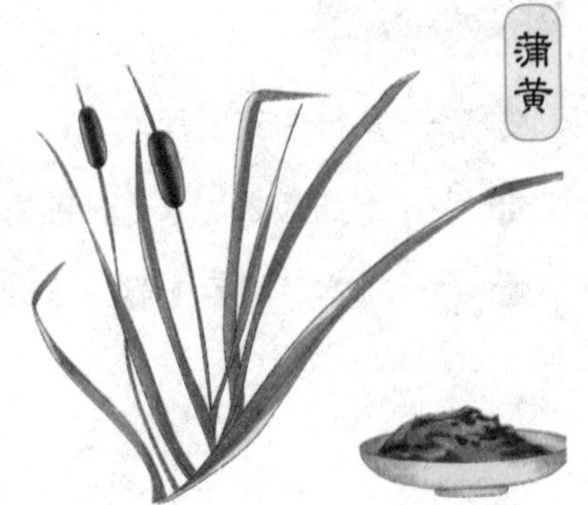
蒲黄

坠伤仆损

—病征—坠伤仆损，瘀血在内，烦闷。

—组成—蒲黄末。

—用法—上药以空心温酒服三钱。

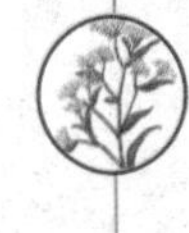
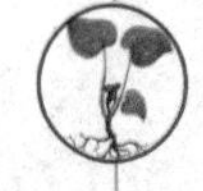
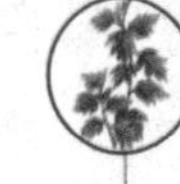

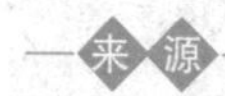——《本草纲目》卷十九·香蒲、蒲黄条。

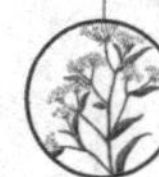

坠跌打击

——组成——水蛭、麝香各一两。

——用法——上药剉碎，烧令烟出，为末。酒服一钱，当下畜血。未止再服，其效如神。

——来源——《本草纲目》卷四十·水蛭条。

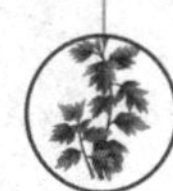

仆坠瘀血

——组成——虻虫二十枚，牡丹皮一两。

——用法——上药为末。酒服方寸匕，血化为水也。若久宿血在骨节中者，二味等份。

——来源——《本草纲目》卷四十一·蜚虻条。

坠仆瘀血

——病征——坠仆瘀血，从高落下，瘀血抢心，面青气短欲死。

——组成——胡粉一钱。

——用法——上药和水服即安。

——来源——《本草纲目》卷八·粉锡条。

坠马拗损

——组成——桑根白皮五斤。

——用法——上药为末。水一升煎膏，敷之便止。已后亦无宿血，终不发动。

——来源——《本草纲目》卷三十六·桑条。

坠马血瘀

—病征—坠马血瘀，积在胸腹，唾血无数。

—组成—干藕根。

—用法—上药为末，酒服方寸匕，日二次。

—来源—《本草纲目》卷三十三·莲藕条。

坠落车马

—病征—坠落车马，筋骨痛不止。

—组成—延胡索末。

—用法—上药以豆淋酒服二钱，日二服。

—来源—《本草纲目》卷十三·延胡索条。

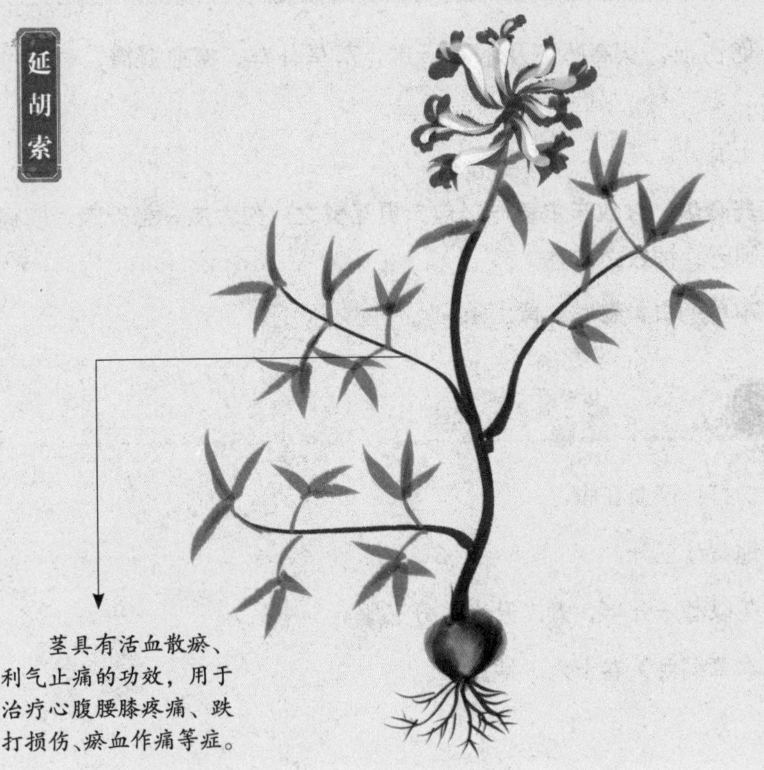

茎具有活血散瘀、利气止痛的功效，用于治疗心腹腰膝疼痛、跌打损伤、瘀血作痛等症。

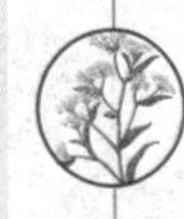

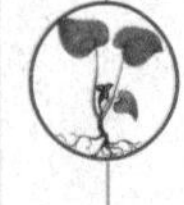

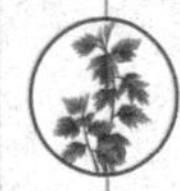

从高坠下

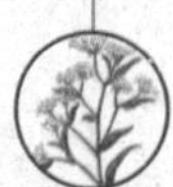

病征——从高坠下欲死。

组成——老鸦眼睛草茎叶。

用法——上药捣汁服，以渣敷患处。

来源——《本草纲目》卷十六·龙葵条。

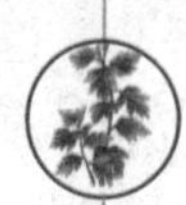

颠仆伤损

组成——紫苏。

用法——上药捣敷，疮口自合。

来源——《本草纲目》卷十四·苏条。

颠仆欲死

病征——一切伤损，从高坠下及木石所迮，落马仆车，瘀血凝滞，气绝欲死。

组成——净土五升。

用法——上药蒸热，以故布重裹作二包，更互熨之。勿大热，恐破肉，取痛止则已，神效之方。

来源——《本草纲目》卷七·黄土条。

瘀血在腹

病征——损伤打仆瘀血在腹。

组成——生地黄汁三升。

用法——上药以酒一升半，煮二升半，分三服。

来源——《本草纲目》卷十六·地黄条。

跌仆损伤

病征——跌仆损伤，瘀血凝滞，心腹胀痛，大小便不通欲死。

组成——红蛭（石灰炒黄）半两，大黄、牵牛头末各二两。

用法——上药为末。每服二钱，热酒调下。当下恶血，以尽为度。

来源——《本草纲目》卷四十·水蛭条。

打仆损伤

病征——打仆损伤，恶血攻心，闷乱疼痛。

组成——干荷叶五片。

用法——上药烧存性，为末。每服三钱，童子热尿一盏，食前调下，日三服，利下恶物为度。

来源——《本草纲目》卷三十三·莲藕条。

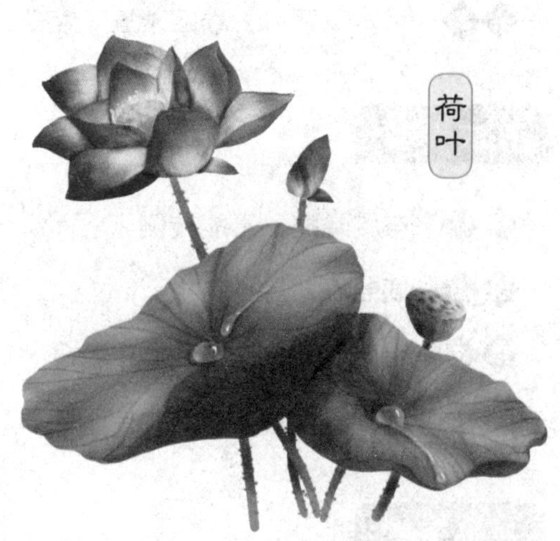

临杖预服

组成——无名异末。

用法——上药临时温服三五钱，则杖不甚痛，亦不甚伤。

来源——《本草纲目》卷九·无名异条。

瘀血内漏

组成——蒲黄末二两。

用法——上药每服方寸匕，水调下，服尽止。

来源——《本草纲目》卷十九·香蒲、蒲黄条。

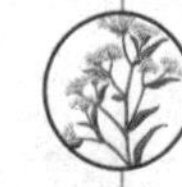
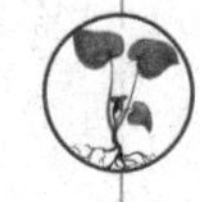
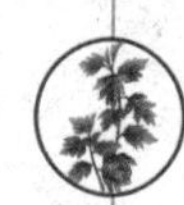

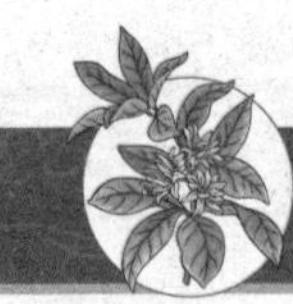

腰痛

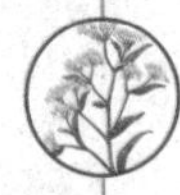

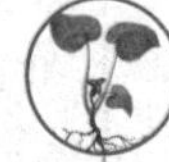

卒得腰痛

—病征—卒得腰痛，不可俯仰。

—组成—鳖甲。

—用法—上药炙研末，酒服方寸匕，日二。

—来源—《本草纲目》卷四十五·鳖条。

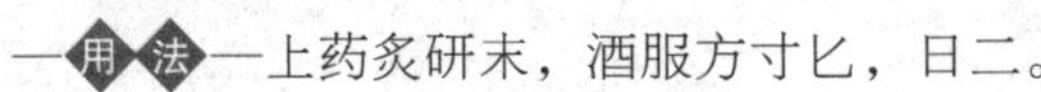

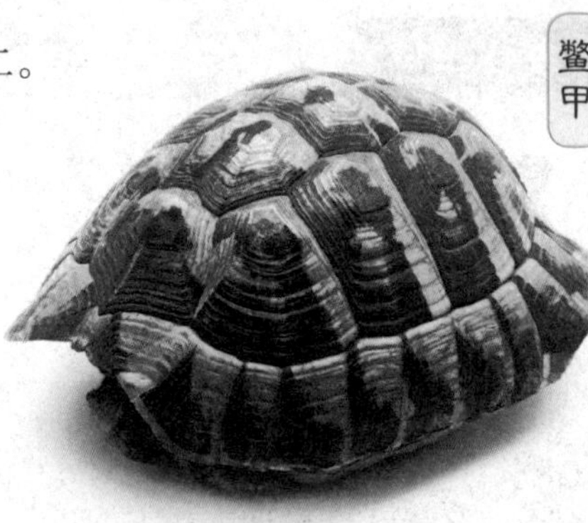

鳖甲

卒腰脊痛

—病征—卒腰脊痛，不能转侧。

—组成—鹿角五寸。

—用法—上药烧赤，投二升酒中，浸一宿饮。

—来源—《本草纲目》卷五十一·鹿条。

腰胁卒痛

—组成—大豆（炒）二升。

—用法—上药以酒三升，煮二升，顿服。

—来源—《本草纲目》卷二十四·大豆条。

腰痛虚寒

—组成—糯米二升。

—用法—上药炒熟袋盛，拴靠痛处。内以八角茴香研酒服。

—来源—《本草纲目》卷二十二·稻条。

风痹腰痛

—病征—风虚痹弱，腰膝疼痛。

—组成—巨胜子二升（炒香），薏苡仁二升，生地黄半斤。

—用法—上药袋盛浸酒饮。

—来源—《本草纲目》卷二十五·酒条。

气滞腰痛

—组成—青木香、乳香各二钱。

—用法—上药以酒浸，饭上蒸，均以酒调服。

—来源—《本草纲目》卷十四·木香条。

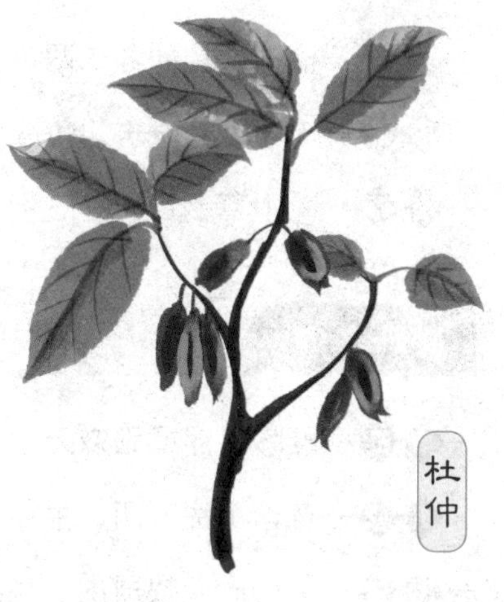

肾虚腰痛

—组成一—补骨脂一两。

—用法—上药炒为末，温酒服三钱，神妙。或加木香一钱。

—来源—《本草纲目》卷十四·补骨脂条。

—组成二—枸杞根、杜仲、萆薢各一斤。

—用法—上药以好酒三斗渍之，罂中密封，锅中煮一日。饮之任意。

—来源—《本草纲目》卷三十六·枸杞、地骨皮条。

肾气作痛

—组成—黑、白牵牛等份。

—用法—上药炒为末。每服三钱，用猪腰子切，缝入茴香百粒，川椒五十粒，掺牵牛末入内扎定，纸包煨熟。空心食之，酒下。取出恶物效。

—来源—《本草纲目》卷十八·牵牛子条。

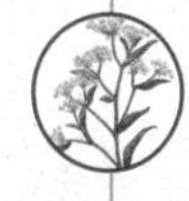

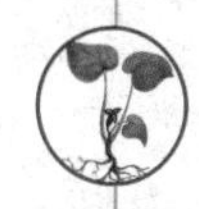

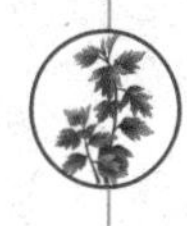

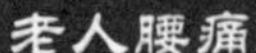

老人腰痛

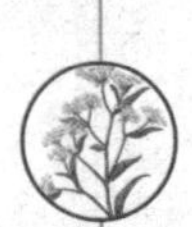

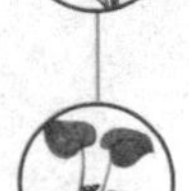

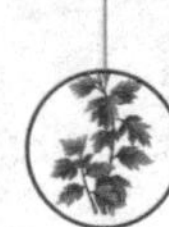

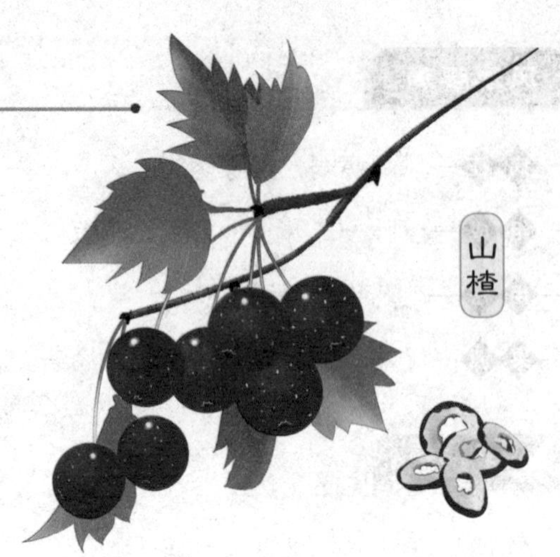

—病征—老人腰痛及腿痛。

—组成—山楂、鹿茸（炙）等份。

—用法—上药为末，蜜丸梧子大。每服百丸，日二服。

—来源—《本草纲目》卷三十·山楂条。

腰　痛

—组成—橘核、杜仲各二两。

—用法—上药炒，研末。每服二钱，盐酒下。

—来源—《本草纲目》卷三十·橘条。

腰膝疼痛

—病征—腰膝疼痛或顽麻无力。

—组成—菟丝子洗一两，牛膝一两。

—用法—上药同入银器内。酒浸一寸五分，暴为末。将原酒煮糊丸梧子大。每空心酒服三二十丸。

—来源—《本草纲目》卷十八·菟丝子条。

腰脚无力

—组成—韭子一升，安息香二大两。

—用法—韭子拣净，蒸两炊久，暴干，簸去黑皮，炒黄捣粉。安息香水煮一二百沸，慢火炒赤色，和捣为丸梧子大。如干，入少蜜。每日空腹酒下三十丸。以饭三五匙压之，大佳。

—来源—《本草纲目》卷二十六·韭条。

腰痛不止

—组成一—天罗布瓜子仁（丝瓜子）。

—用法—上药炒焦，擂酒服，以渣敷之。

—来源—《本草纲目》卷二十八·丝瓜条。

—组成二—丝瓜根。

—用法—上药烧存性，为末。每温酒服二钱，神效甚捷。

—来源—《本草纲目》卷二十八·丝瓜条。

腰痛如刺

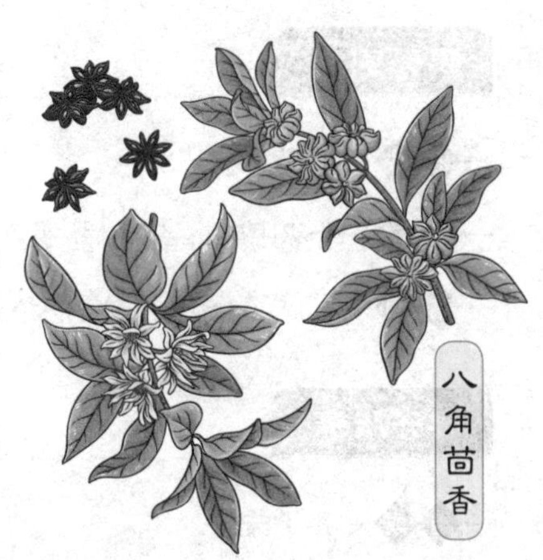

—组成—八角茴香。

—用法—上药炒研，每服二钱，食前盐汤下。外以糯米一二升，炒热袋盛，拴于痛处。

—来源—《本草纲目》卷二十六·莳香条。

臀腰疼痛

—组成—生葛根。

—用法—上药嚼，咽汁，取效乃止。

—来源—《本草纲目》卷十八·葛条。

腰重作痛

—组成—槟榔。

—用法—上药为末，酒服一钱。

—来源—《本草纲目》卷三十一·槟榔条。

腰重刺胀

—组成—八角茴香。

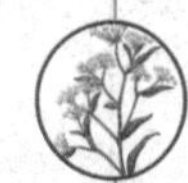
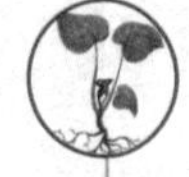
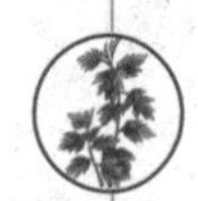

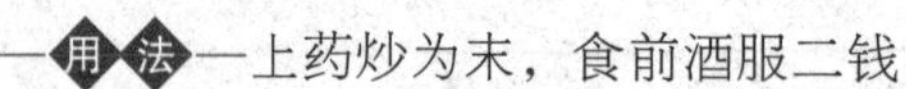

—用法—上药炒为末，食前酒服二钱。

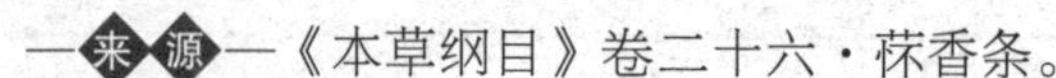

—来源—《本草纲目》卷二十六·茯香条。

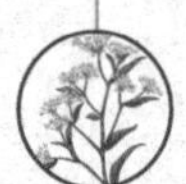

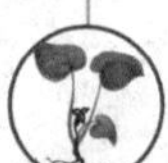

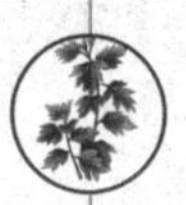

反腰血痛

—组成—桂末。

—用法—上药和苦酒涂。干再上。

—来源—《本草纲目》卷三十四·桂、牡桂条。

腰脊引痛

—组成—蒺藜子。

—用法—上药捣末，蜜和丸胡豆大。酒服二丸，日三服。

—来源—《本草纲目》卷十六·蒺藜条。

腰脊胀痛

—组成—芥子末。

—用法—上药调酒，贴之立效。

—来源—《本草纲目》卷二十六·芥条。

腰腹诸痛

—组成—焰消、雄黄各一钱。

—用法—上药研细末。每点少许入眦内。

—来源—《本草纲目》卷十一·硝石条。

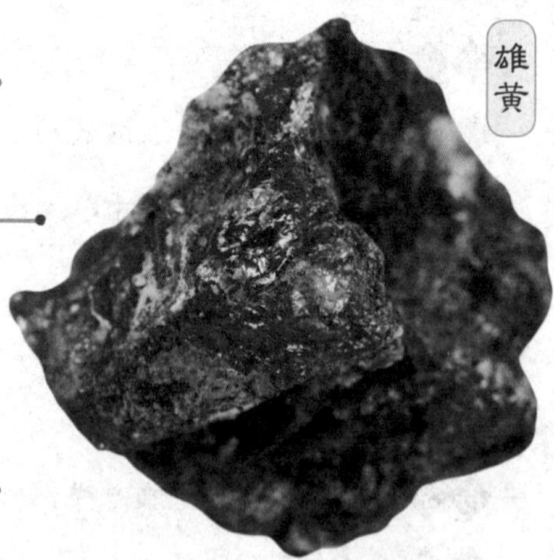
雄黄

脾疼腰痛

—组成—砒霜成块者（为末）、黄蜡各半两。

—用法—化蜡入砒，以柳条搅，焦则换，至七条，取起收之。每旋丸梧子大，冷水送下。小儿，黍米大。

—来源—《本草纲目》卷十・砒石条。

冷气腰痛

—组成—延胡索、当归、桂心三味。

—用法—上药为末。温酒服三四钱，随量频进，以止为度，遂痛止。

—来源—《本草纲目》卷十三・延胡索条。

湿气腰痛

—组成—蛤蟆草连根七颗，葱白连须七颗，枣七枚。

—用法—上药煮酒一瓶，常服，终身不发。

—来源—《本草纲目》卷十六・车前条。

寒湿腰痛

—组成—蒴藋叶。

—用法—上药火燎，厚铺床上。趁热眠于上，冷复易之。冬月取根，舂碎熬热用。

—来源—《本草纲目》卷十六・蒴藋条。

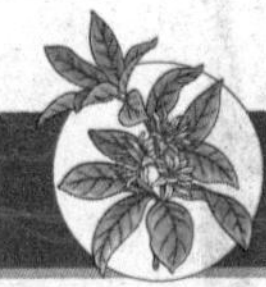

腰部扭伤

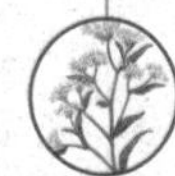

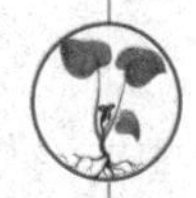

闪挫腰痛

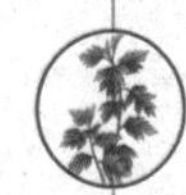

—组成一—莳萝。

—用法—上药作末，酒服二钱匕。

—来源—《本草纲目》卷二十六・莳萝条。

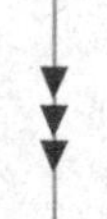

—组成二—西瓜青皮。

—用法—上药阴干为末，盐酒调服三钱。

—来源—《本草纲目》卷三十三·西瓜条。

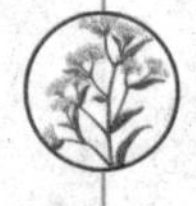

闪损腰痛

—组成—白莴苣子(炒)三两，白粟米(炒)一撮，乳香、没药、乌梅肉各半两。

—用法—上药为末，炼蜜丸弹子大。每嚼一丸，热酒下。

—来源—《本草纲目》卷二十七·莴苣条。

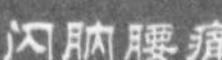

闪肭腰痛

—组成—神曲。

—用法—上药烧赤，淬酒饮之。

—来源—《本草纲目》卷二十五·酒条。

打坠腰痛

—病征—打坠腰痛，瘀血凝滞。

—组成—补骨脂（炒）、茴香（炒）、辣桂等份。

—用法—上药为末。每热酒服二钱。**补骨脂**主腰痛行血。

—来源—《本草纲目》卷十四·补骨脂条。

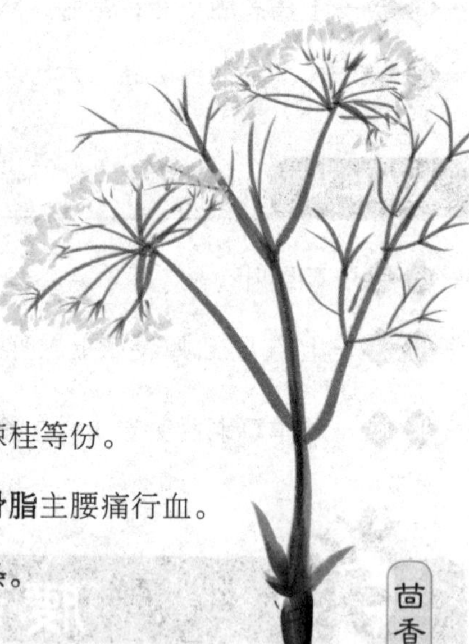

损伤腰痛

—组成—冬瓜皮。

—用法—上药烧研，酒服一钱。

—来源—《本草纲目》卷二十八·冬瓜条。

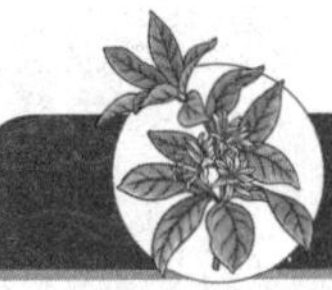

风湿性或类风湿关节炎

麻痹疼痛

—病征—手足麻痹，或瘫痪疼痛，腰膝痹痛，或打仆伤损闪肭，痛不可忍。

—组成—生川乌（不去皮）、五灵脂各四两，威灵仙五两。

—用法—上药洗焙为末，酒糊丸梧子大。每服七丸至十丸，盐汤下，忌茶。此药常服，其效如神。

—来源—《本草纲目》卷十七·附子条。

关节疼痛

—组成—蒲黄八两，熟附子一两。

—用法—上药为末。每服一钱，凉水下，日一。

—来源—《本草纲目》卷十九·香蒲、蒲黄条。

头风湿痹

—病征—头风湿痹，筋挛膝痛，胃中积热，大便秘涩。

—组成—大豆黄卷(炒熟捣末)一升，酥半两。

—用法—上药和匀，食前温水服一匙，日二服。

—来源—《本草纲目》卷二十四·大豆黄卷条。

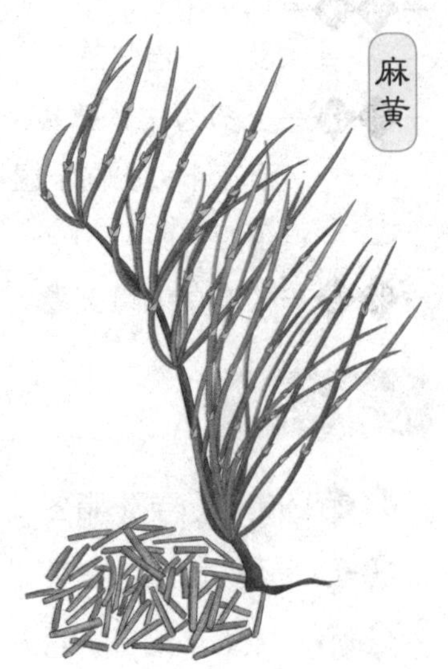

风痹冷痛

—组成—麻黄（去根）五两，桂心二两。

—用法—上药为末，酒二升，慢火熬如饧。

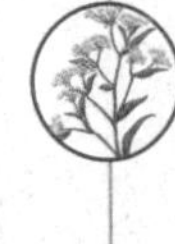

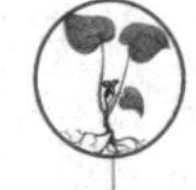

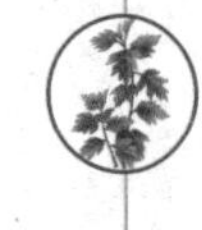

每服一匙，热酒调下，至汗出为度。避风。

—来源—《本草纲目》卷十五·麻黄条。

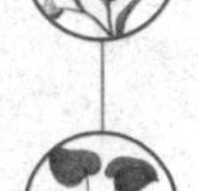

风虚冷痹

—组成—磁石（火煅醋淬五次）、白石英各五两。

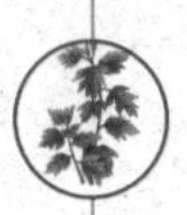

—用法—上药以绢袋盛，浸一升酒中五六日，温服。将尽，更添酒。

—来源—《本草纲目》卷八·白石英条。

一切风痹

—病征—一切风痹不拘久近。

—组成—百灵藤五斤，牛膝、附子、仙灵脾、赤箭、何首乌、乳香、鹿角胶各二两，白蜜五合。

—用法—百灵藤以水三斗，煎一斗，滤汁再煎至三升，入牛膝、附子、仙灵脾、赤箭、何首乌、乳香、鹿角胶为末同煎。别入白蜜，熬如饧状，瓷瓶收之。每服一匙，温酒下，一日二服。忌毒物、滑物。

—来源—《本草纲目》卷十八·百棱藤条。

风湿走痛

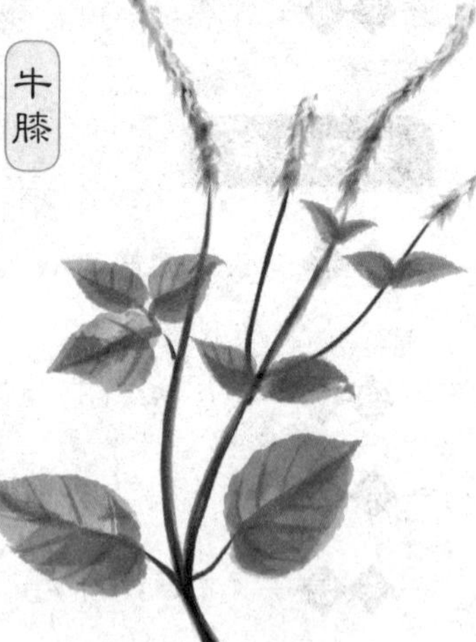
牛膝

—组成—乌头（两头尖）、五灵脂各一两，乳香、没药、当归三钱。

—用法—上药为末，醋糊丸梧子大。每服十丸至三十丸，临卧温酒下。忌油腻、湿面。孕妇勿服。

—来源—《本草纲目》卷十七·乌头条。

劳损风湿

—组成—牛髓、羊牛脂各二升，白蜜、姜汁、酥各三升。

—用法—上药煎三上三下，令成膏。随意以温酒和服之。

—来源—《本草纲目》卷五十·牛条。

风湿冷痹

—组成—蒴藋叶。

—用法—上药火燎，厚铺床上。趁热眠于上，冷复易之。冬月取根，舂碎熬热用。

—来源—《本草纲目》卷十六·蒴藋条。

风湿周痹

—病征—风湿周痹，肢节湿痛及肾虚耳聋。

—组成—白石英、磁石（火煅醋淬七次）各五两。

—用法—上药以绢袋盛，浸酒中五六日，温饮。酒少更添之。

—来源—《本草纲目》卷二十五·酒条。

风湿痹痛

—组成—青藤根三两，防己一两。

—用法—上药捣碎，入酒一瓶煮饮。

—来源—《本草纲目》卷十八·清风藤条。

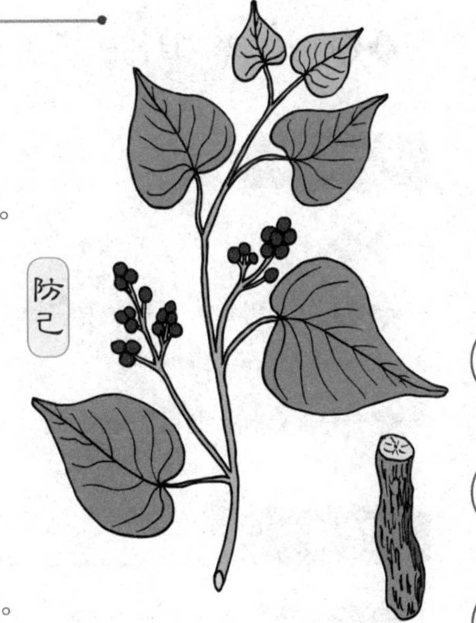

热气湿痹

—病征—热气湿痹，腹内积热。

—组成—龟肉、五味。

—用法—上药煮食之。微泄为效。

—来源—《本草纲目》卷四十五·水龟条。

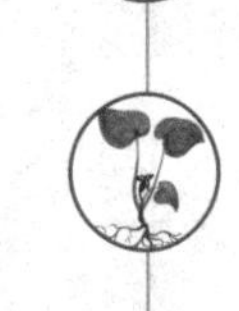

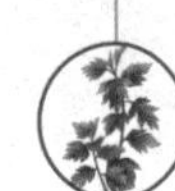

风痹暖手

—组成—铁砂四两，硇砂三钱，黑脚白矾六钱。

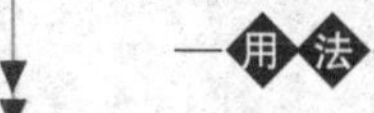

—用法—上药研末，以热醋或水拌湿，油纸裹置袋内，任意执之，冷再拌。

—来源—《本草纲目》卷八·钢铁条。

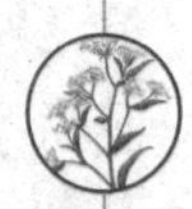

风痹筋急

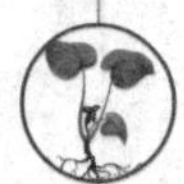

—病征—风痹筋急肿痛，展转易常处。

—组成—白蔹二分，熟附子一分。

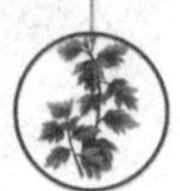

—用法—上药为末。每酒服半刀圭，日二服。以身中热行为候，十日便觉。忌猪肉、冷水。

—来源—《本草纲目》卷十八·白蔹条。

手足风痹

—组成—黄蜂窠大者一个（小者三四个）烧灰，独头蒜一碗，百草霜一钱半。

—用法—上药同捣敷上。一时取下，埋在阴处。忌生冷、荤腥。

—来源—《本草纲目》卷三十九·露蜂房条。

风痹厥痛

—组成—天仙子三钱（炒），大草乌头、甘草各半两，五灵脂一两。

—用法—上药为末，糊丸梧子大，以螺青为衣。每服十丸，男子菖蒲酒下，女子芫花汤下。

—来源—《本草纲目》卷十七·莨菪条。

风湿痹木

—组成—草乌头（连皮生研）、五灵脂等份。

—用法—上药为末，六月六日滴水丸弹子大。四十岁以下分六服，病甚一丸作二服，薄荷汤化下，觉微麻为度。

—来源—《本草纲目》卷十七·乌头条。

风湿卧床

—病征—风湿卧床不起。

—组成—金凤花、柏子仁、朴硝、木瓜。

—用法—上药煎汤洗浴，每日二三次。内服独活寄生汤。

—来源—《本草纲目》卷十七·凤仙条。

入药部位
木瓜的成熟果实。
性味与归经
酸，温。入肝、脾经。
功效
除湿利痹，缓急舒筋。
主治
风湿痹痛，吐泻转筋等。
木瓜

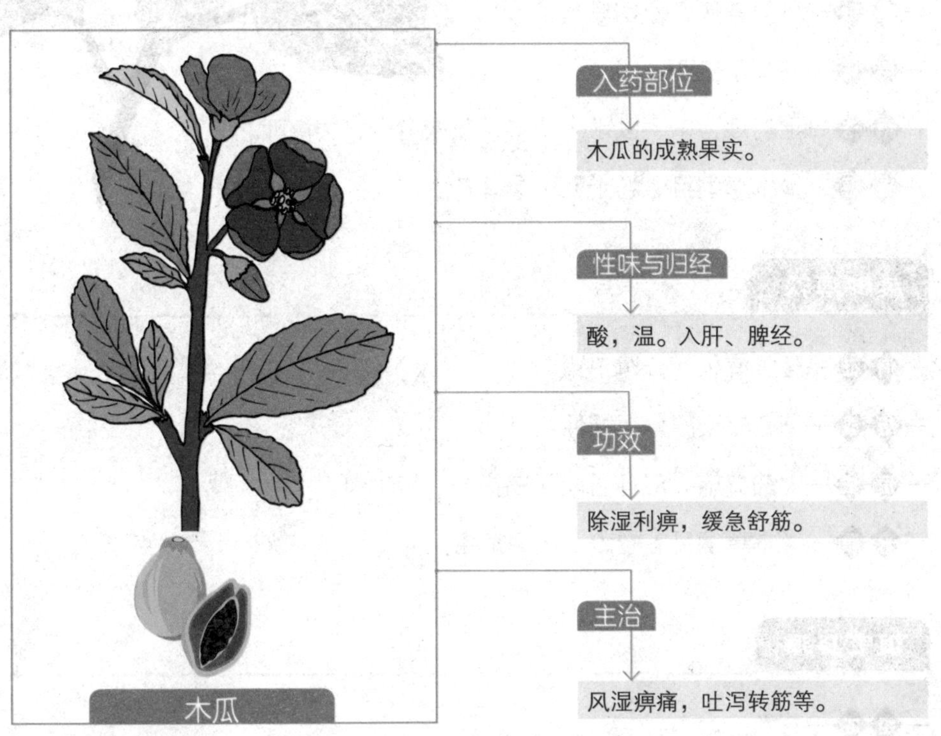

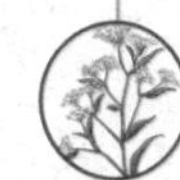

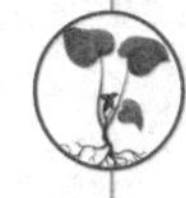

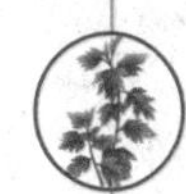

风湿膝痛

—病征—脚气风湿，虚汗，少力多痛及阴汗。

—组成—烧矾末一匙头。

—用法—上药投沸汤，淋洗痛处。

—来源—《本草纲目》卷十一·矾石条。

风湿脚痛

—组成—针砂、川乌头。

—用法—上药为末，和匀炒热，绵包熨之。

—来源—《本草纲目》卷八·钢铁条。

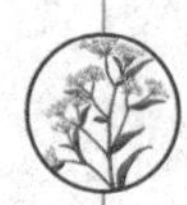

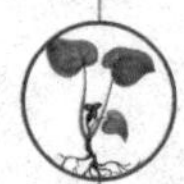

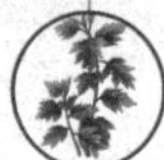

苍耳子

风湿挛痹

—病征—风湿挛痹，一切风气。

—组成—苍耳子三两。

—用法—上药炒为末，以水一升半，煎取七合，去滓呷之。

—来源—《本草纲目》卷十五·枲耳条。

腰脚痹软

—病征—腰脚痹软，行履不稳。

—组成—萆薢二十四分，杜仲八分。

—用法—上药捣筛。每旦温酒服三钱匕，禁牛肉。

—来源—《本草纲目》卷十八·萆薢条。

湿气身痛

—组成—苍术。

—用法—上药泔浸切，水煎，取浓汁熬膏，白汤点服。

—来源—《本草纲目》卷十二·术条。

祛风益颜

—组成—真乳香二斤，白蜜三斤。

—用法—上药以瓷器合煎如饧。每日服二匙。

—来源—《本草纲目》卷三十四·薰陆香、乳香条。

湿气作痛

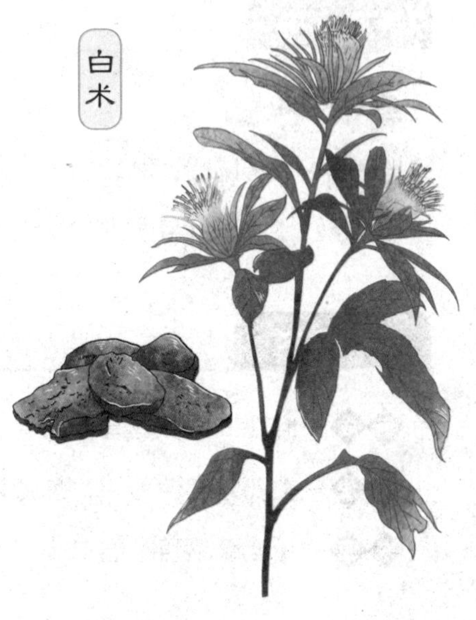

—组成—白术。

—用法—上药切片，煎汁熬膏，白汤点服。

—来源—《本草纲目》卷十二·术条。

腰脚冷痹

—病征—腰脚冷痹，疼痛，有风。

—组成—川乌头（生）三个。

—用法—上药去皮脐，为散，醋调涂帛上，贴之。须臾痛止。

—来源—《本草纲目》卷十七·附子条。

腰脚诸痛

—组成一—威灵仙一斤。

—用法—上药洗干，好酒浸七日，为末，面糊丸梧子大。以浸药酒，每服二十丸。

—来源—《本草纲目》卷十八·威灵仙条。

—组成二—威灵仙末。

—用法—上药以空心温酒服一钱。逐日以微利为度。

—来源—《本草纲目》卷十八·威灵仙条。

手足麻木

—病征—手足麻木，不知痛痒。

—组成—霜降后桑叶。

—用法—上药煎汤，频洗。

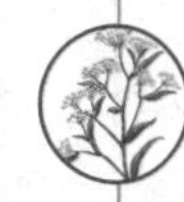

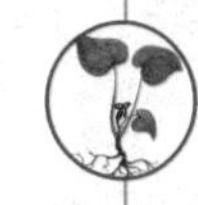

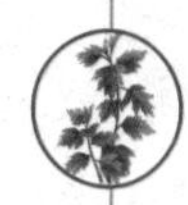

来源—《本草纲目》卷三十六·桑条。

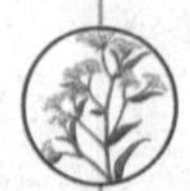

身体麻木

组成—芥菜子末。

用法—上药以醋调涂。

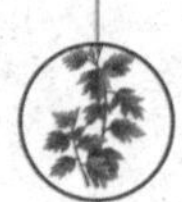

来源—《本草纲目》卷二十六·芥条。

风病麻木

组成—麻花四两，草乌一两。

用法—上药炒存性为末，炼蜜调成膏。每服三分，白汤调下。

来源—《本草纲目》卷二十二·大麻条。

麻木疼痛

组成—甘遂二两，蓖麻子仁四两，樟脑一两。

用法—上药捣作饼贴之。内饮甘草汤。

来源—《本草纲目》卷十七·甘遂条。

筋骨疼痛

组成一—猩红（银朱）三钱，枯矾四钱。

用法—上药为末，作三纸捻。每旦以一捻蘸油点火熏脐，被覆卧之，取汗。

来源—《本草纲目》卷九·银朱条。

组成二—鹿角。

用法—上药烧存性，为末。酒服一钱，日二。

来源—《本草纲目》卷五十一·鹿条。

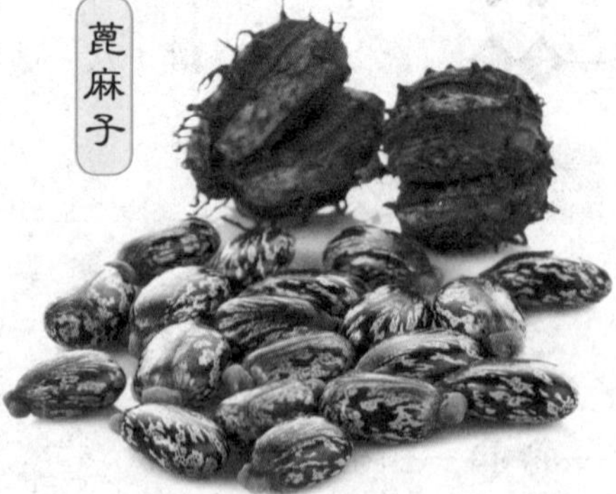

筋骨风痛

—组成—人参四两，土茯苓一斤，山慈菇一两。

—用法—人参酒浸三日，晒干，与土茯苓、山慈菇为末，炼蜜丸梧子大。每服一百丸，食前米汤下。

—来源—《本草纲目》卷十二·人参条。

膝风作痛

—组成—草乌、细辛、防风等份。

—用法—上药为末，掺靴袜中及安护膝内，能除风湿健步。

—来源—《本草纲目》卷十七·乌头条。

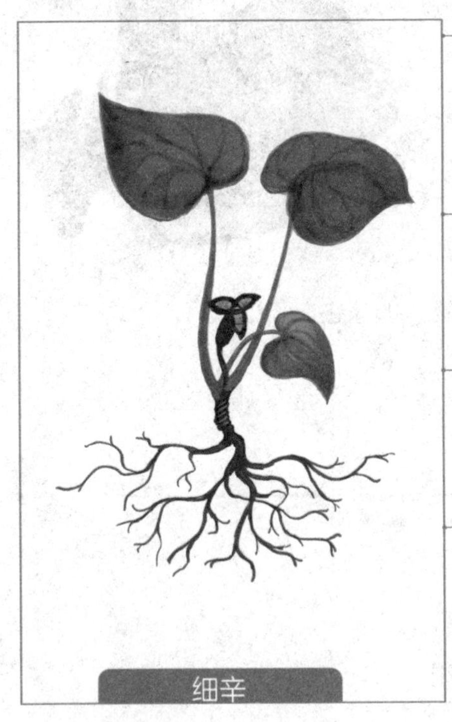
细辛

入药部位

细辛或细辛的全草。

性味与归经

辛，温。入心、肺、肝、肾经。

功效

发散风寒，祛风止痛，温肺化饮。

主治

感冒风寒，发热恶寒，头痛身痛，痰多咳嗽，齿痛等。

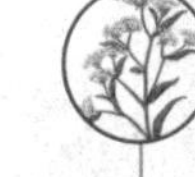

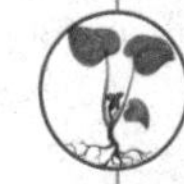

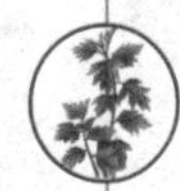

膝风疼痛

—组成—菊花、陈艾叶。

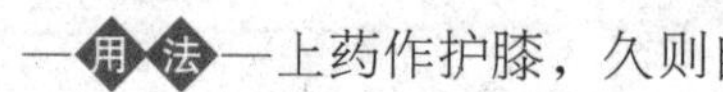
—用法—上药作护膝，久则自除也。

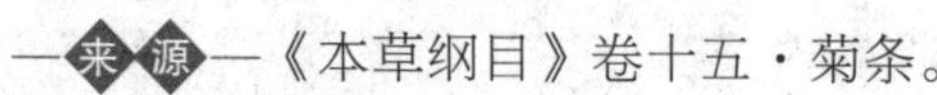
—来源—《本草纲目》卷十五·菊条。

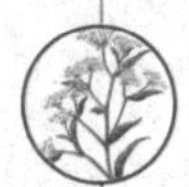

腰脚风痛

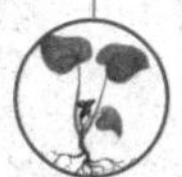

—病征—腰脚风痛，不能履地。

—组成—皂角子一千二百个。

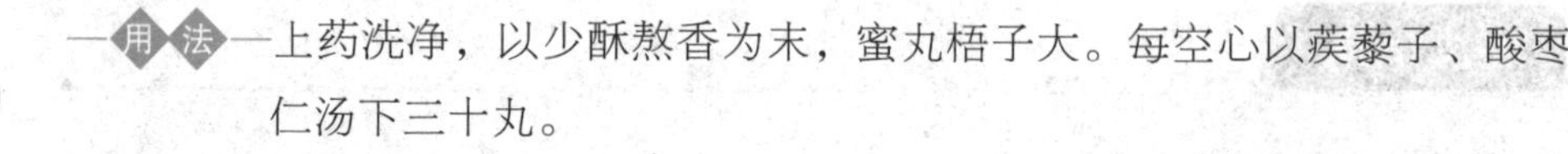
—用法—上药洗净，以少酥熬香为末，蜜丸梧子大。每空心以蒺藜子、酸枣仁汤下三十丸。

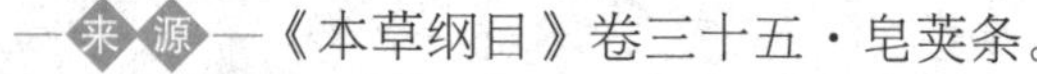
—来源—《本草纲目》卷三十五·皂荚条。

腰脚风气

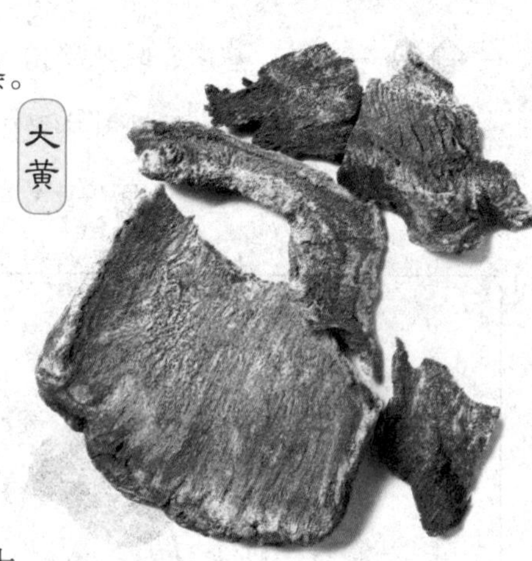
大黄

—病征—腰脚风气作痛。

—组成—大黄二两。

—用法—上药切如棋子，和少酥炒干，勿令焦，捣筛。每用二钱，空心以水三大合，入姜三片，煎十余沸，取汤调服，当下冷脓恶物，即痛止。

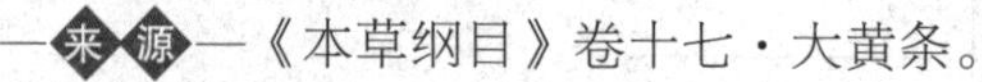
—来源—《本草纲目》卷十七·大黄条。

腰脚风冷

—组成—石花。

—用法—上药浸酒，饮之。

—来源—《本草纲目》卷二十一·乌韭条。

一切走注

—病征—一切走注，气痛不和。

—组成—广木香。

—用法—上药温水磨浓汁，入热酒调服。

—来源—《本草纲目》卷十四·木香条。

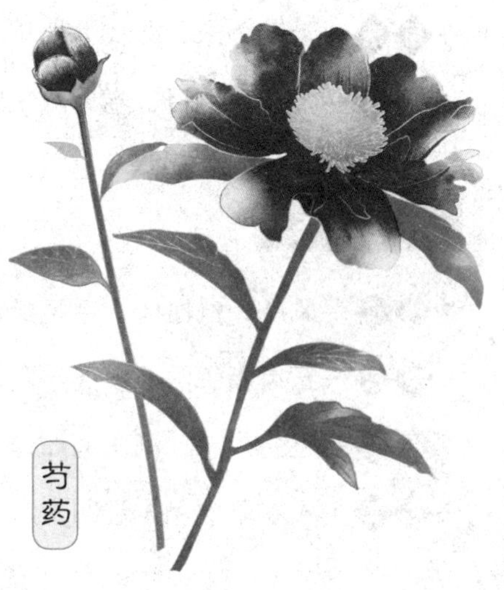

风毒骨痛

—病征—风毒骨痛，在髓中。

—组成—芍药二分，虎骨一两。

—用法—上药炙为末，夹绢袋盛，酒三升，渍五日。每服三合，日三服。

—来源—《本草纲目》卷十四·芍药条。

风毒膝挛

—病征—风毒膝挛，骨节痛。

—组成—豉三五升。

—用法—上药九蒸九暴，以酒一斗浸经宿，空心随性温饮。

—来源—《本草纲目》卷二十五·大豆豉条。

四肢疼痛

—组成—山龙胆根。

—用法—上药细切，以生姜自然汁浸一宿，去其性，焙干捣末，水煎一钱匕，温服之。此与龙胆同类别种，经霜不凋。

—来源—《本草纲目》卷十三·龙胆条。

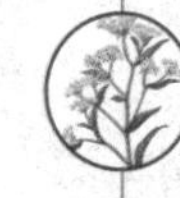

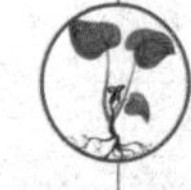

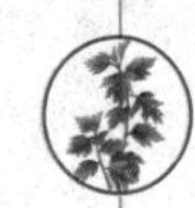

手足麻痹

—病征—手足麻痹，时发疼痛；打仆伤损，痛不可忍；瘫痪等症。

—组成—威灵仙（炒）五两，生川乌头、五灵脂各四两。

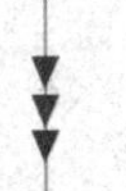

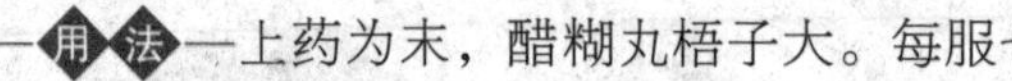
—用法—上药为末，醋糊丸梧子大。每服七丸，用盐汤下。忌茶。

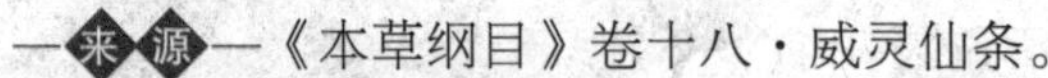
—来源—《本草纲目》卷十八·威灵仙条。

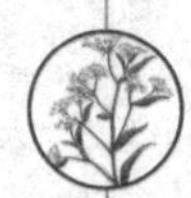

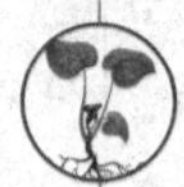

手足冷麻

—病征—风冷，气血闭，手足身体疼痛冷麻。

—组成—五灵脂二两，没药一两，乳香半两，川乌头一两半（炮去皮）。

—用法—上药为末，滴水丸如弹子大。每用一丸，生姜温酒磨服。

—来源—《本草纲目》卷四十八·寒号虫条。

手脚酸痛

—病征—手脚酸痛，微肿。

—组成—胡麻五升。

—用法—上药熬研，酒一升，浸一宿。随意饮。

—来源—《本草纲目》卷二十二·胡麻条。

腰脚疼痛

—组成—天麻、半夏、细辛各二两。

—用法—上药以绢袋二个，各盛药令匀，蒸热交互熨痛处，汗出则愈。数日再熨。

—来源—《本草纲目》卷十二·赤箭、天麻条。

腰腿疼痛

—组成—甜瓜子三两。

—用法—上药酒浸十日，为末。每服三钱，空心酒下，日三。

—来源—《本草纲目》卷三十三·甜瓜条。

丈夫脚冷

—病征—丈夫脚冷不随，不能行。

—组成—醇酒三斗，水三斗。

—用法—上药入瓮，灰火温之，渍脚至膝。常着灰火，勿令冷，三日止。

—来源—《本草纲目》卷二十五·酒条。

背腿间痛

—病征—背腿间痛，一点痛，不可忍。

—组成—芫花根末。

—用法—上药以米醋调敷。如不住，以帛束之。妇人产后有此，尤宜。

—来源—《本草纲目》卷十七·芫花条。

肘伤冷痛

—组成—猪肾一对，桂心二两。

—用法—上药以水八升，煮三升，分三服。

—来源—《本草纲目》卷五十·豕条。

筋骨挛痛

—组成一—羊胫骨。

—用法—上药酒浸服。

—来源—《本草纲目》卷五十·羊条。

—组成二—马蹄儿子。

—用法—上药炒开口，为末。酒服一钱，日二服。

—来源—《本草纲目》卷十八·王瓜条。

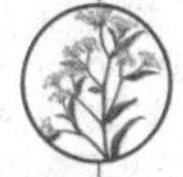

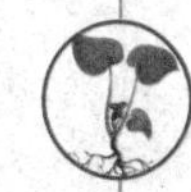

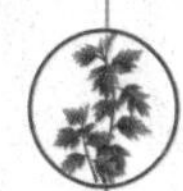

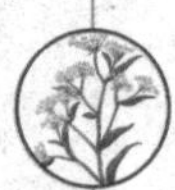

筋骨挛急

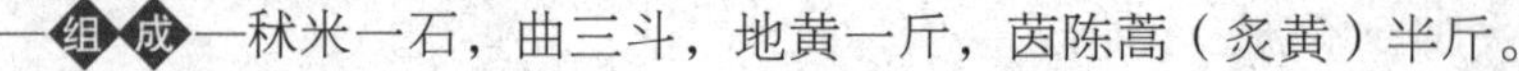

——组成——秫米一石，曲三斗，地黄一斤，茵陈蒿（炙黄）半斤。

——用法——上药一依酿酒法之，良。

——来源——《本草纲目》卷二十三·秫条。

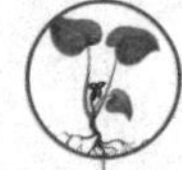

筋骨急痛

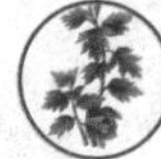

——组成——虎骨、通草。

——用法——上药煮汁，空肚服半升，覆卧，少时汗出为效。切忌热食，损齿。小儿齿生未足，不可与食，恐齿不生。

——来源——《本草纲目》卷五十一·虎条。

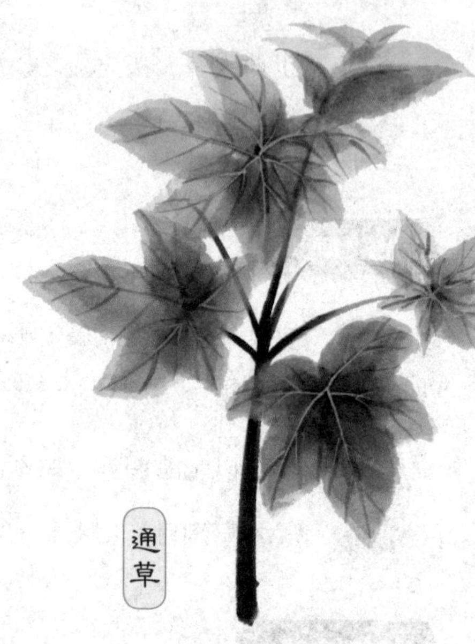

通草

脚筋挛痛

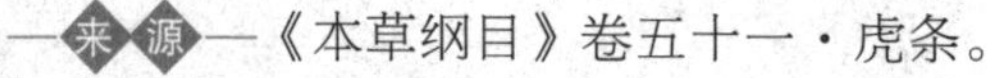

——组成——木瓜数枚。

——用法——上药以酒、水各半，煮烂捣膏，乘热贴于痛处，以帛裹之。冷即换，日三五度。

——来源——《本草纲目》卷三十·木瓜条。

足躄筋急

——组成——桂末。

——用法——上药以白酒和涂，一日一上。

——来源——《本草纲目》卷三十四·桂、牡桂条。

足上转筋

——组成——故绵。

—用法—上药浸醋中，甑蒸热裹之，冷即易，勿停，取瘥止。

—来源—《本草纲目》卷二十五·醋条。

手臂疼痛

—组成—当归三两。

—用法—上药切，酒浸三日，温饮之。饮尽，别以三两再浸，以瘥为度。

—来源—《本草纲目》卷十四·当归条。

十指疼痛

—病征—十指疼痛，麻木不仁。

—组成—生附子（去皮脐）、木香各等份，生姜五片。

—用法—上药水煎温服。

—来源—《本草纲目》卷十七·附子条。

周痹

—组成—野驼脂（炼净）一斤，好酥四两。

—用法—上药和匀。每服半匙，以热酒半盏和化服之，加至一匙，日三服。

—来源—《本草纲目》卷五十·驼条。

周痹缓急

—病征—周痹缓急，偏。

—组成—薏苡仁十五两，大附子十枚炮。

—用法—上药为末。每服方寸匕，日三。

—来源—《本草纲目》卷二十三·薏苡仁条。

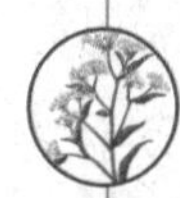

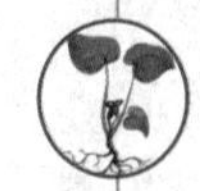

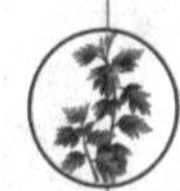

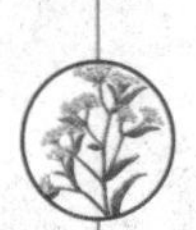
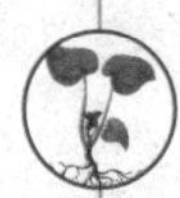
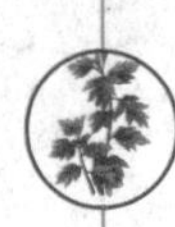

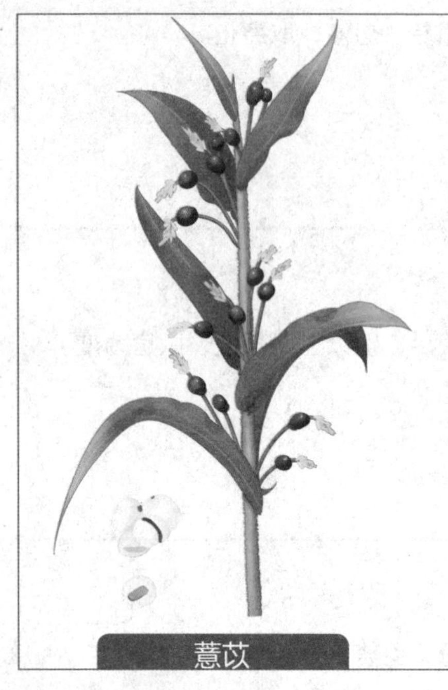
薏苡

入药部位

薏苡的成熟种仁。

性味与归经

甘，微寒。入脾、肺经。

功效

利水渗湿，健脾，除痹，排脓消痈。

主治

小便不利，水肿，脚气，湿温，泄泻，带下，肺痈，肠痈等。

湿气脚软

—组成—章柳根。

—用法—上药切小豆大，煮熟，更以绿豆同煮为饭。每日食之，以瘥为度，最效。

—来源—《本草纲目》卷十七·商陆条。

痰湿臂痛

—病征—痰湿臂痛，右边者。

—组成—南星制、苍术等份，生姜三片。

—用法—上药水煎服。

—来源—《本草纲目》卷十七·虎掌、天南星条。

骨软风疾

—病征—骨软风疾，腰膝疼，行步不得，遍身瘙痒。

—组成—何首乌大而有花纹者、牛膝各一斤。

—用法—上药以好酒一升，浸七宿，曝干，木臼杵末，枣肉和丸梧子大。每一服三十五丸，空心酒下。

—来源—《本草纲目》卷十八·何首乌条。

鹤膝风挛

—组成—紫荆皮三钱。

—用法—上药以老酒煎服，日二次。

—来源—《本草纲目》卷三十六·紫荆条。

鹤膝风病

—组成—酒醅糟四两，肥皂一个（去子），芒硝一两，五味子一两，砂糖一两，姜汁半瓯。

—用法—上药研匀，日日涂之。加入烧酒尤妙也。

—来源—《本草纲目》卷二十五·糟条。

五味子
果实用于治疗消化不良、肠炎腹泻、呕吐呃逆、气痛等症。
叶具有养护肝脏、镇静的功效。

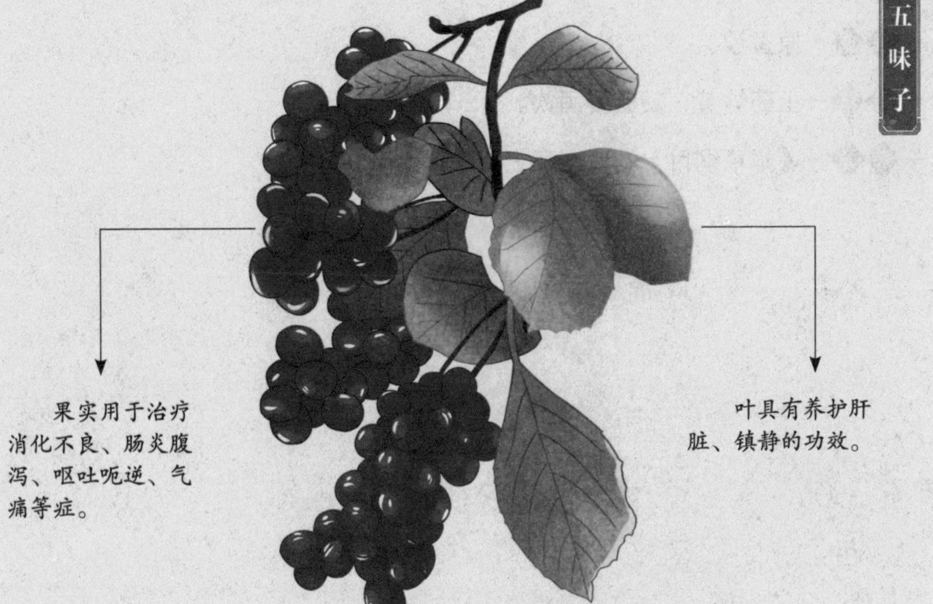

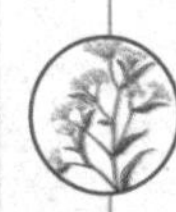

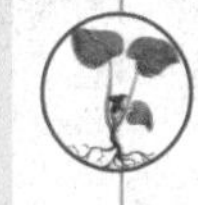

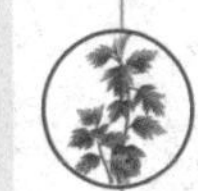

风痰注痛

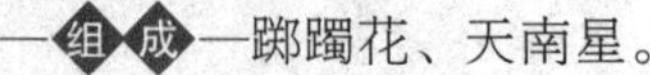

组成—踯躅花、天南星。

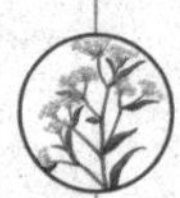

用法—上药并生时同捣作饼，甑上蒸四五遍，以稀葛囊盛之。临时取焙为末，蒸饼丸梧子大。每服三丸，温酒下。腰脚骨痛，空心服；手臂痛，食后服，大良。

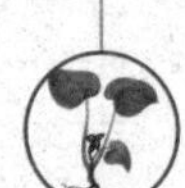

来源—《本草纲目》卷十七·羊踯躅条。

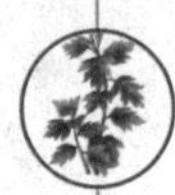

偏风中恶

病征—偏风，中恶疰忤，心腹冷痛。

组成—姜。

用法—上药浸酒，暖服一碗即止。一法：用姜汁和曲，造酒如常，服之佳。

来源—《本草纲目》卷二十五·酒条。

风缓顽痹

病征—风缓顽痹，诸节不随，腹内宿痛。

组成—原蚕沙。

用法—上药炒黄，袋盛浸酒饮。

来源—《本草纲目》卷二十五·酒条。

第四章

妇科特效良方

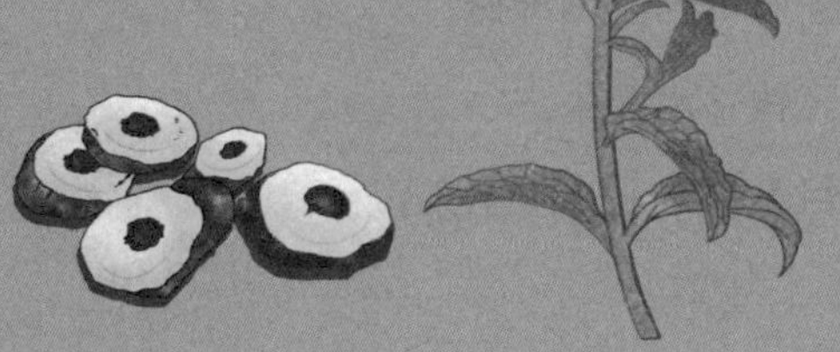

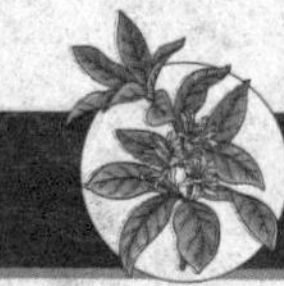

月经不调

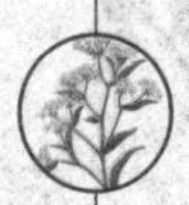

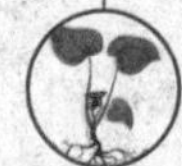

月经不调

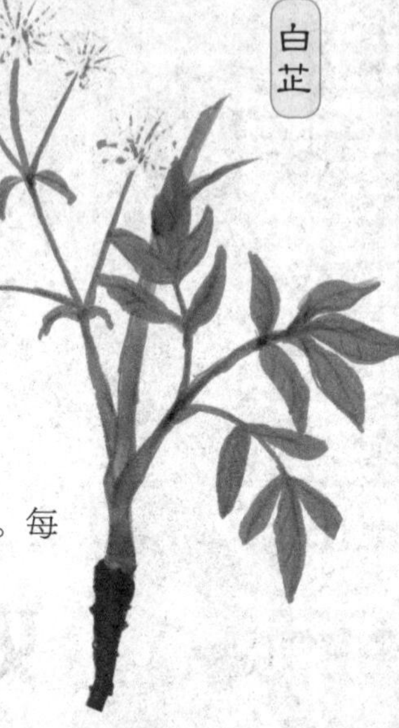

—组成一—白芷、百草霜等份。

—用法—上药为末。以沸汤入童子小便同醋调服二钱。丹溪加滑石，以芎归汤调之。

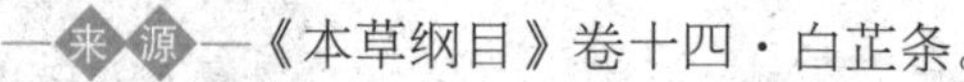
—来源—《本草纲目》卷十四·白芷条。

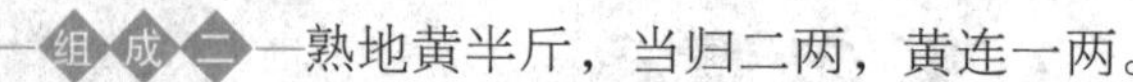
—组成二—熟地黄半斤，当归二两，黄连一两。

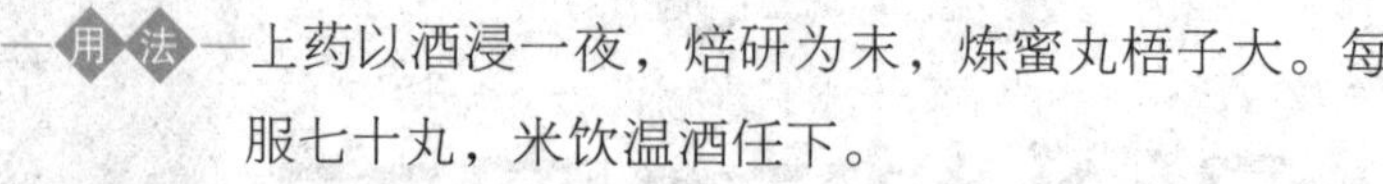
—用法—上药以酒浸一夜，焙研为末，炼蜜丸梧子大。每服七十丸，米饮温酒任下。

—来源—《本草纲目》卷十六·地黄条。

月水不利

—组成—虎杖三两，凌霄花、没药各一两。

—用法—上药为末，热酒每服一钱。

—来源—《本草纲目》卷十六·虎杖条。

经水不调

—病征—经水不调，血脏冷痛。

—组成—熟附子（去皮）、当归等份。

—用法—上药每服三钱，水煎服。

—来源—《本草纲目》卷十七·附子条。

经水不利

—病征—经水不利，带下，少腹满，或经一月再见。

—组成—王瓜根、芍药、桂枝、䗪虫各三两。

—用法—上药为末。酒服方寸匕，日三服。

—来源—《本草纲目》卷十八·王瓜条。

血脉不调

—组成—苦荬菜。

—用法—上药晒干，为末。每服二钱，温酒下。

—来源—《本草纲目》卷二十七·苦菜条。

月水不断

—组成—木贼炒三钱。

—用法—上药以水一盏，煎七分，温服，日一服。

—来源—《本草纲目》卷十五·木贼条。

月水不止

—组成一—生地黄汁。

—用法—上药每服一盏，酒一盏，煎服，日二次。

—来源—《本草纲目》卷十六·地黄条。

—组成二—梅叶焙、棕榈皮灰各等份。

—用法—上药为末。每服二钱，酒调下。

—来源—《本草纲目》卷二十九·梅条。

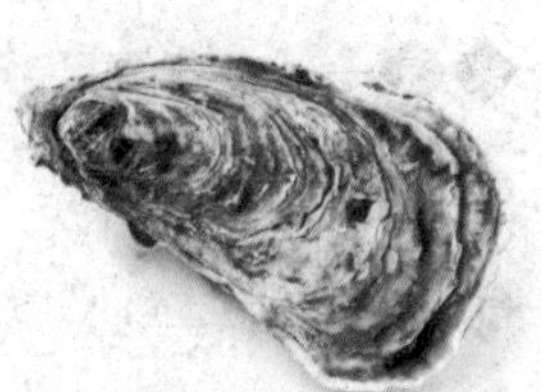
牡蛎

—组成三—牡蛎。

—用法—上药煅研，米醋搜成团，再煅研末，以米醋调艾叶末熬膏，丸梧子大。每醋艾汤下四五十丸。

—来源—《本草纲目》卷四十六·牡蛎条。

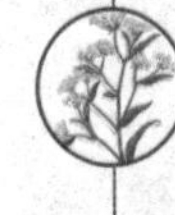

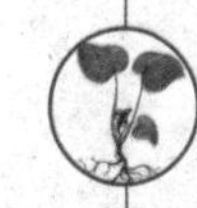

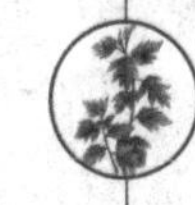

经水不断

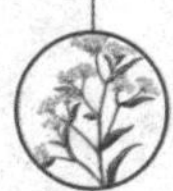

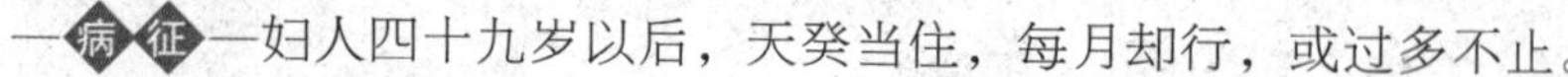

—病征—妇人四十九岁以后，天癸当住，每月却行，或过多不止。

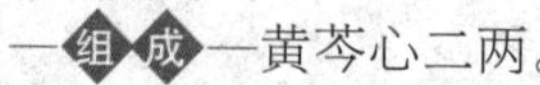

—组成—黄芩心二两。

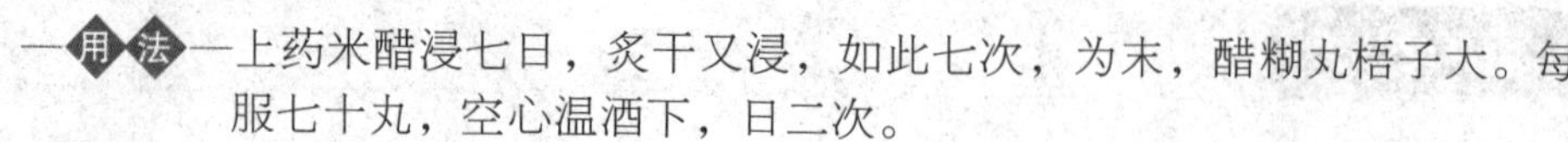

—用法—上药米醋浸七日，炙干又浸，如此七次，为末，醋糊丸梧子大。每服七十丸，空心温酒下，日二次。

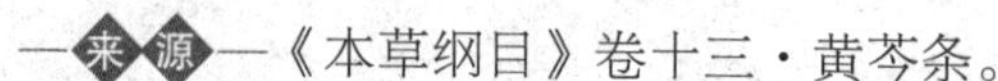

—来源—《本草纲目》卷十三・黄芩条。

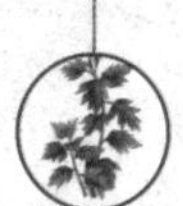

经血不止

—组成—木芙蓉（拒霜）花、莲蓬壳等份。

—用法—上药为末。每用米饮下二钱。

—来源—《本草纲目》卷三十六・木芙蓉条。

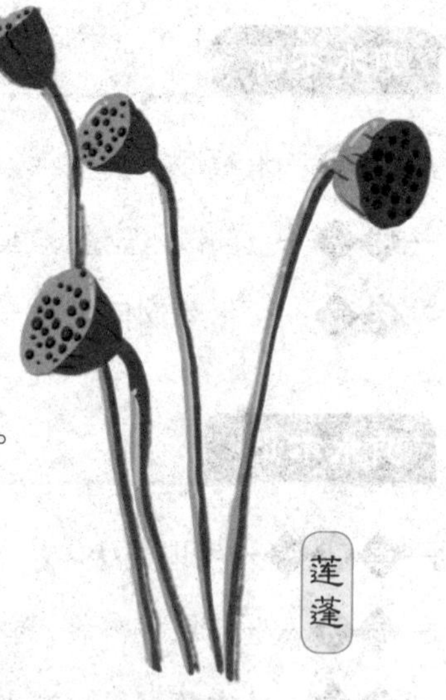

经水不止

—组成一—白芍药、香附子、熟艾叶各一钱半。

—用法—上药以水煎服。

—来源—《本草纲目》卷十四・芍药条。

—组成二—红鸡冠花一味。

—用法—上药晒干为末。每服二钱，空心酒调下。忌鱼腥猪肉。

—来源—《本草纲目》卷十五・鸡冠条。

—组成三—紫铆末。

—用法—每服二钱，空心白汤下。

—来源—《本草纲目》卷三十九・紫铆条。

经水过多

—组成—赤石脂、补骨脂各一两。

侧柏叶

用法—上药为末。每服二钱，米饮下。

来源—《本草纲目》卷九·五色石脂条。

五旬行经

病征—妇人五十后，经水不止，作败血论。

组成—过山姜一两，阿胶、侧柏叶、炙黄芩各五钱，生地黄一两。

用法—上药以小儿胎发一枚烧灰，分作六帖。每帖水一盏半，煎七分，入发灰服之。

来源—《本草纲目》卷十八·茜草条。

经脉不调

病征—妇人经脉不调，或前或后，或多或少，产前胎不安，产后恶血不下，兼治冷热劳，腰脊痛，骨节烦疼。

组成—丹参。

用法—上药洗净，切晒为末。每服二钱，温酒调下。

来源—《本草纲目》卷十二·丹参条。

闭经

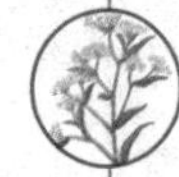

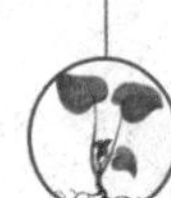

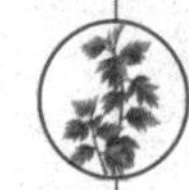

女子经闭

病征—女子经水不通。

组成—茜根一两。

用法—上药煎酒服，一日即通，甚效。

来源—《本草纲目》卷十八·茜草条。

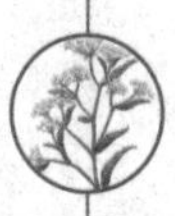
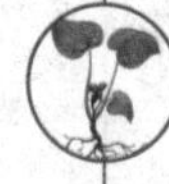
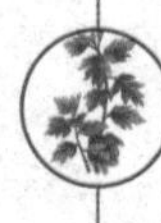

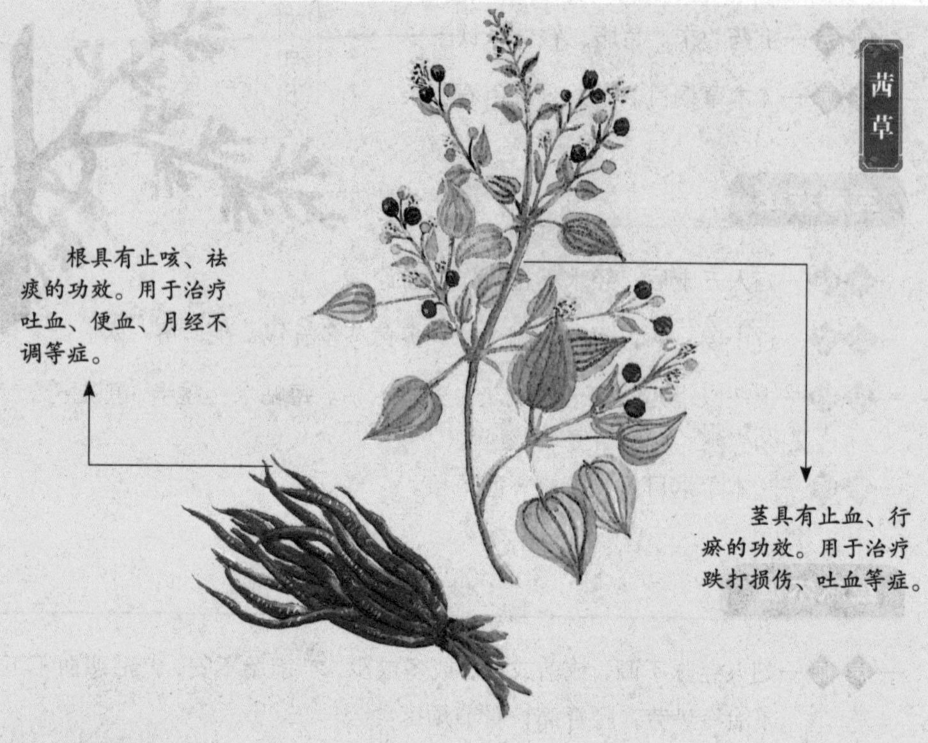

妇人经闭

—病征—妇人经闭不行，至一年者，脐腹痛，腰腿沉重，寒热往来。

—组成—芥子二两。

—用法—上药为末。每服二钱，热酒食前服。

—来源—《本草纲目》卷二十六·芥条。

月经久闭

—组成—蚕沙四两。

—用法—上药以砂锅炒半黄色，入无灰酒一壶，煮沸，澄去沙。每温服一盏，即通。

—来源—《本草纲目》卷三十九·原蚕条。

室女经闭

—病征—室女经闭，血结成块，心腹攻痛。

—组成—质汗、姜黄、川大黄（炒）各半两。

—用法—上药为末。每服一钱，温水下。

—来源—《本草纲目》卷三十四·质汗条。

月经不通

—病征—月经不通，或两三月，或半年、一年。

—组成—麻子仁二升，桃仁二两。

—用法—上药研匀，熟酒一升，浸一夜。日服一升。

—来源—《本草纲目》卷二十二·大麻条。

月水不通

—病征—月水不通，脐腹积聚疼痛。

—组成—硇砂一两，皂角（去皮子，锉为末）五挺。

—用法—上药以头醋一大盏，熬膏，入陈橘皮末三两，捣三百杵，丸梧子大。每温酒下五丸。

—来源—《本草纲目》卷十一·硇砂条。

经水不通

—组成—薏苡根一两。

—用法—上药水煎服。不过数服，效。

—来源—《本草纲目》卷二十三·薏苡仁条。

经脉不通

—组成—干丝瓜一个。

—用法—上药为末，用白鸽血调成饼，日干研末，每服二钱，空心酒下。先服四物汤三服。

—来源—《本草纲目》卷二十八·丝瓜条。

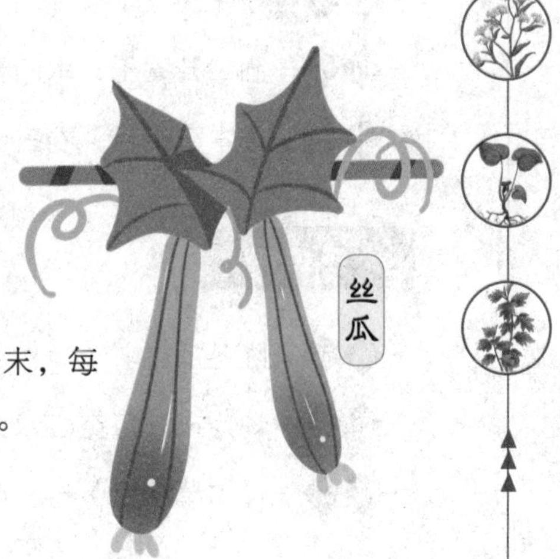

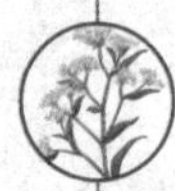

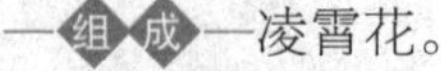

女经不行

组成——凌霄花。

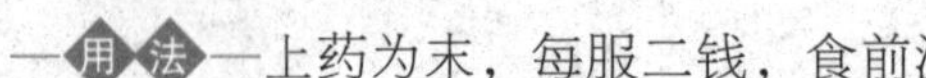

用法——上药为末，每服二钱，食前温酒下。

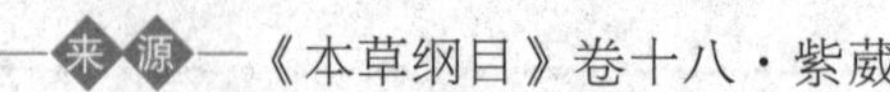

来源——《本草纲目》卷十八·紫葳条。

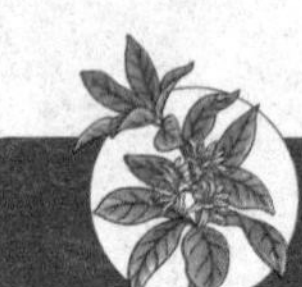

带下病

妇人白带

组成一——百草霜一两，香金墨半两。

用法——上药研末。每服三钱，猪肝一叶，批开入药在内，纸裹煨熟，细嚼，温酒送之。

来源——《本草纲目》卷七·白草霜条。

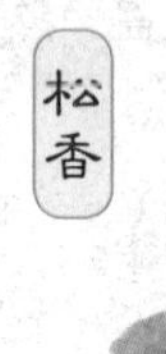

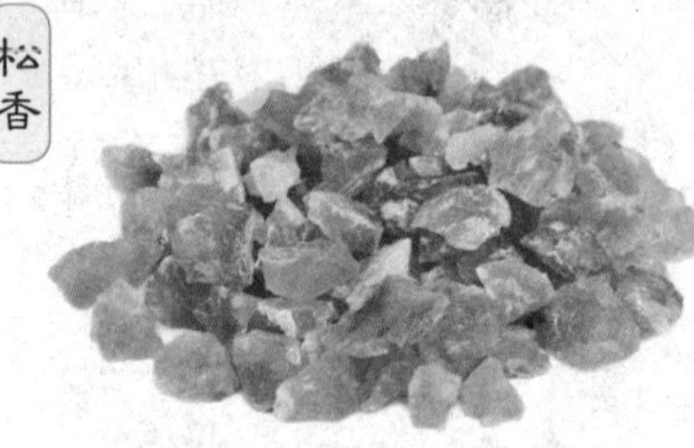

松香

组成二——白芷四两。

用法——以石灰半斤，淹三宿，去灰切片，炒研末。酒服二钱，日二服。

来源——《本草纲目》卷十四·白芷条。

组成三——松香五两。

用法——酒二升煮干，木臼杵细，酒糊丸如梧子大。每服百丸，温酒下。

来源——《本草纲目》卷三十四·松条。

女子白带

组成——陈冬瓜仁。

用法——炒为末，每空心米饮服五钱。

来源——《本草纲目》卷二十八·冬瓜条。

女人白带

——组成——椿根白皮、滑石等份。

——用法——上药为末，粥丸梧子大。每空腹白汤下一百丸。

——来源——《本草纲目》卷三十五·椿樗条。

室女白带

——组成——鹿茸（酒蒸焙）二两，金毛狗脊、白蔹各一两。

——用法——上药为末，用艾煎醋，打糯米糊丸梧子大。每温酒下五十丸，日二。

——来源——《本草纲目》卷五十一·鹿条。

妇人带下

——病征——妇人带下，脐腹冷痛，面色萎黄，日渐虚困。

——组成——葵花一两。

——用法——上药阴干为末，每空心温酒服二钱匕。赤带用赤葵，白带用白葵。

——来源——《本草纲目》卷十六·蜀葵条。

女人带下

——病征——女人带下及男子肾虚冷，梦遗。

——组成——韭子七升。

——用法——上药以醋煮千沸，焙研末，炼蜜丸梧子大。每服三十丸，空心温酒下。

——来源——《本草纲目》卷二十六·韭条。

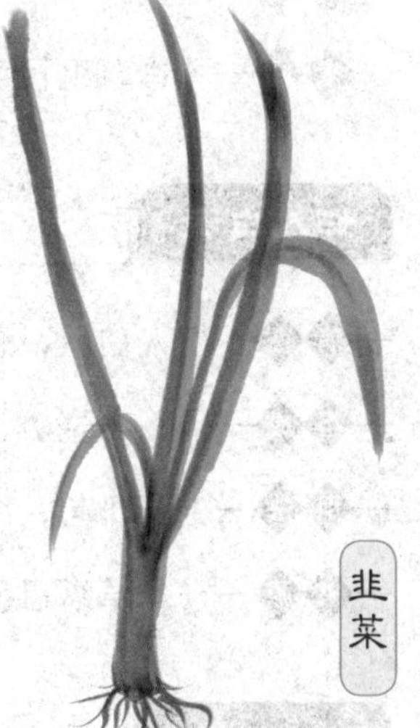

韭菜

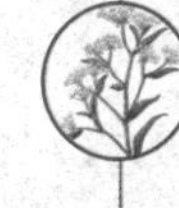

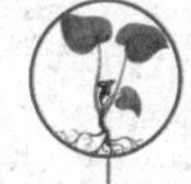

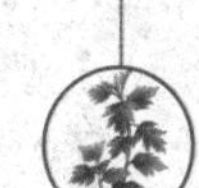

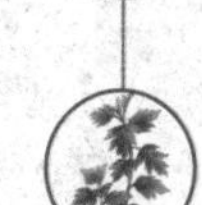

白带不止

——组成——槐花（炒）、牡蛎（煅）等份。

—用法—上药每酒服三钱，取效。

—来源—《本草纲目》卷三十五·槐条。

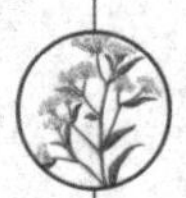

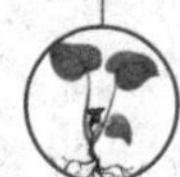

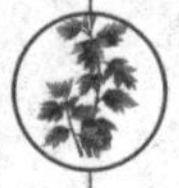

白带白淫

—组成—风化石灰一两，白茯苓三两。

—用法—上药为末，糊丸梧子大。每服二三十丸，空心米饮下，绝妙。

—来源—《本草纲目》卷九·石灰条。

白带沙淋

—组成—白鸡冠花、苦壶卢等份。

—用法—上药烧存性，空心火酒服之。

—来源—《本草纲目》卷十五·鸡冠条。

女人白淫

—组成—糙糯米、花椒等份。

—用法—上药炒为末，醋糊丸梧子大，每服三四十丸，食前醋汤下。

—来源—《本草纲目》卷二十二·稻条。

妇人白沃

—病征—妇人白沃，经水不利，子脏坚僻，中有干血，下白物。

—组成—矾石（烧），杏仁一分。

—用法—上药研匀，炼蜜丸枣核大，纳入脏中，日一易之。

—来源—《本草纲目》卷十一·矾石条。

妇人白崩

—组成—栘杨皮半斤，牡丹皮四两，升麻、牡蛎（煅）各一两。

—用法—上药每用一两，酒二钟，煎一钟，食前服。

—来源—《本草纲目》卷三十五・栿栘条。

妇人白浊

—组成—鹿角屑（炒黄）。

—用法—上药为末，酒服二钱。

—来源—《本草纲目》卷五十一・鹿条。

赤白带下

—病征—赤白带下，日久黄瘁，六脉微涩。

—组成—伏龙肝、棕榈灰、屋梁上尘等份。

—用法—上药炒烟尽，为末，入龙脑、麝香各少许，每服三钱，温酒或淡醋汤下。一年者，半月可安。

—来源—《本草纲目》卷七・伏龙肝条。

妇人阴冷

妇人阴冷

—组成—母丁香。

—用法—上药为末，纱囊盛如指大，纳入阴中，病即已。

—来源—《本草纲目》卷三十四・丁香条。

子宫寒冷

—组成—蛇床子仁。

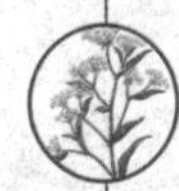

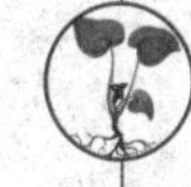

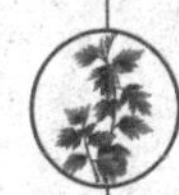

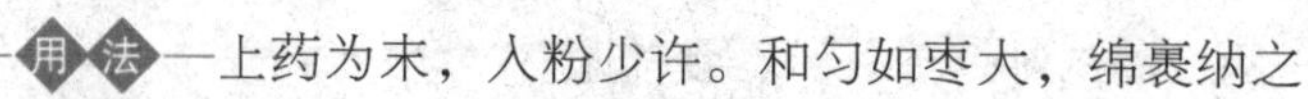

—用法—上药为末，入粉少许。和匀如枣大，绵裹纳之，自然温也。

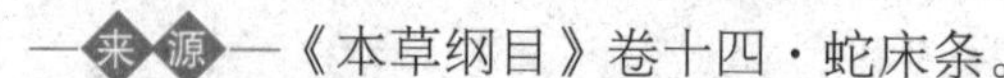

—来源—《本草纲目》卷十四·蛇床条。

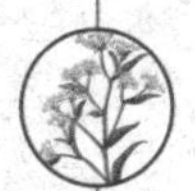

妇人阴寒

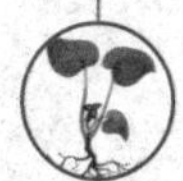

—病征—妇人阴寒，十年无子。

—组成—吴茱萸、川椒各一升。

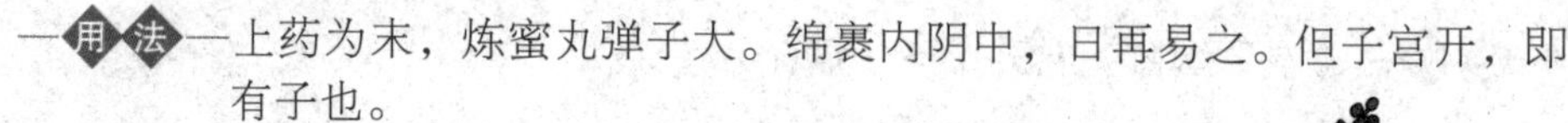

—用法—上药为末，炼蜜丸弹子大。绵裹内阴中，日再易之。但子宫开，即有子也。

—来源—《本草纲目》卷三十二·吴茱萸条。

子宫虚寒

巴豆

—病征—妇人无子，由子宫虚寒，下元虚，月水不调，或闭或漏，或崩中带下，或产后败血未尽，内结不散。

—组成—红娘子六十枚，大黄、皂荚、葶苈各一两，巴豆一百二十枚。

—用法—上药为末，枣肉为丸，如弹子大。以绵裹留系，用竹筒送入阴户。一时许发热渴，用熟汤一二盏解之。后发寒，静睡要安，三日方取出。每日空心以鸡子三枚，胡椒末二分，炒食，酒下以补之。

—来源—《本草纲目》卷四十·樗鸡条。

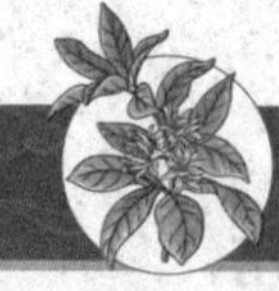

功能性子宫出血

妇人血漏

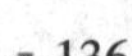

—组成—伏龙肝半两，阿胶、蚕沙（炒）各一两。

—用法—上药为末。每空肚酒服二三钱，以知为度。

—来源—《本草纲目》卷七·伏龙肝条。

妇人血崩

—病征—妇人血崩，血气痛不可忍，远年近日不瘥。

—组成—木贼一两，香附子一两，朴硝半两。

—用法—上药为末。每服三钱，色黑者，酒一盏煎，红赤者，水一盏煎，和滓服，日二服。脐下痛者，加乳香、没药、当归各一钱，同煎。忌生冷硬物猪鱼油腻酒面。

—来源—《本草纲目》卷十五·木贼条。

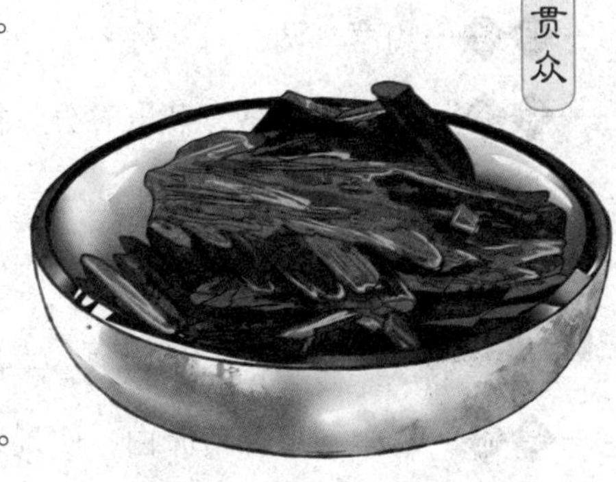
贯众

女人血崩

—组成—贯众半两。

—用法—上药煎酒服之，立止。

—来源—《本草纲目》卷十二·贯众条。

血崩不止

—组成一—夏枯草。

—用法—上药为末，每服方寸匕，米饮调下。

—来源—《本草纲目》卷十五·夏枯草条。

—组成二—木莓根（悬钩子根）四两。

—用法—上药以酒一碗，煎七分。空心温服。

—来源—《本草纲目》卷十八·悬钩子条。

—组成三—白扁豆花。

—用法—上药焙干，为末。每服二钱，空心炒米煮饮，入盐少许，调下即效。

—来源—《本草纲目》卷二十四·藊豆条。

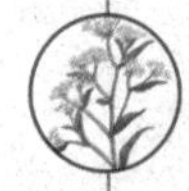

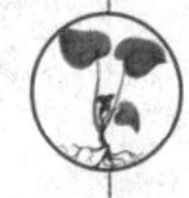

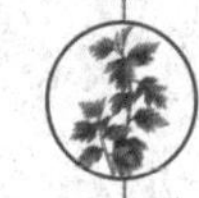

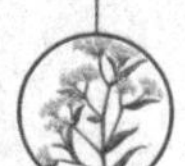
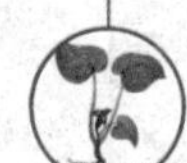
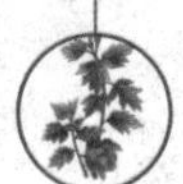
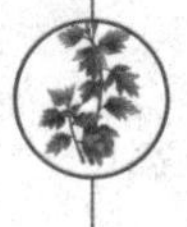

下血血崩

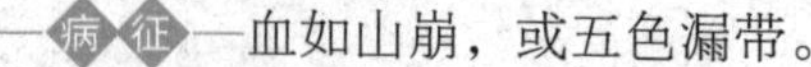
病征 血如山崩，或五色漏带。

组成 香附子。

用法 上药去毛炒焦为末，极热酒服二钱立愈。昏迷甚者三钱，米饮下。

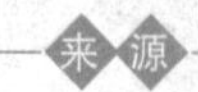
来源 《本草纲目》卷十四·莎草、香附子条。

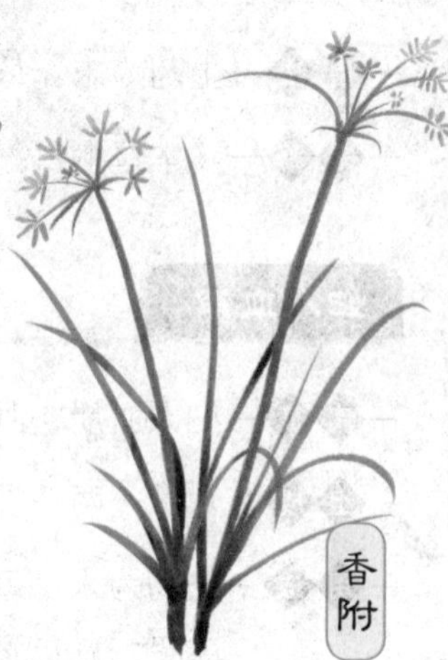

崩中下血

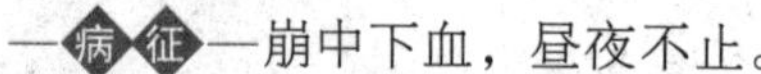
病征 崩中下血，昼夜不止。

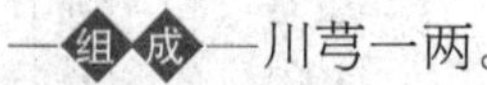
组成 川芎一两。

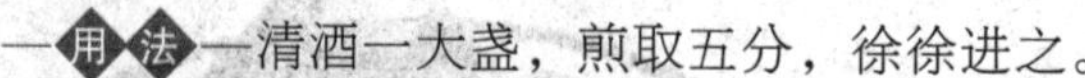
用法 清酒一大盏，煎取五分，徐徐进之。

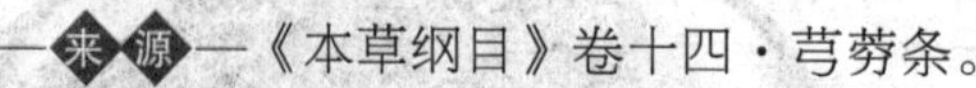
来源 《本草纲目》卷十四·芎䓖条。

崩中漏下

病征 崩中漏下青黄赤白，使人无子。

组成 好墨一钱。

用法 上药水服，日二服。

来源 《本草纲目》卷七·墨条。

崩中腹痛

组成 毛蟹壳。

用法 上药烧存性，米饮服一钱。

来源 《本草纲目》卷四十五·蟹条。

崩中带下

组成 椒目。

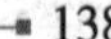

—用法—上药炒碾细，每温酒服一勺。

—来源—《本草纲目》卷三十二·蜀椒条。

蜀椒

崩中痢下

—病征—妇人崩中及下痢，日夜数十起欲死。

—组成—悬钩根、蔷薇根、柿根、菝葜各一斛。

—用法—上药剉入釜中，水淹上四五寸，煮减三之一，去滓取汁，煎至可丸，丸梧子大。每温酒服十丸，日三服。

—来源—《本草纲目》卷十八·悬钩子条。

崩中赤白

—病征—崩中赤白，不问远近。

—组成—槐枝。

—用法—上药烧灰，食前酒下方寸匕，日二服。

—来源—《本草纲目》卷三十五·槐条。

赤白崩中

—组成—鱼䱇胶三尺。

—用法—上药焙黄研末，同鸡子煎饼，好酒食之。

—来源—《本草纲目》卷四十四·鮧鮧条。

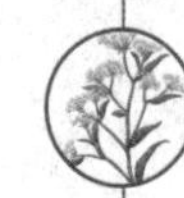

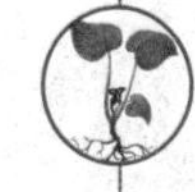

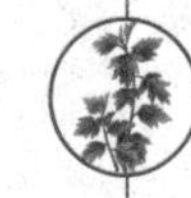

崩中垂死

—组成—肥羊肉三斤，生地黄汁一升，干姜、当归各三两。

—用法—肥羊肉以水二斗，煮一斗三升，入生地黄汁、干姜、当归，煮三升，分四服。

—来源—《本草纲目》卷五十·羊条。

伤中崩赤

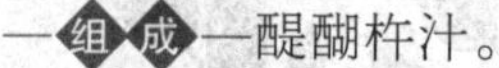

—组成—醍醐杵汁。

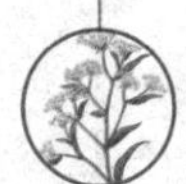

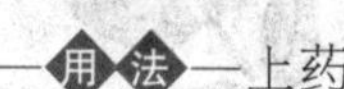

—用法—上药拌酒煎沸，空心服一盏。

—来源—《本草纲目》卷二十七·醍醐菜条。

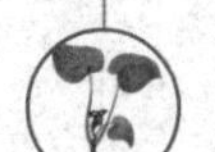

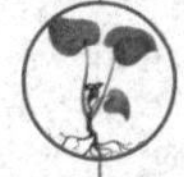

地榆

妇人漏下

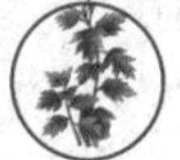

—病征—妇人漏下，赤白不止，令人黄瘦。

—组成—地榆三两。

—用法—上药以米醋一升，煮十余沸，去滓，食前稍热服一合。

—来源—《本草纲目》卷十二·地榆条。

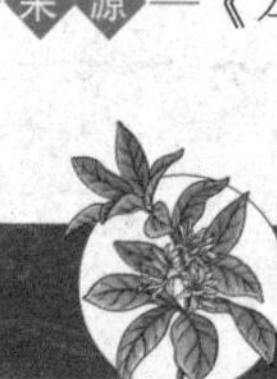

子宫、直肠脱垂

妇人阴挺

—组成—铁胤粉一钱，龙脑半钱。

—用法—上药研末，水调刷产门。

—来源—《本草纲目》卷八·铁华粉条。

妇人阴癞

—组成—王瓜根、芍药、桂枝、䗪虫各三两。

—用法—上药为末。酒服方寸匕，日三服。

—来源—《本草纲目》卷十八·王瓜条。

妇人阴脱

—病征—妇人阴脱作痒。

—组成一—矾石。

—用法—上药烧研，空心酒服方寸匕，日三。

—来源—《本草纲目》卷十一・矾石条。

—组成二—铁精、羊脂。

—用法—上药以布裹炙热，熨推之。

—来源—《本草纲目》卷八・铁精条。

妇人阴吹

—病征—妇人阴吹，胃气下泄，阴吹而正喧。

—组成—猪膏半斤，乱发鸡子大三枚。

—用法—上药和煎，发消药成矣。分再服。

—来源—《本草纲目》卷五十二・乱发条。

产门不闭

—病征—产后阴道不闭，或阴脱出。

—组成—石灰一斗。

—用法—上药熬黄，以水二斗投之，澄清熏。

—来源—《本草纲目》卷九・石灰条。

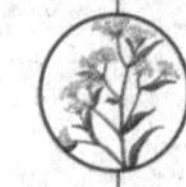

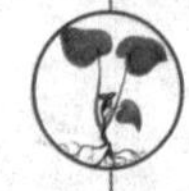

产后阴翻

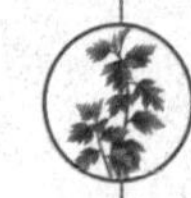

—病征—产后阴户燥热，遂成翻花。

—组成—泽兰四两。

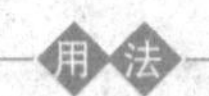上药以煎汤熏洗二三次，再入枯矾煎洗之。

《本草纲目》卷十四·泽兰条。

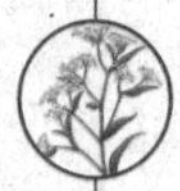

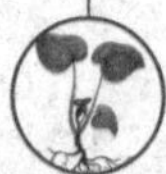

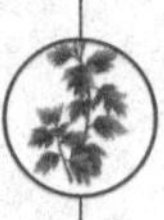

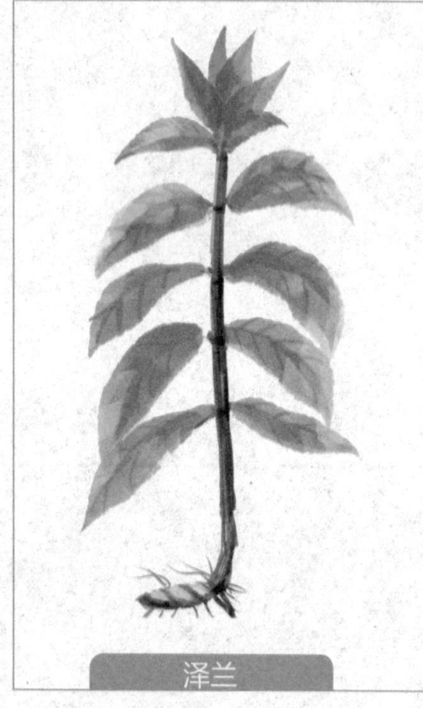

泽兰

入药部位

泽兰的地上部分。

性味与归经

苦，微温。入肝、小肠经。

功效

活血祛瘀，利水消肿。

主治

癥瘕结块，疮疡肿痛，经闭痛经，产后瘀滞腹痛，产后小便不利等。

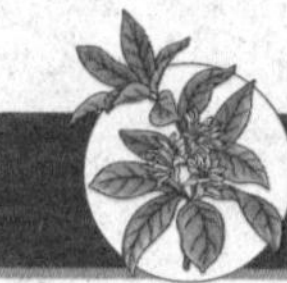

妇人百病

妇人百病

病征——妇人百病，诸虚不足。

组成——当归四两，地黄二两。

用法——上药为末，蜜丸梧子大。每食前，米饮下十五丸。

来源——《本草纲目》卷十四·当归条。

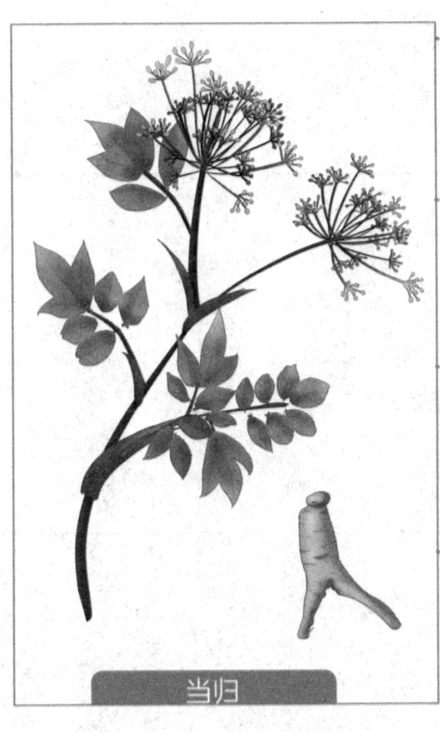

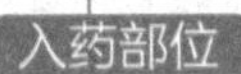

入药部位

本品为伞形科植物当归的根。

性味与归经

甘、辛，温。入肝、心、肺经。

功效

补血调经，活血止痛。

主治

月经不调，痛经，闭经，崩漏，血虚体弱，跌打损伤瘀痛，痈肿血滞疼痛等。

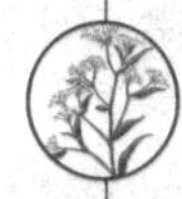

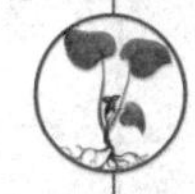

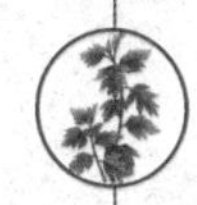

女人诸病

—病征—妇人女子经候不调，兼诸病。

—组成—大香附子一斤。

—用法—上药擦去毛，分作四分：四两醇酒浸，四两醇醋浸，四两盐水浸，四两童子小便浸。春三、秋五、夏一、冬七日。淘洗净，晒干捣烂，微焙为末，醋煮面糊丸梧子大，每酒下七十丸。瘦人加泽兰、赤茯苓末二两，气虚加四君子料，血虚加四物料。

—来源—《本草纲目》卷十四·莎草、香附子条。

女人腹痛

—组成—野葡萄根七钱，葛根三钱。

—用法—上药以水一钟，煎七分，入童子小便三分，空心温服。

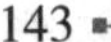

—来源—《本草纲目》卷三十三·蘡薁条。

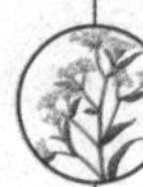

妇人腹痛

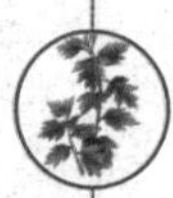

—病征—妇人腹痛，内伤疠刺。

—组成—没药末一钱。

—用法—上药酒服便止。

—来源—《本草纲目》卷三十四·没药条。

妇人腰痛

—组成—向东蘘荷根一把。

—用法—上药捣汁三升服之。

—来源—《本草纲目》卷十五·蘘荷条。

一切血气

—病征—一切血气腹痛。

—组成—天仙藤五两。

—用法—上药炒焦为末。每服二钱，炒生姜汁、童子小便和细酒调服。

—来源—《本草纲目》卷十八·天仙藤条。

妇人血气

—病征—妇人血气，冷痛攻心。

—组成—铅二两，石亭脂二两，木香一两，麝香一钱。

—用法—先化铅炒干，入亭脂急炒，焰起以醋喷之，倾入地坑内覆住，待冷取研，粟饭丸芡子大。每用二丸，热酒化服，取汗或下或通气即愈。如大便不通，再用一丸，入玄明粉五分服。

—来源—《本草纲目》卷八·铅条。

妊娠呕吐

妊娠恶阻

—病征—妊娠恶阻，胎气不安，气不升降，呕吐酸水，起坐不便，饮食不进。

—组成—香附子一两，藿香叶、甘草各二钱。

—用法—上药为末。每服二钱，沸汤入盐调下。

—来源—《本草纲目》卷十四·莎草、香附子条。

妊娠呕吐

—组成—半夏二两，人参、干姜各一两。

—用法—上药为末。姜汁面糊丸梧子大，每饮服十丸，日三服。

—来源—《本草纲目》卷十七·半夏条。

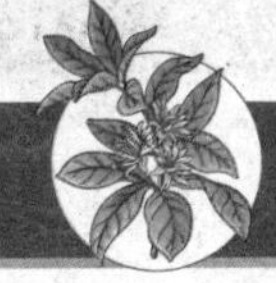

妊娠水肿

妊娠水肿

—病征—妊娠水肿身重，小便不利，洒淅恶寒，起即头眩。

—组成—葵子、茯苓各三两。

—用法—上药为散。饮服方寸匕，日三服。小便利则愈。若转胞者，加发灰，神效。

—来源—《本草纲目》卷十六·葵条。

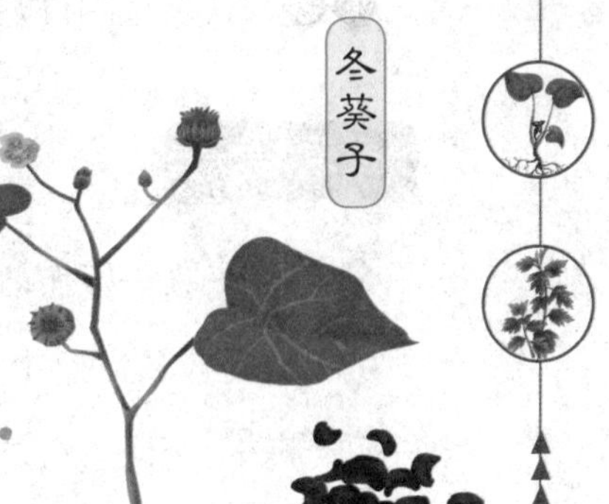

妊娠肿满

—病征—妊娠肿满，气急少腹满，大小便不利。

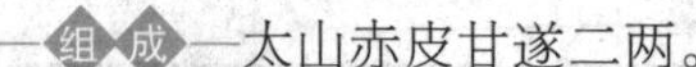

—组成—太山赤皮甘遂二两。

—用法—上药捣筛，白蜜和丸梧子大。每服五十丸，得微下，仍服猪苓散，不下再服之。

—来源—《本草纲目》卷十七·甘遂条。

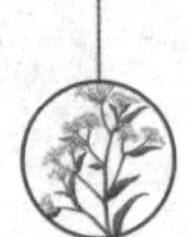

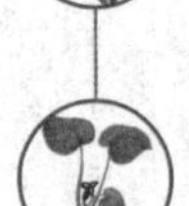

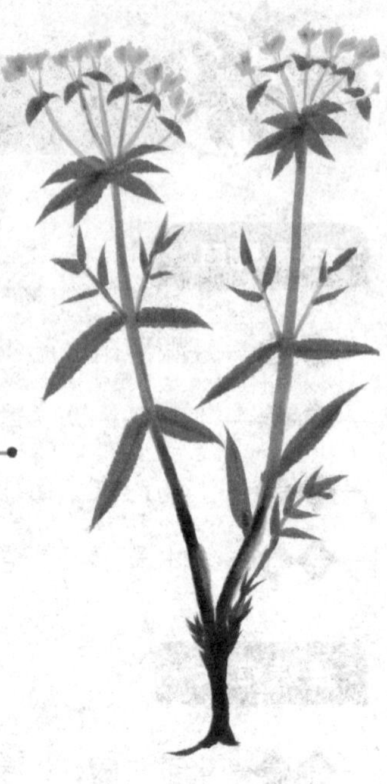

妊娠肿渴

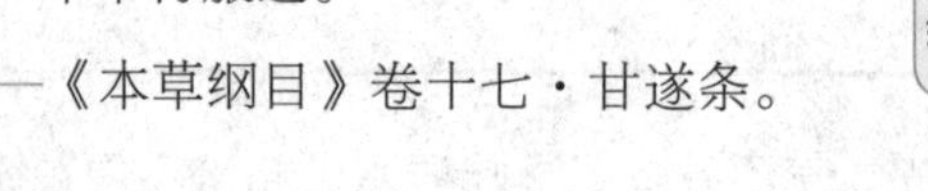

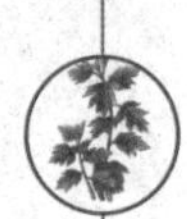

—病征—妊娠肿渴，从脚至腹，小便不利，微渴引饮。

—组成—猪苓五两。

—用法—上药为末。熟水服方寸匕，日三服。

—来源—《本草纲目》卷三十七·猪苓条。

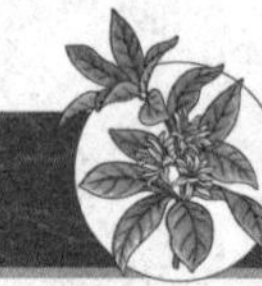

先兆流产

胎动不安

—组成—秦艽、甘草炙、鹿角胶各半两。

—用法—上药炒为末。每服三钱，水一大盏，糯米五十粒，煎服。

—来源—《本草纲目》卷十三·秦艽条。

妊娠胎动

—病征—妇人妊娠伤动，或子死腹中，血下疼痛，口噤欲死。

—组成—当归二两，川芎一两。

—用法—上药研为粗末，每服三钱，水一盏，煎令泣泣欲干，投酒一盏，再煎一沸，温服，或灌之，如人行五里，再服，不过三五服便效。

—来源—《本草纲目》卷十四·当归条。

妊妇胎动

—组成—朱砂末一钱，鸡子白三枚。

—用法—上药搅匀顿服。胎死即出，未死即安。

—来源—《本草纲目》卷九·丹砂条。

六月孕动

—病征—六月孕动，困笃难救。

—组成—葱白一大握。

—用法—上药以水三升，煎一升，去滓顿服。

—来源—《本草纲目》卷二十六·葱条。

葱

胎气不安

—病征—胎气不安，气不升降，呕吐酸水。

—组成—香附、藿香、甘草二钱。

—用法—上药为末。每服二钱，入盐少许，沸汤服之。

—来源—《本草纲目》卷十四·藿香条。

胎动欲堕

—病征—胎动欲堕，痛不可忍。

—组成—银五两，苎根二两。

—用法—上药以清酒一盏，水一大盏，煎一盏温服。

—来源—《本草纲目》卷八·银条。

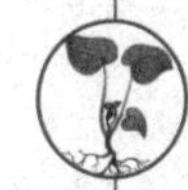

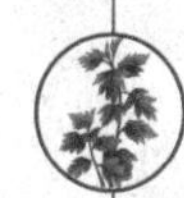

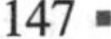

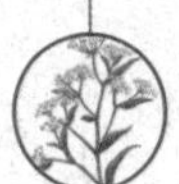
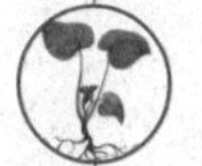
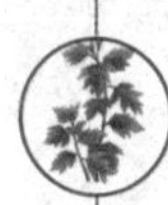

胎动欲产

—病征—胎动欲产，日月未足。

—组成—蒲黄二钱。

—用法—上药井华水服。

—来源—《本草纲目》卷十九·香蒲、蒲黄条。

损动胎气

—病征—损动胎气，因跌仆举重，损胎不安，或子死腹中。

—组成—川芎。

—用法—上药为末。酒服方寸匕，须臾一二服，立出。

—来源—《本草纲目》卷十四·芎䓖条。

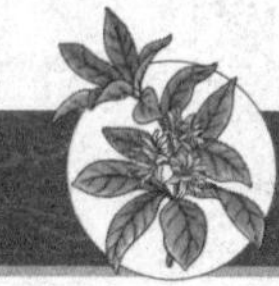

习惯性流产

滑胎易产

—组成—酸浆水。

—用法—上药和水少许，顿服。

—来源—《本草纲目》卷五·浆水条。

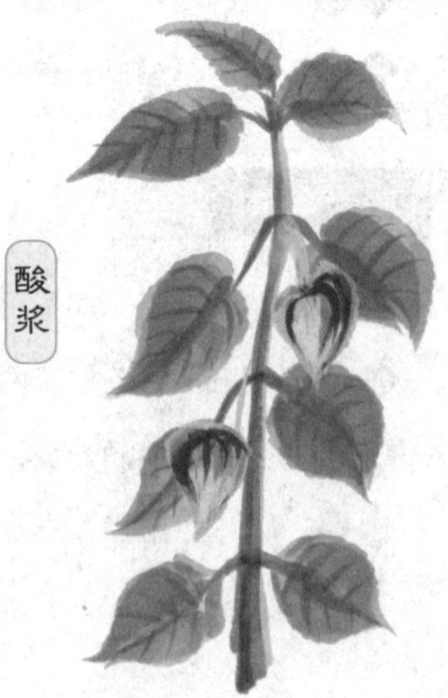
酸浆

频致堕胎

—组成—赤小豆。

—用法—上药为末，酒服方寸匕，日二服。

—来源—《本草纲目》卷二十四·赤小豆条。

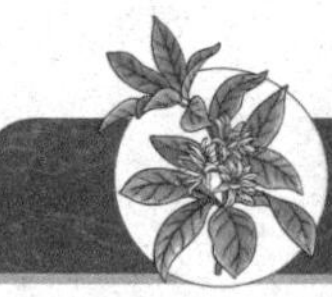

胎衣不下

催生下胞

组成 蓖麻子七粒。

用法 上药去壳研膏，涂脚心。若胎及衣下，便速洗去，不尔，则子肠出，即以此膏涂顶，则肠自入也。

来源 《本草纲目》卷十七·蓖麻条。

催生下衣

病征 难产，胎在腹中，并胞衣不下及胎死。

组成 蒺藜子、贝母各四两。

用法 上药为末，米汤服三钱。少顷不下，再服。

来源 《本草纲目》卷十六·蒺藜条。

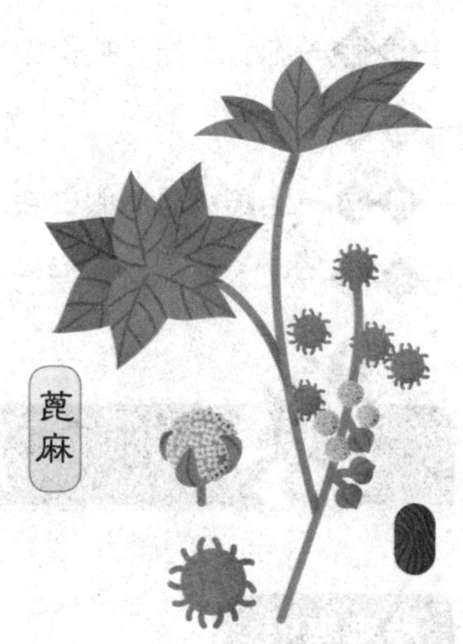

横生逆生，胞衣不下

组成 蛇蜕。

用法 上药炒焦为末，向东酒服一刀圭，即顺。

来源 《本草纲目》卷四十三·蛇蜕条。

胞衣不下

组成 栝楼实一个。

用法 上药取子细研，以酒与童子小便各半盏，煎七分，温服。无实，用根亦可。

来源 《本草纲目》卷十八·栝楼条。

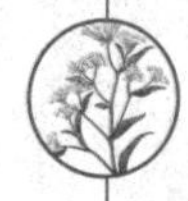

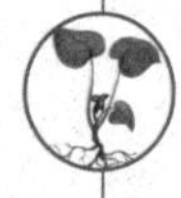

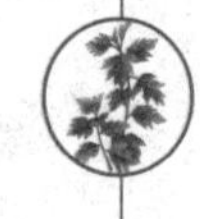

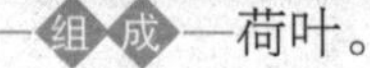

胎衣不下

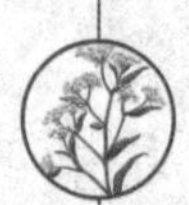

—组成—荷叶。

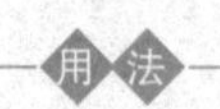

—用法—上药炒香为末。每服方寸匕，沸汤或童子小便调下。烧灰、煎汁皆可。

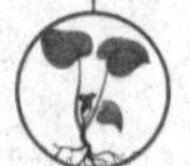

—来源—《本草纲目》卷三十三·莲藕条。

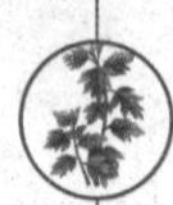

胞衣不出

—病征—胞衣不出，痛引腰脊。

—组成—好墨。

—用法—上药以温酒服二钱。

—来源—《本草纲目》卷七·墨条。

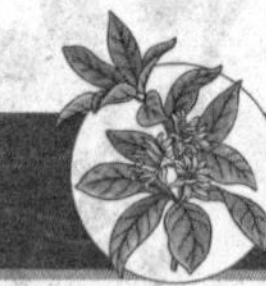

胎死腹中

胎死腹中

—组成—葵子。

—用法—上药为末，酒服方寸匕。若口噤不开，灌之，药下即苏。

—来源—《本草纲目》卷十六·葵条。

产难胎死

—组成—当归三两，川芎一两。

—用法—上药为末，先以大黑豆炒焦，入流水一盏，童便一盏，煎至一盏，分为二服，未效再服。

—来源—《本草纲目》卷十四·当归条。

倒产子死

—组成—当归。

—用法—上药为末，酒服方寸匕。

—来源—《本草纲目》卷十四·当归条。

妊娠胎死

—组成—斑蝥一枚。

—用法—上药烧研，水服，即下。

—来源—《本草纲目》卷四十·斑蝥条。

热病胎死

—组成—红花酒。

—用法—上药煮汁，饮二三盏。

—来源—《本草纲目》卷十五·红蓝花条。

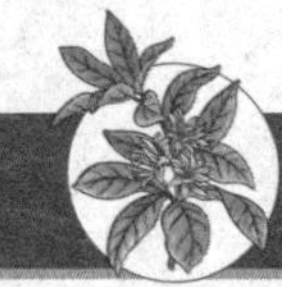

堕 胎

去生胎

—组成—蜥蜴肝、蛇脱皮等份。

—用法—上药以苦酒和匀，摩妊妇脐上及左右令温，胎即下也。

—来源—《本草纲目》卷四十三·石龙子条。

断产下胎

—组成—生附子。

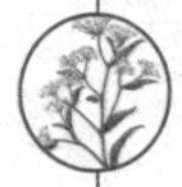

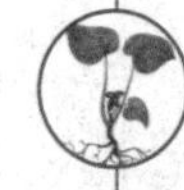

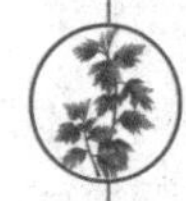

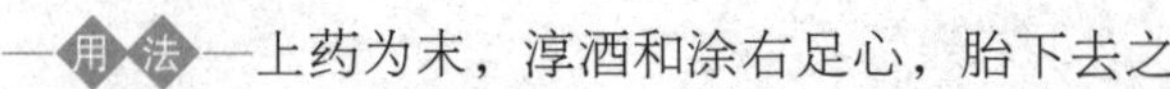
—用法—上药为末，淳酒和涂右足心，胎下去之。

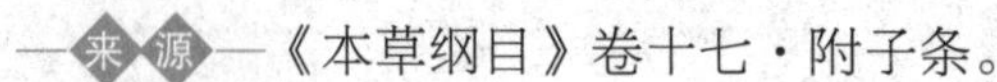
—来源—《本草纲目》卷十七 · 附子条。

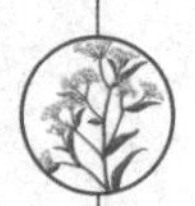

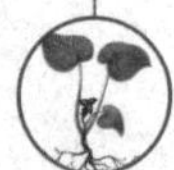

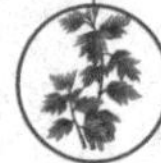

妊娠去胎

—组成—麦蘖一升，蜜一升。

—用法—服之即下。

—来源—《本草纲目》卷二十五 · 蘖米条。

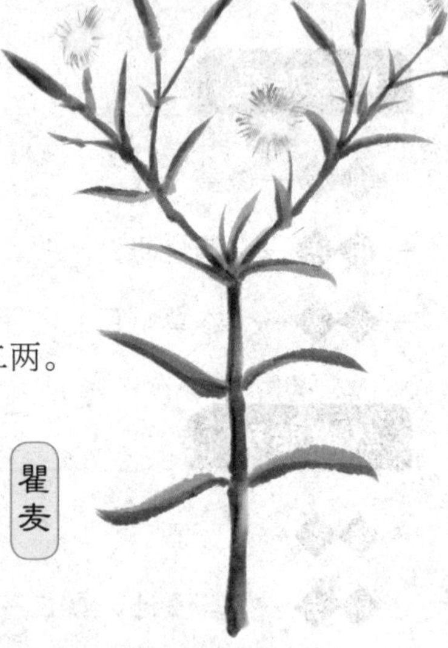
瞿麦

有病去胎

—组成—蟹爪二合，桂心、瞿麦各一两，牛膝二两。

—用法—上药为末。空心温酒服一钱。

—来源—《本草纲目》卷四十五 · 蟹条。

堕胎血下

—组成—豉一升。

—用法—上药以水三升，煮三沸，调鹿角末服方寸匕。

—来源—《本草纲目》卷二十五 · 大豆豉条。

堕胎血瘀

—病征—堕胎血瘀不下，狂闷寒热。

—组成—鹿角屑一两。

—用法—上药为末，豉汤服一钱，日三。须臾血下。

—来源—《本草纲目》卷五十一 · 鹿条。

堕胎腹痛

—病征—堕胎腹痛，血出不止。

—组成—羚羊角（烧灰）三钱。

—用法—上药以豆淋酒下。

—来源—《本草纲目》卷五十一·麢羊条。

落胎下血

—组成—丹参十二两。

—用法—上药以酒五升，煮取三升，温服一升，一日三服。亦可水煮。

—来源—《本草纲目》卷十二·丹参条。

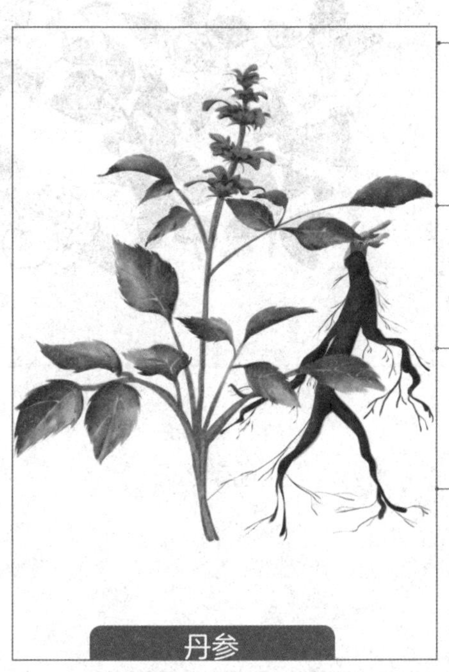

丹参

入药部位

丹参的根及根茎。

性味与归经

苦，微寒。入心、肝经。

功效

活血祛瘀，凉血清心，养血安神。

主治

胸肋胁痛，疮疡肿痛，月经不调，经闭痛经，产后瘀痛等。

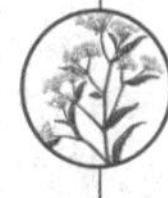

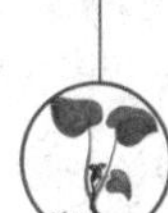

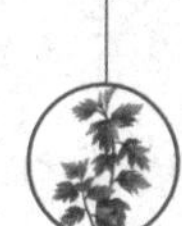

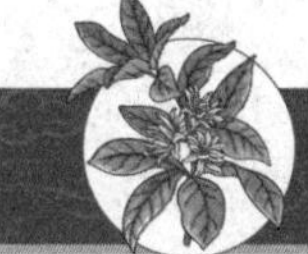

难产

产妇催生

—组成—蒲黄、地龙（洗焙）、陈橘皮等份。

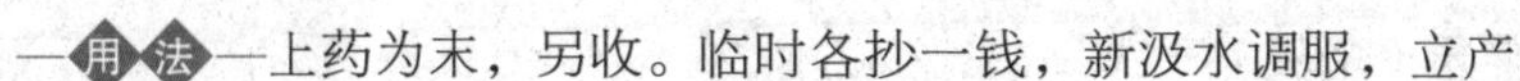
—用法—上药为末，另收。临时各抄一钱，新汲水调服，立产。

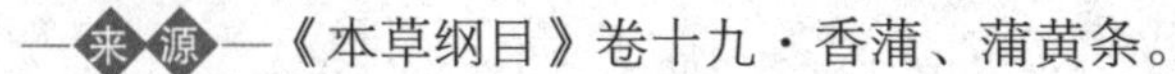
—来源—《本草纲目》卷十九·香蒲、蒲黄条。

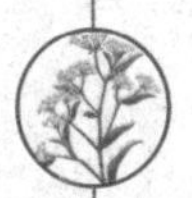

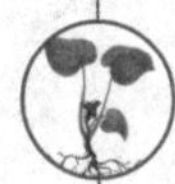

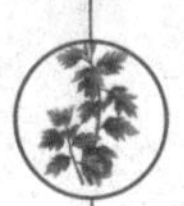

难产催生

—组成—黄葵花。

—用法—上药焙研末，熟汤调服二钱。无花，用子半合研末，酒淘去滓，服之。

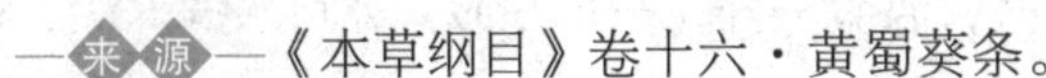
—来源—《本草纲目》卷十六·黄蜀葵条。

临产催生

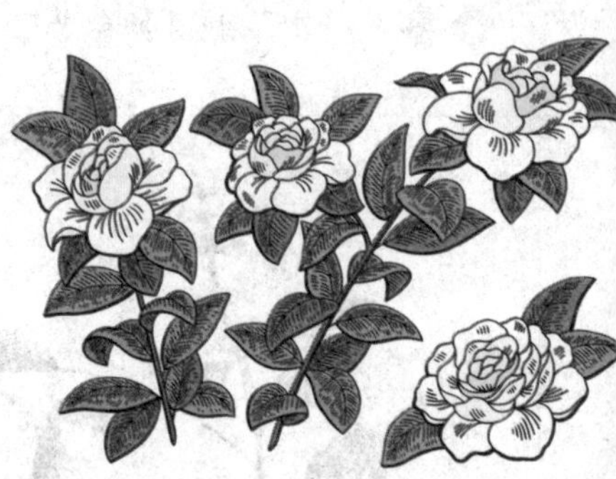
黄葵

—组成—黄葵子四十九粒。

—用法—上药研烂，温水服之，良久即产。

—来源—《本草纲目》卷十六·黄蜀葵条。

催生去胎

—组成—芫花根。

—用法—上药剥皮，以绵裹，点麝香，套入阴穴三寸，即下。

—来源—《本草纲目》卷十七·芫花条。

催生易产

—组成—麝香一钱。

—用法—上药以水研服，立下。

—来源—《本草纲目》卷五十一·麝条。

催生下胎

—病征—催生下胎，不拘生胎死胎。

—组成—蓖麻二个，巴豆一个，麝香一分。

—用法—上药研贴脐中并足心。又下生胎，一月一粒，温酒吞下。

—来源—《本草纲目》卷十七·蓖麻条。

女人难产

—组成—益母草。

—用法—上药捣汁七大合，煎减半，顿服立止。无新者，以干者一大握，水七合，煎服。

益母草

—来源—《本草纲目》卷十五·茺蔚条。

妇人难产

—组成—墨一寸。

—用法—上药为末，水服立产。

—来源—《本草纲目》卷七·墨条。

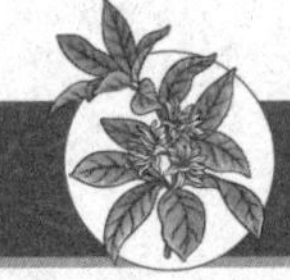

妊娠杂症

妊娠感寒

—组成—鲤鱼一头。

—用法—上药烧末，酒服方寸匕，令汗出。

—来源—《本草纲目》卷四十四·鲤鱼条。

妊娠风寒

—病征—妊娠风寒卒中，不省人事，状如中风。

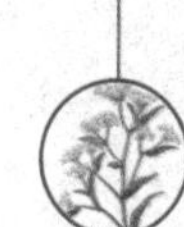

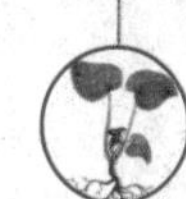

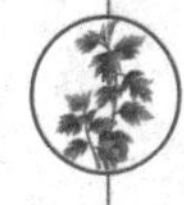

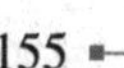

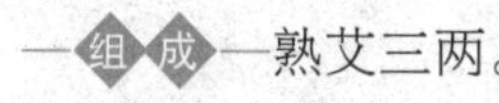

—组成—熟艾三两。

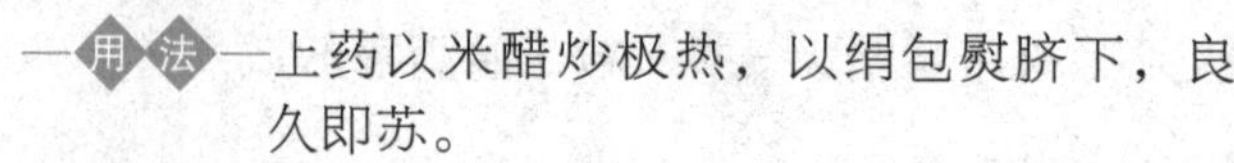

—用法—上药以米醋炒极热，以绢包熨脐下，良久即苏。

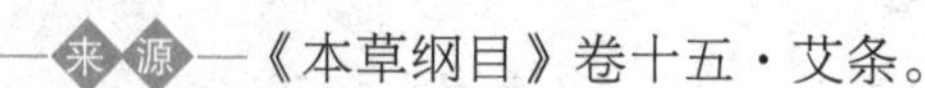

—来源—《本草纲目》卷十五·艾条。

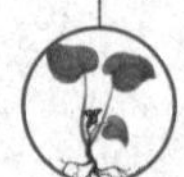

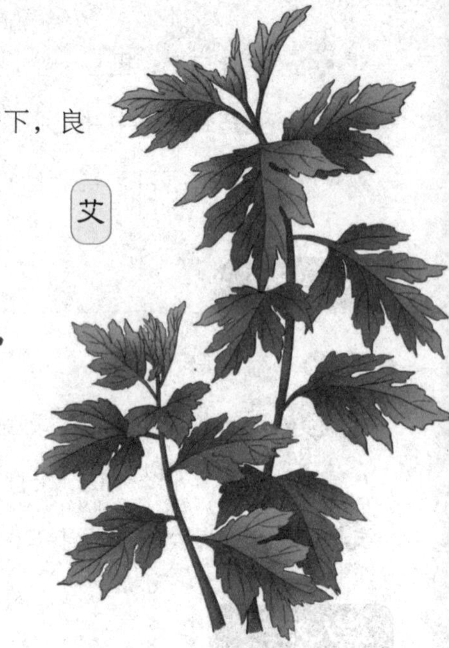

妊娠时疾

—病征—妊娠时疾，令胎不动。

—组成—鸡子七枚。

—用法—上药纳井中令冷，取出打破吞之。

—来源—《本草纲目》卷四十八·鸡条。

孕妇伤寒

—病征—孕妇伤寒，大热烦渴，恐伤胎气。

—组成—嫩卷荷叶（焙）半两，蚌粉二钱半。

—用法—上药为末。每服三钱，新汲水入蜜调服，并涂腹上。

—来源—《本草纲目》卷三十三·莲藕条。

妊娠疟疾

—组成—常山（酒蒸）、石膏（煅）各一钱，乌梅（炒）五分，甘草四分。

—用法—上药以水一盏，酒一盏，浸一夜，平旦温服。

—来源—《本草纲目》卷十七·常山、蜀漆条。

胎前疟疾

—组成—夜明砂末三钱。

—用法—上药空心温酒服。

—来源—《本草纲目》卷四十八·伏翼条。

孕妇热淋

—组成—车前子五两，葵根（切）一升。

—用法—上药以水五升，煎取一升半，分三服。以利为度。

—来源—《本草纲目》卷十六・车前条。

妊娠患淋

—组成—冬葵子一升。

—用法—上药以水三升，煮二升，分服。

—来源—《本草纲目》卷十六・葵条。

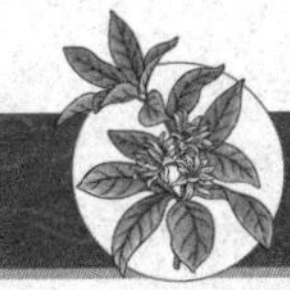

产后缺乳

妇人无乳

—组成—母猪蹄一具。

—用法—上药以水二斗，煮五六升，饮之，或加通草六分。

—来源—《本草纲目》卷五十・豕条。

乳汁不行

—组成—莴苣子三十枚。

—用法—上药研细，酒服。

—来源—《本草纲目》卷二十七・莴苣条。

乳汁不通

—病征—乳汁不通，气少血衰，脉涩不行。

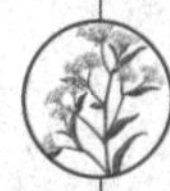

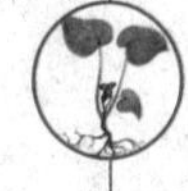

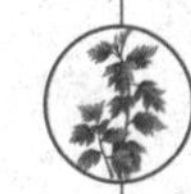

—组成—钟乳粉（炼成）二钱。

—用法—上药浓煎漏卢汤调下。或与通草等份为末，米饮服方寸匕，日三次。

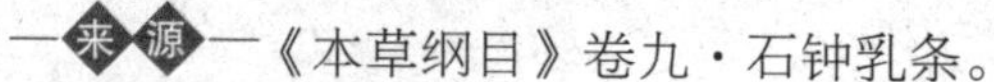

—来源—《本草纲目》卷九·石钟乳条。

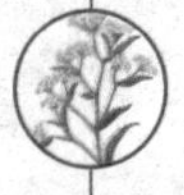

乳汁不下

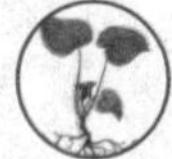

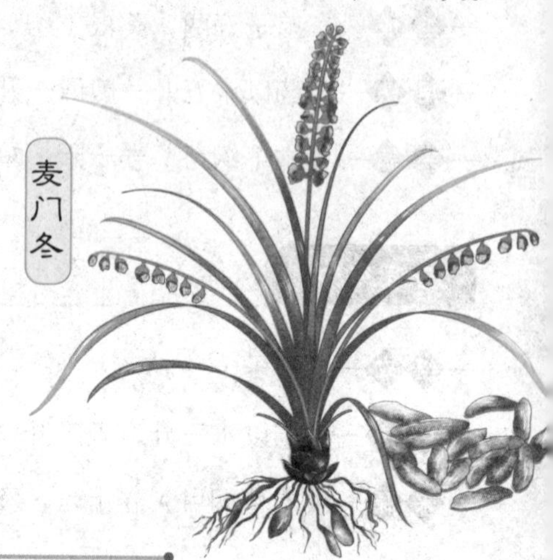
麦门冬

—组成—石膏三两。

—用法—上药以水二升，煮三沸。三日饮尽妙。

—来源—《本草纲目》卷九·石膏条。

妇人乳少

—组成—王不留行、穿山甲（炮）、龙骨、瞿麦穗、麦门冬等份。

—用法—上药为末。每服一钱，热酒调下，后食猪蹄羹，仍以木梳梳乳，一日三次。

—来源—《本草纲目》卷十六·王不留行条。

产后回乳

—病征—产妇无子食乳，乳不消，令人发热恶寒。

—组成—大麦蘖二两。

—用法—上药炒为末。每服五钱，白汤下，甚良。

—来源—《本草纲目》卷二十五·蘖米条。

产后自汗、盗汗

产后自汗

—病征—产后自汗，壮热气短，腰脚痛不可转。

—组成—当归三钱，黄芪合芍药（酒炒）各二钱，生姜五片。

—用法—上药以水一盏半，煎七分，温服。

—来源—《本草纲目》卷十四·当归条。

产后盗汗

—病征—产后盗汗，啬啬恶寒。

—组成—茱萸一鸡子大。

—用法—上药以酒三升，渍半日，煮服。

—来源—《本草纲目》卷三十二·吴茱萸条。

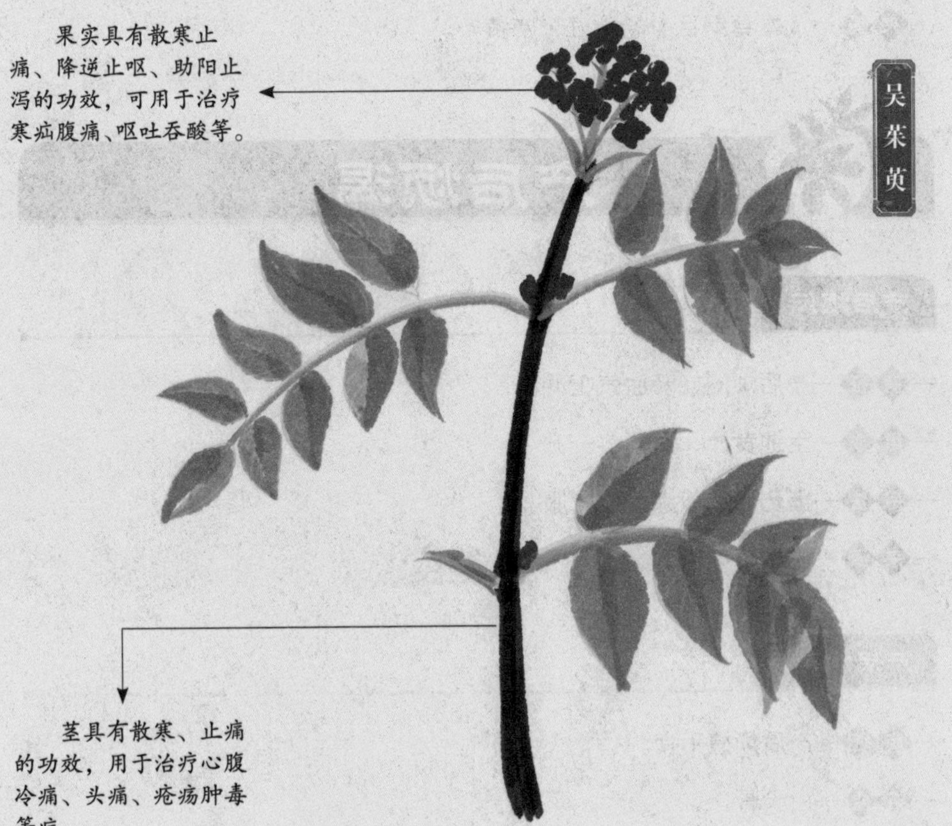

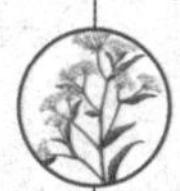

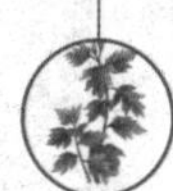

产妇汗血

—病征—产妇汗血，污衣赤色。

—组成—葎草（捣生汁）三升。

—用法—上药酢二合，合和顿服，当尿下白汁。

—来源—《本草纲目》卷十八·葎草条。

产后虚汗

—组成—黄芪、当归各一两，麻黄根二两。

—用法—上药每服一两，煎汤下。

—来源—《本草纲目》卷十五·麻黄条。

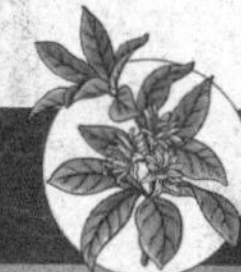

产后烦渴

产后烦闷

—病征—产后烦闷，乃血气上冲。

—组成—生地黄汁、清酒各一升。

—用法—上药相和煎沸，分二服。

—来源—《本草纲目》卷十六·地黄条。

产后烦懑

—病征—产后烦懑不食。

—组成—白犬骨。

—用法—上药烧研，水服方寸匕。

—来源—《本草纲目》卷五十·狗条。

产后烦热

—病征—产后烦热，内虚短气。

—组成—甘竹茹一升，人参、茯苓、甘草各二两，黄芩二两。

—用法—上药以水六升，煎二升，分服，日三服。

—来源—《本草纲目》卷三十七·竹条。

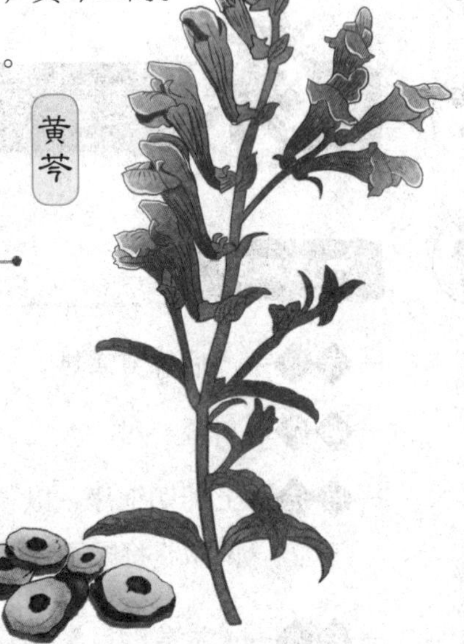

产后闷满

—病征—产后闷满，不能食。

—组成—赤小豆二七枚。

—用法—上药烧研，冷水顿服佳。

—来源—《本草纲目》卷二十四·赤小豆条。

产后烦渴

—病征—产后烦渴，血气上冲也。

—组成—紫葛三两。

—用法—上药以水二升，煎一升，去滓呷之。

—来源—《本草纲目》卷十八·紫葛条。

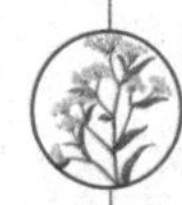

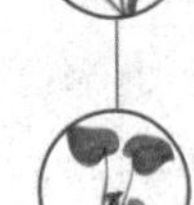

产后口干

—病征—产后口干舌缩。

—组成—鸡子一枚。

—用法—上药打破，水一盏搅服。

—来源—《本草纲目》卷四十八·鸡条。

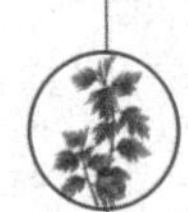

产后血渴

—病征—产后血渴不烦。

—组成—新石灰一两，黄丹半钱。

—用法—上药渴时浆水调服一钱。

—来源—《本草纲目》卷九·石灰条。

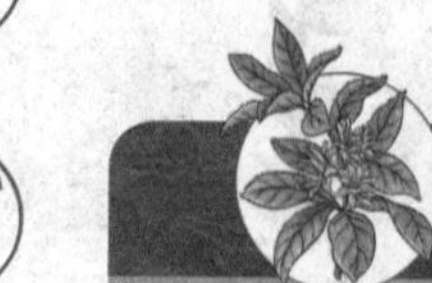

产后寒热

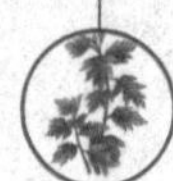

产后蓐劳

—病征—产后蓐劳寒热。

—组成—猪肾一对。

—用法—上药切细片，以盐、酒拌之。先用粳米一合，葱、椒煮粥，盐、醋调和。将腰子铺于盆底，以热粥倾于上盖之，如作盦生粥食之。

—来源—《本草纲目》卷五十·豕条。

产后寒热

—病征—产后寒热，心闷极胀百病。

—组成—羖羊角。

—用法—上药烧末，酒服方寸匕。

—来源—《本草纲目》卷五十·羊条。

产后壮热

—病征—产后壮热，头痛颊赤，口干唇焦，烦渴昏闷。

—组成—松花、蒲黄、川芎、当归、石膏等份。

—用法—上药为末。每服二钱，水二合，红花二捻，同煎七分，细呷。

—来源—《本草纲目》卷三十四·松条。

产后中寒

泽泻

—病征—产后中寒，遍身冷直，口噤，不识人。

—组成—白术四两，泽泻一两，生姜五钱。

—用法—上药以水一升，煎服。

—来源—《本草纲目》卷十二・术条。

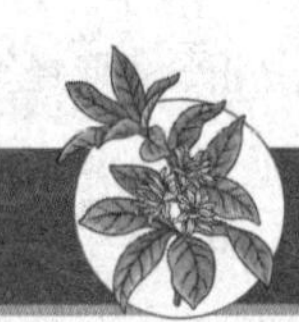

产后腹痛

产后腹痛

—病征—产后腹痛如绞。

—组成—当归末五钱。

—用法—上药以白蜜一合，水一盏，煎一盏，分为二服，未效再服。

—来源—《本草纲目》卷十四・当归条。

儿枕作痛

—组成—五灵脂。

—用法—上药慢炒，研末。酒服二钱。

—来源—《本草纲目》卷四十八・寒号虫条。

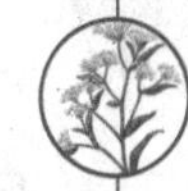

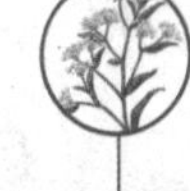

产妇腹痛

—病征—产妇腹痛有干血。

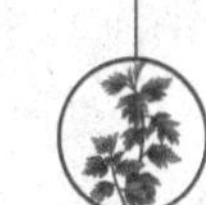

—组成—䗪虫（去足）二十枚，桃仁二十枚，大黄二两。

—用法—上药为末，炼蜜杵和，分为四丸。每以一丸，酒一升，煮取二合，温服，当下血也。

—来源—《本草纲目》卷四十一・䗪虫条。

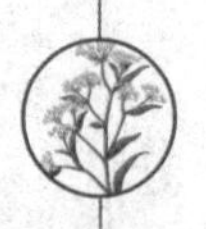
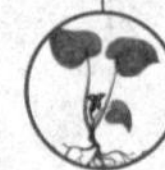
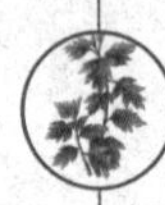

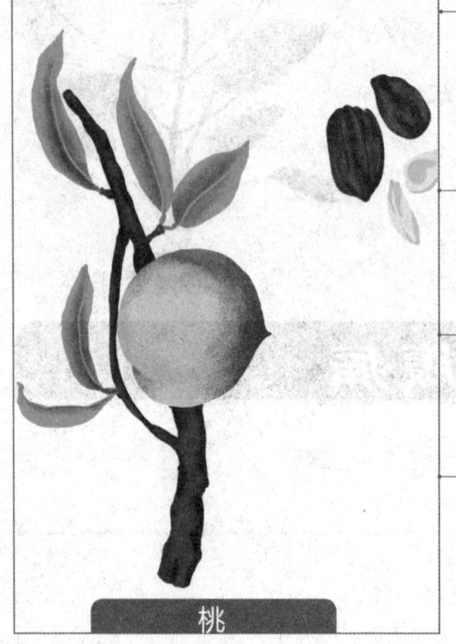

桃

入药部位

桃的成熟种子。

性味与归经

苦、甘，平。入心、肝、大肠经。

功效

活血祛瘀，润肠通便。

主治

癥瘕结块，肺痈肠痈，经闭痛经，肠燥便秘等。

产后腹胀

—病征—产后腹胀不通，转气急，坐卧不安。

—组成—麦蘖一合。

—用法—上药为末。和酒服，良久通转，神验。

—来源—《本草纲目》卷二十五・蘖米条。

产后腹大

—病征—产后腹大坚满，喘不能卧。

—组成—章柳根三两，大戟一两半，甘遂（炒）一两。

—用法—上药为末。每服二三钱，热汤调下，大便宜利为度。

—来源—《本草纲目》卷十七・商陆条。

产后胀冲

—病征—产后胀冲气噎。

—组成—硭砺石、代赭石等份。

—用法—上药为末，醋糊丸梧子大。每服三五十丸，醋汤下。

—来源—《本草纲目》卷十·姜石条。

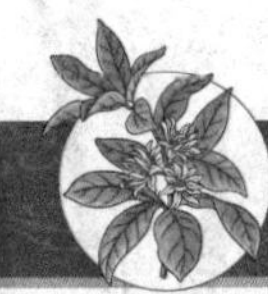

产后出血

产后下血

—病征—产后下血，羸瘦迨死。

—组成—蒲黄二两。

—用法—上药以水二升，煎八合，顿服。

—来源—《本草纲目》卷十九·香蒲、蒲黄条。

产后血多

—病征—产后血多不止。

—组成—乌鸡子三枚。

—用法—上药以醋半升，酒二升，和搅，煮取一升，分四服。

—来源—《本草纲目》卷四十八·鸡条。

产后亡血

—病征—产后亡血过多，心腹彻痛。

—组成—贯众（状如刺猬者）一个。

—用法—上药全用不剉，只揉去毛及花萼，以好醋蘸湿，慢火炙令香熟，候

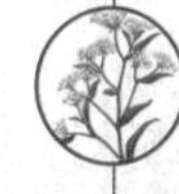

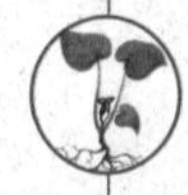

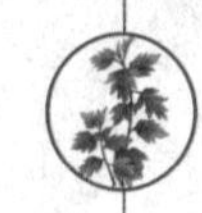

冷为末，米饮空心每服二钱，甚效。

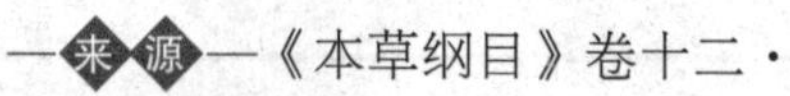
—来源—《本草纲目》卷十二·贯众条。

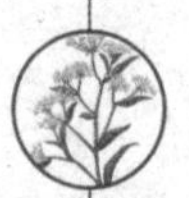
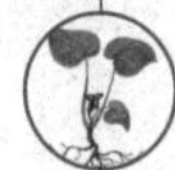
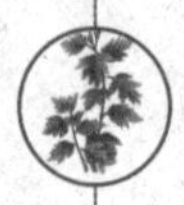

产后血崩

—组成—莲蓬壳五个，香附二两。

—用法—上药烧存性，为末。每服二钱，米饮下，日二。

—来源—《本草纲目》卷三十三·莲藕条。

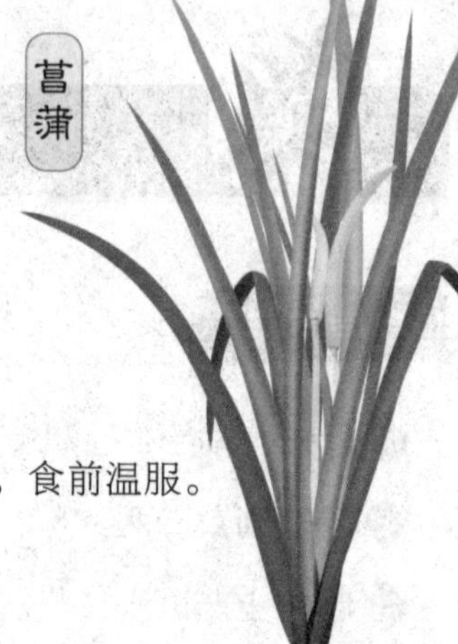

产后崩中

—病征—产后崩中，下血不止。

—组成—菖蒲一两半。

—用法—上药以酒二盏，煎取一盏，去滓分三服，食前温服。

—来源—《本草纲目》卷十九·菖蒲条。

产后血攻

—病征—产后血攻或下血不止，心闷面青，身冷欲绝。

—组成—新羊血。

—用法—上药一盏饮之。三两服妙。

—来源—《本草纲目》卷五十·羊条。

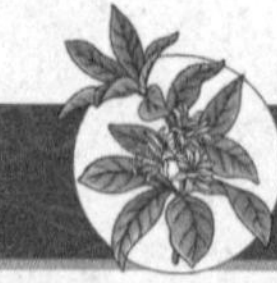

产后恶露不绝

产后恶露

—病征—产后恶露，七八日不止。

——组成——败酱、当归各六分，续断、芍药各八分，川芎、竹茹各四分，生地黄（炒）十二分。

——用法——上药以水二升，煮取八合，空心服。

——来源——《本草纲目》卷十六·败酱条。

败酱草

血露不绝

——组成——桑根。

——用法——上药取屑五指撮，以醇酒服之。日三服。

——来源——《本草纲目》卷三十六·桑条。

产后恶物

——病征——产后恶物不下。

——组成——芫花、当归等份。

——用法——上药炒为末。调一钱服。

——来源——《本草纲目》卷十七·芫花条。

恶露不快

——病征——产后恶露不快，腰痛，小腹如刺，时作寒热，头痛不思饮食；久有瘀血，月水不调，黄瘦不食；心痛。

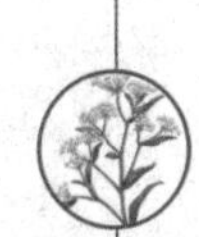

——组成——紫金丸。

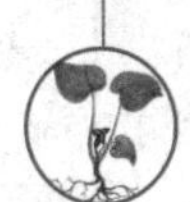

——用法——上药以五灵脂水淘净炒末一两，以好米醋调稀，慢火熬膏，入真蒲黄末和丸龙眼大。每服一丸，以水与童子小便各半盏，煎至七分，温服，少顷再服，恶露即下。血块经闭者，酒磨服之。

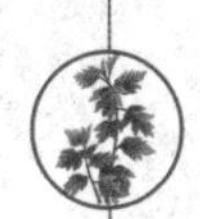

——来源——《本草纲目》卷四十八·寒号虫条。

产后恶血

——病征——产后恶血不尽，或经月半年。

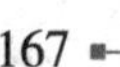

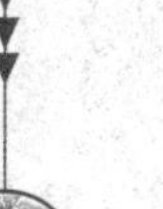

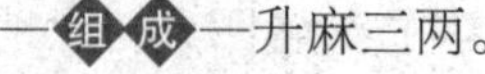

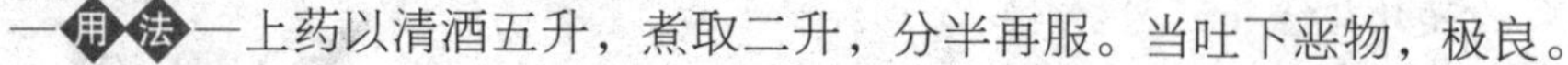

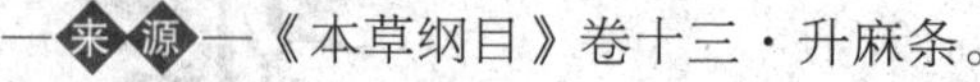

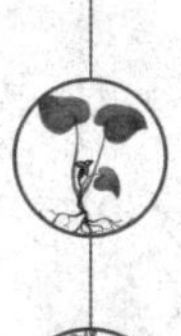

—组成—升麻三两。

—用法—上药以清酒五升，煮取二升，分半再服。当吐下恶物，极良。

—来源—《本草纲目》卷十三・升麻条。

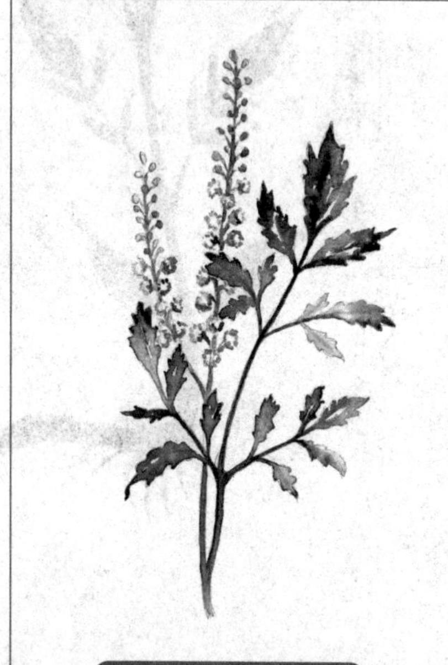

升麻

入药部位

升麻的根茎。

性味与归经

甘、辛，微寒。入肺、脾、大肠、胃经。

功效

发表透疹，清热解毒，升举阳气。

主治

麻疹透发不畅，热毒斑疹，口舌生疮，咽喉肿痛，疮疡，久泻脱肛，子宫下垂等。

产后血块

—组成—大黄末一两。

—用法—上药以头醋半升，熬膏，丸梧子大。每服五丸，温醋化下，良久当下。

—来源—《本草纲目》卷十七・大黄条。

产后败血

—病征—产后败血，儿枕块硬，疼痛发歇，及新产乘虚，风寒内搏，恶露不快，脐腹坚胀。

—组成—当归（炒）、鬼箭（卫矛）（去中心木）、红蓝花各一两。

—用法—上药每服三钱，酒一大盏，煎七分，食前温服。

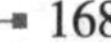

—来源—《本草纲目》卷三十六·卫矛条。

产后瘀血

—病征—产后瘀血不尽。

—组成—麻子仁五升。

—用法—上药以酒一升渍一夜，明旦去滓温服一升。不瘥，再服一升，不吐不下。不得与男子通一月，将养如初。

—来源—《本草纲目》卷二十二·大麻条。

产后血瘀

—组成—蒲黄三两。

—用法—上药以水三升，煎一升，顿服。

—来源—《本草纲目》卷十九·香蒲、蒲黄条。

产后血痛

—病征—产后血痛，有块。

—组成—姜黄、桂心等份。

—用法—上药为末，酒服方寸匕。血下尽即愈。

—来源—《本草纲目》卷十四·姜黄条。

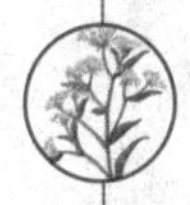

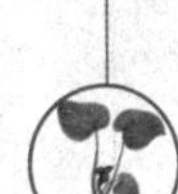

产后排尿异常

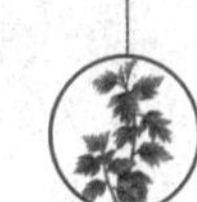

产后淋沥

—组成—紫草一两。

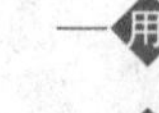

—用法—上药为散，每食前用井华水服二钱。

—来源—《本草纲目》卷十二·紫草条。

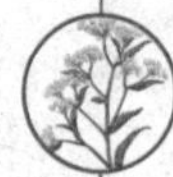

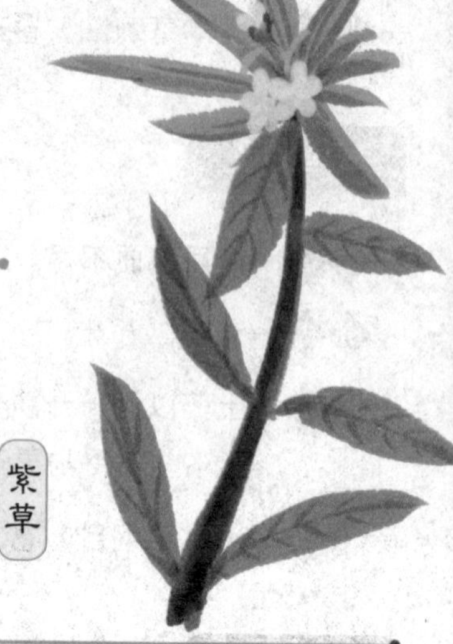

产后诸淋

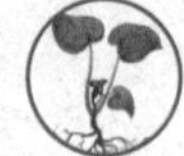

—组成—紫荆皮五钱。

—用法—上药以半酒半水煎，温服。

—来源—《本草纲目》卷三十六·紫荆条。

产后尿闭

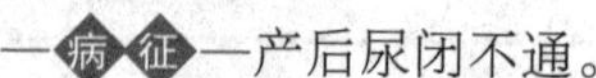

—病征—产后尿闭不通。

—组成—陈皮一两。

—用法—上药去白为末，每空心温酒服二钱，一服即通。

—来源—《本草纲目》卷三十·橘条。

产后尿血

—组成—川牛膝。

—用法—上药以水煎频服。

—来源—《本草纲目》卷十六·牛膝条。

产妇脬损

—病征—产妇脬损，小便淋沥不断。

—组成—黄丝绢三尺，黄蜡半两，蜜一两，茅根二钱，马勃末二钱。

—用法—黄丝绢以炭灰淋汁，煮至极烂，清水洗净。入黄蜡、蜜、茅根、马勃末。水一升，煎一盏，空心顿服。

—来源—《本草纲目》卷三十八·绢条。

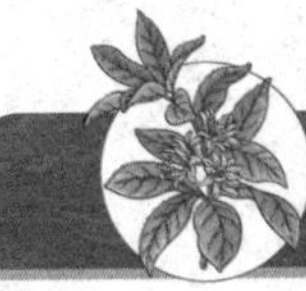

产后血晕

产后血晕

—病征—产后血晕，血结聚于胸中，或偏于少腹，或连于胁肋。

—组成—水蛭（炒）、虻虫（去翅足炒）、没药、麝香各一钱。

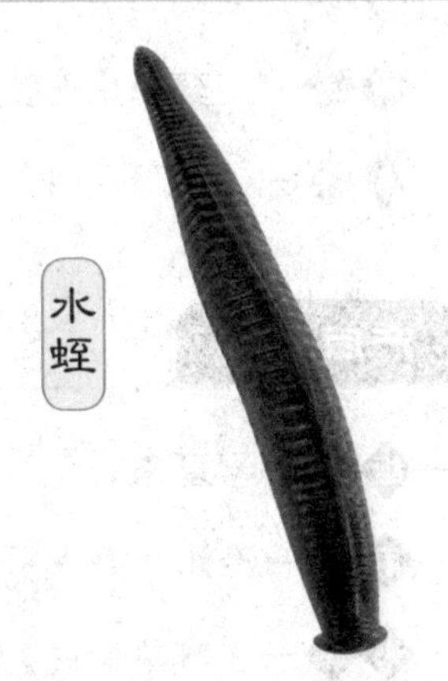

—用法—上药为末，以四物汤调下。

—来源—《本草纲目》卷四十・水蛭条。

产后血晕

—组成—人参一两，紫苏半两。

—用法—上药以童尿、酒、水三合，煎服。

—来源—《本草纲目》卷十二・人参条。

妇人血晕

—组成—没药末一钱。

—用法—上药酒服便止。

—来源—《本草纲目》卷三十四・没药条。

伤寒产后

—病征—伤寒产后，血晕欲死。

—组成—荷叶、红花、姜黄等份。

—用法—上药炒研末。童子小便调服二钱。

—来源—《本草纲目》卷三十三・莲藕条。

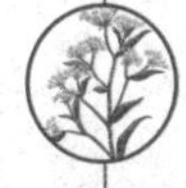

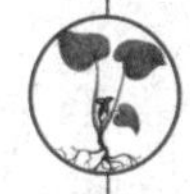

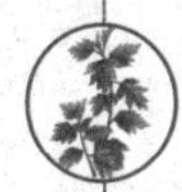

失血眩晕

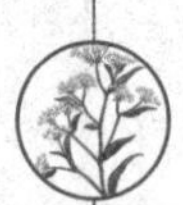
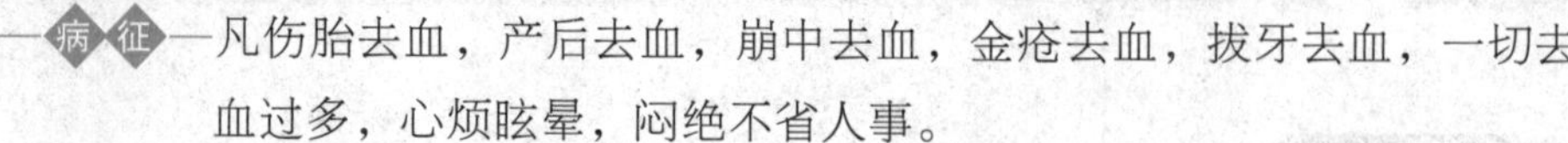

—病征—凡伤胎去血，产后去血，崩中去血，金疮去血，拔牙去血，一切去血过多，心烦眩晕，闷绝不省人事。

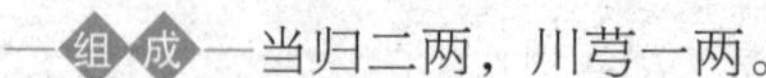

—组成—当归二两，川芎一两。

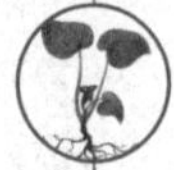

—用法—上药每用五钱，水七分，酒三分，煎七分，热服，日再。

—来源—《本草纲目》卷十四・当归条。

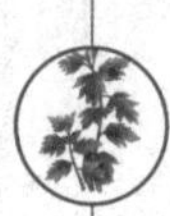

产后晕绝

—组成—半夏末。

—用法—冷水和丸大豆大，纳鼻中即愈。

—来源—《本草纲目》卷十七・半夏条。

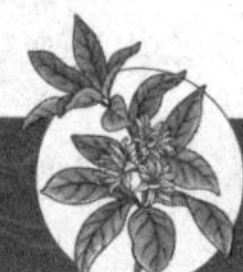

产后大便难

产后秘塞

—病征—产后秘塞，出血多。

—组成—人参、麻子仁、枳壳（麸炒）。

—用法—上药为末，炼蜜丸梧子大。每服五十丸，米饮下。

—来源—《本草纲目》卷十二・人参条。

产后虚闭

—组成—阿胶（炒）、枳壳（炒）各一两，滑石二钱半。

—用法—上药为末，蜜丸梧子大。每服五十丸，温水下。未通，再服。

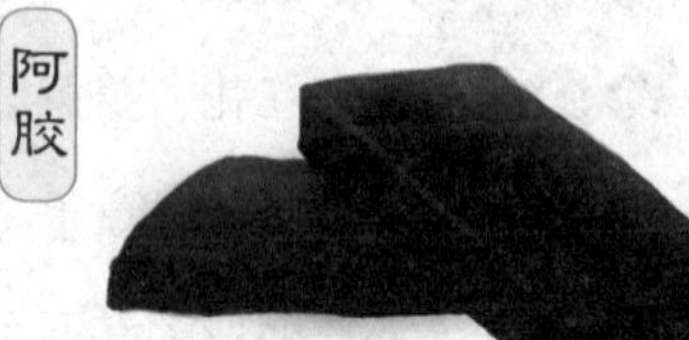

《本草纲目》卷五十·阿胶条。

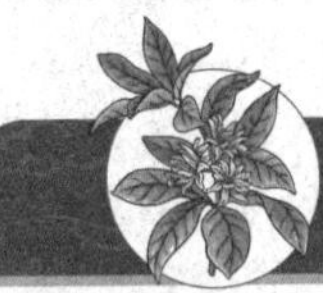

产后痢疾

产后诸痢

组成——苍耳叶。

用法——上药捣绞汁，温服半中盏，日三四服。

来源——《本草纲目》卷十五·枲耳条。

产后泻痢

组成——小龙牙根一握。

用法——上药浓煎服之甚效，即蛇含是也。

来源——《本草纲目》卷十六·蛇含条。

临产下痢

组成——栀子。

用法——上药烧研，空心热酒服一匙，甚者不过五服。

来源——《本草纲目》卷三十六·栀子条。

栀子

胎产下痢

组成——龟甲一枚。

用法——上药醋炙为末。米饮服一钱，日二。

来源——《本草纲目》卷四十五·水龟条。

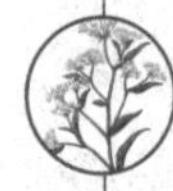

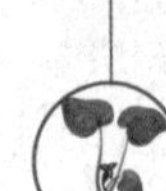

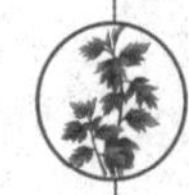

产后下痢

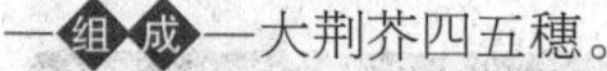

—组成—大荆芥四五穗。

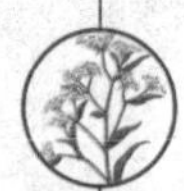

—用法—上药于盏内烧存性，不得犯油火，入麝香少许，以沸汤些须调下。

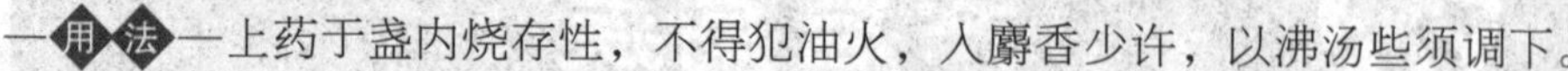

—来源—《本草纲目》卷十四·假苏条。

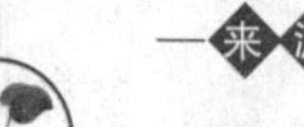

产后痢渴

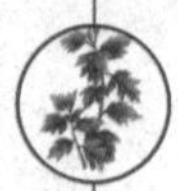

—病征—产后痢渴，久病津液枯竭，四肢浮肿，口舌干燥。

—组成—冬瓜一枚，黄土泥厚五寸。

—用法—上药煨熟绞汁饮。

—来源—《本草纲目》卷二十八·冬瓜条。

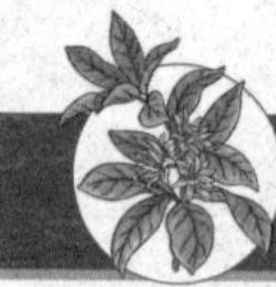

产后杂症

产后百病

—病征—妇人产后百病诸气。

—组成一—桃仁一千二百枚。

—用法—上药去皮、尖、双仁，熬捣极细，以清酒一斗半，研如麦粥，纳小瓶中，面封，入汤中煮一伏时。每服一匙，温酒和服，日再。

—来源—《本草纲目》卷二十九·桃条。

—组成二—大豆三升。

—用法—大豆熬熟，至微烟出，入瓶中，以酒五升沃之，经一日以上。服酒一升，温覆令少汗出，身润即愈。

—来源—《本草纲目》卷二十四·大豆条。

产后诸病

病征—凡产后，秽污不尽，腹满及产后血晕，心头硬，或寒热不禁，或心闷、手足烦热、气力欲绝。

组成—延胡索。

用法—上药炒研，酒服二钱，甚效。

来源—《本草纲目》卷十三·延胡索条。

产后中风

病征—产后中风语涩，四肢拘急。

组成—羌活三两。

用法—上药为末。每服五钱，酒、水各一盏，煎减半服。

来源—《本草纲目》卷十三·独活条。

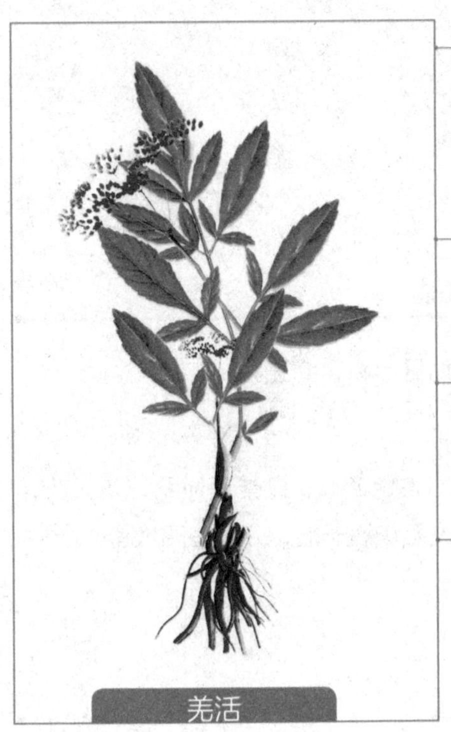

羌活

入药部位

羌活的根茎及根。

性味与归经

辛、苦，温。入肾经。

功效

祛风解表，祛风湿，止痛。

主治

感冒风寒，发热恶寒，风湿痹痛，头痛等。

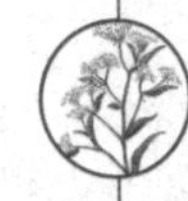

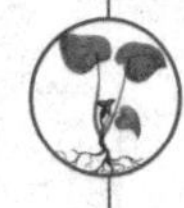

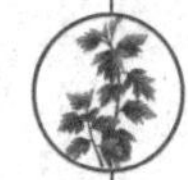

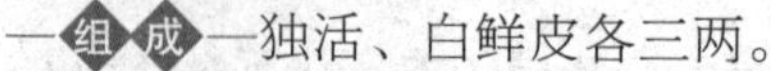
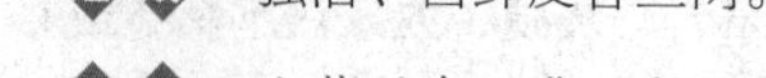

产后风虚

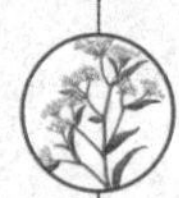
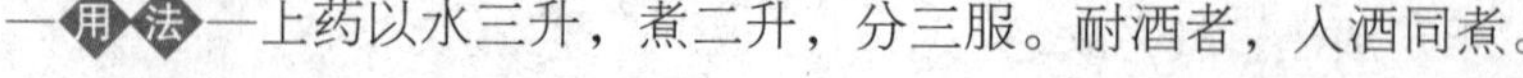

—组成—独活、白鲜皮各三两。

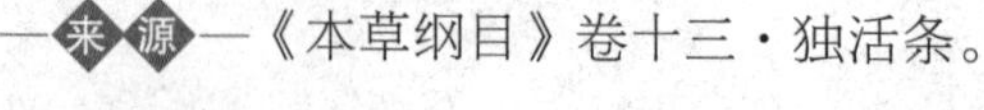

—用法—上药以水三升，煮二升，分三服。耐酒者，入酒同煮。

—来源—《本草纲目》卷十三·独活条。

白鲜皮

产后虚羸

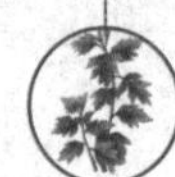

—病征—产后虚羸，令人肥白健壮。

—组成—羊脂二斤，生地黄汁一斗。

—用法—上药以姜汁五升，白蜜三升，煎如饴。温酒服一杯，日三。

—来源—《本草纲目》卷五十·羊条。

产后水肿

—病征—产后水肿，血虚浮肿。

—组成—泽兰、防己等份。

—用法—上药为末。每服二钱。醋汤下。

—来源—《本草纲目》卷十四·泽兰条。

产后癫狂

—病征—产后癫狂，败血及邪气入心，如见祟物，癫狂。

—组成—大辰砂一二钱。

—用法—上药研细飞过，用饮儿乳汁三四茶匙调湿，以紫项地龙一条入药，滚三滚，刮净，去地龙不用，入无灰酒一盏，分作三四次服。

—来源—《本草纲目》卷九·丹砂条。

产后腰痛

—病征—产后腰痛，乃血气流入腰腿，痛不可转。

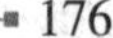

—组成—败酱、当归各八分，川芎、芍药、桂心各六分。

—用法—上药以水二升，煮八合，分二服。忌葱。

—来源—《本草纲目》卷十六·败酱条。

产后带下

—组成—漏卢一两，艾叶（炒）四两。

—用法—上药为末。米醋三升，入药末一半，同熬成膏，入后末和丸梧子大，每温水下三十丸。

—来源—《本草纲目》卷十五·漏卢条。

产后血冲

—病征—产后血冲，心胸满喘，命在须臾。

—组成—血竭、没药各一钱。

—用法—上药研细，童便和酒调服。

—来源—《本草纲目》卷三十四·麒麟竭条。

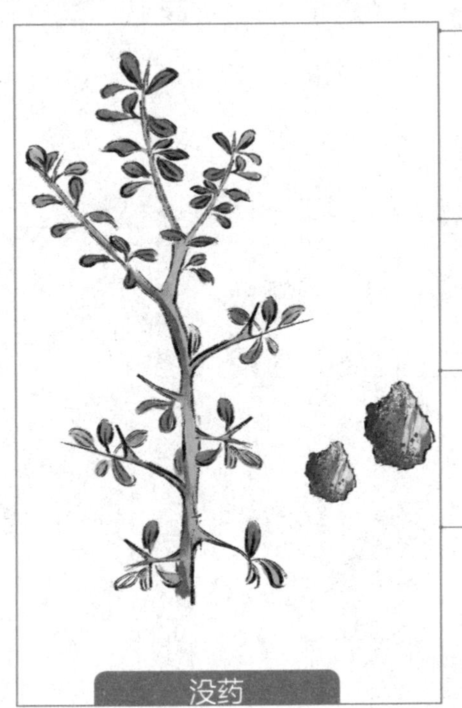

入药部位

没药树及其同属植物中取得的干燥胶树脂。

性味与归经

苦，平。入肝经。

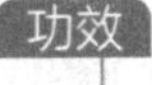

功效

行气止痛。

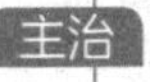

主治

脘腹疼痛，风湿痹痛，跌仆伤痛，经行腹痛，疮疡肿痛等。

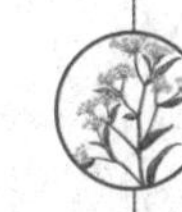

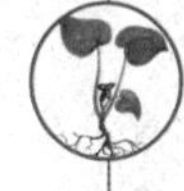

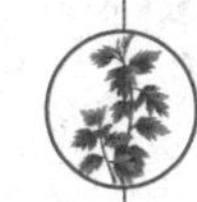

产后泻血

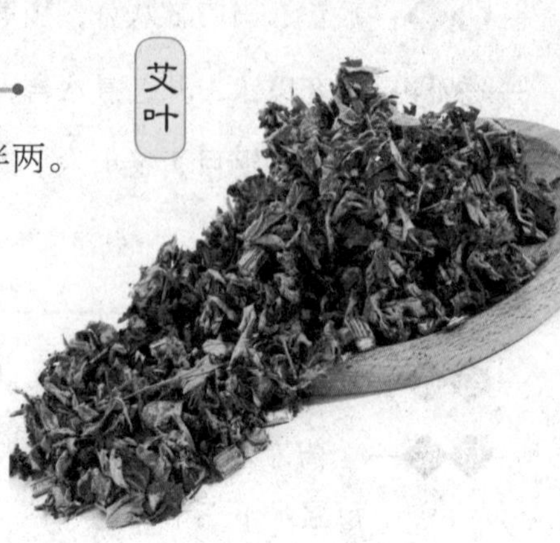

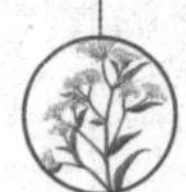

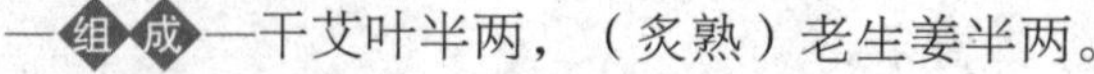

组成——干艾叶半两，（炙熟）老生姜半两。

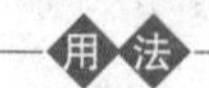

用法——上药浓煎汤，一服止，妙。

来源——《本草纲目》卷十五·艾条。

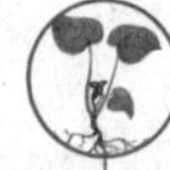

产后咳逆

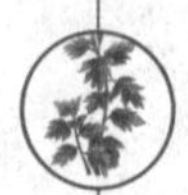

病征——产后咳逆呕吐，心忡目晕。

组成——石莲子两半，白茯苓一两，丁香五钱。

用法——上药为末。每米饮服二钱。

来源——《本草纲目》卷三十三·莲藕条。

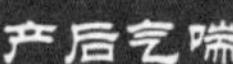

产后气喘

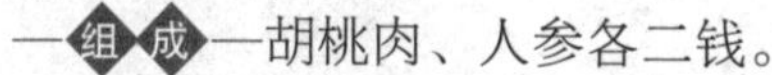

组成——胡桃肉、人参各二钱。

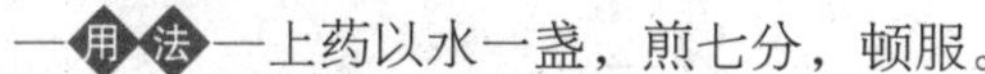

用法——上药以水一盏，煎七分，顿服。

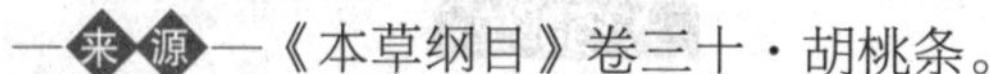

来源——《本草纲目》卷三十·胡桃条。

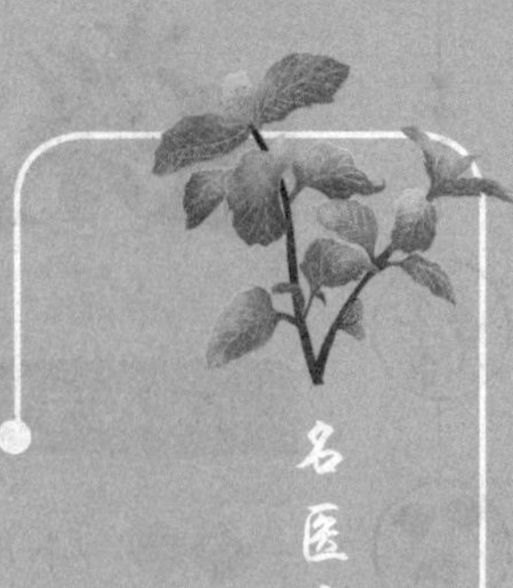

第五章

儿科特效良方

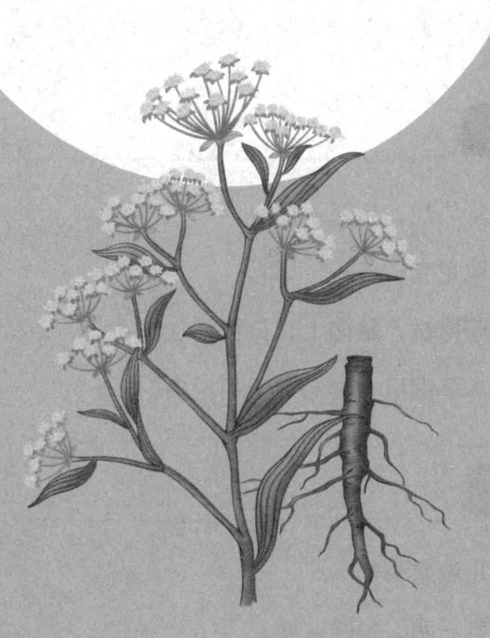

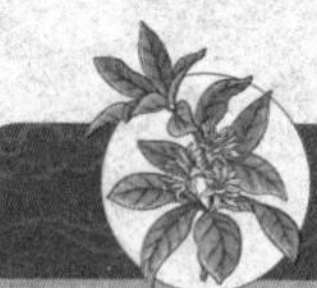

小儿感冒

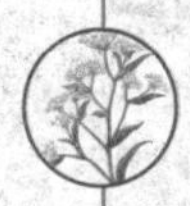

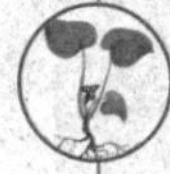

小儿天行

—病征—小儿天行，壮热头痛。

—组成—木香六分，白檀香三分。

—用法—上药为末。清水和服。仍温水调涂囟顶上取瘥。

—来源—《本草纲目》卷十四・木香条。

小儿风寒

—病征—小儿风寒，烦热有痰，不省人事。

—组成—荆芥穗半两（焙），麝香、片脑各一字。

—用法—上药为末，每茶服半钱。大人亦治。

—来源—《本草纲目》卷十四・假苏条。

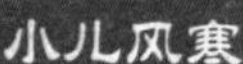

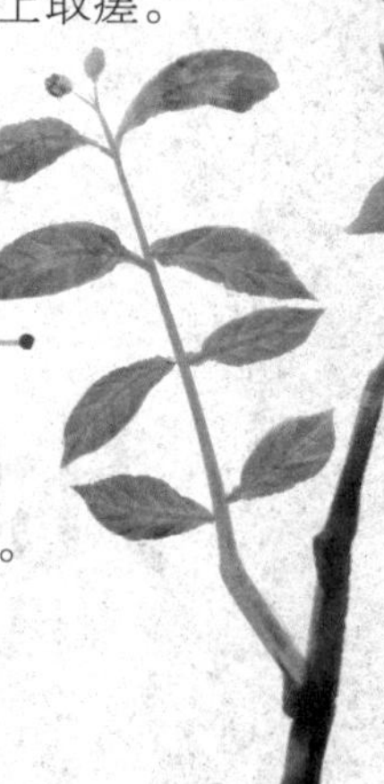

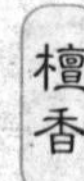

小儿头热

—病征—小儿头热，鼻塞不通。

—组成—湿地龙粪。

—用法—上药捻饼，贴囟上，日数易之。

—来源—《本草纲目》卷七・蚯蚓泥条。

小儿鼻塞

—病征—小儿鼻塞头热。

—组成—薰草一两，羊髓三两。

—用法—上药铫内慢火熬成膏，去滓，日摩背上三四次。

—来源—《本草纲目》卷十四·薰草、零陵香条。

小儿咽肿

—组成一—恶实根。

—用法—上药捣汁，细咽之。

—来源—《本草纲目》卷十五·恶实条。

—组成二— 杏仁。

—用法—上药炒黑，研烂含咽。

—来源—《本草纲目》卷二十九·杏条。

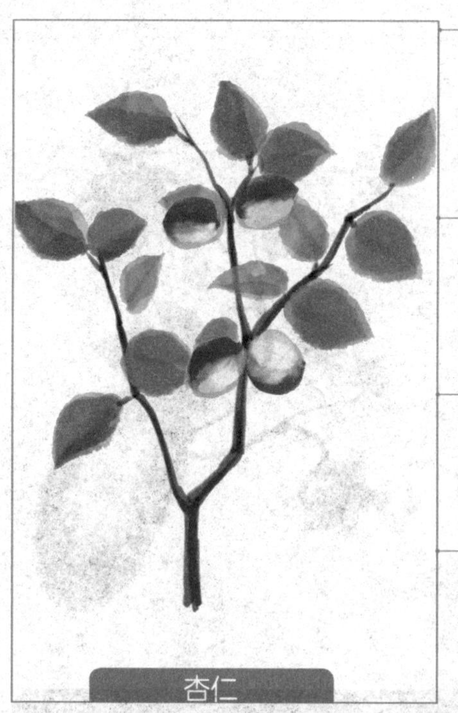
杏仁

入药部位

杏、山杏等的种仁。

性味与归经

甘、苦，温。有小毒。入肺、大肠经。

功效

止咳化痰，润肠通便。

主治

咳嗽，气喘，肠燥便秘等。

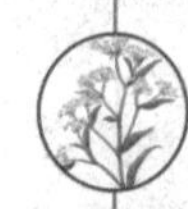
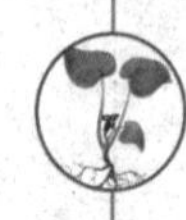
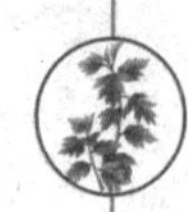

小儿寒热

—病征—小儿寒热及热气中人。

—组成—猪后蹄甲。

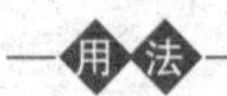—用法—上药烧灰，乳汁调服一撮，日二服。

—来源—《本草纲目》卷五十·豕条。

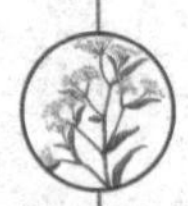

小儿风热

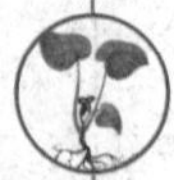

—病征— 小儿风热，挟风蕴热，体热。

—组成—太阴玄精石一两，石膏七钱半，龙脑半两。

—用法—上药为末。每服半钱，新汲水下。

—来源—《本草纲目》卷十一·玄精石条。

小儿热病

—病征—小儿热病，壮热烦渴，头痛。

—组成—生地黄汁三合，蜜半合。

—用法—上药和匀，时时与服。

—来源—《本草纲目》卷十六·地黄条。

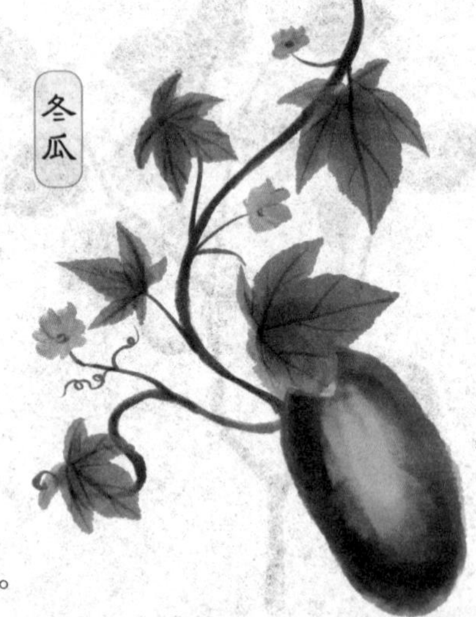

婴孩寒热

—组成—冬瓜。

—用法—上药炮熟，绞汁饮。

—来源—《本草纲目》卷二十八·冬瓜条。

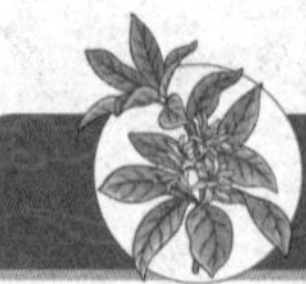

风疹

一切风疹

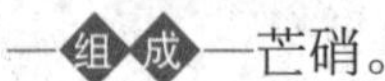—组成—芒硝。

—用法—水煮芒硝汤拭之。

—来源—《本草纲目》卷十一·朴硝条。

芒硝

风疹作痒

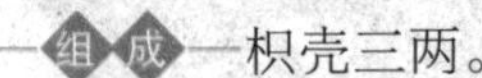

—组成—枳壳三两。

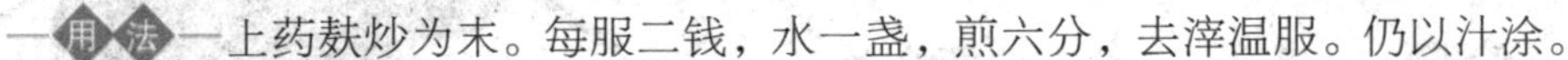

—用法—上药麸炒为末。每服二钱，水一盏，煎六分，去滓温服。仍以汁涂。

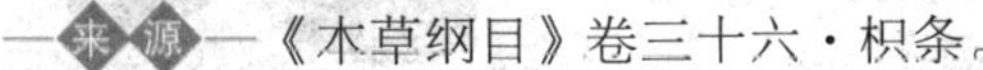

—来源—《本草纲目》卷三十六·枳条。

遍身风疹

—病征—遍身风疹，痹痛不可忍，胸颈脐腹及近隐皆然者，亦多涎痰，夜不得睡。

—组成—苦参末一两，皂角二两。

—用法—上药以水一升揉滤取汁。石器熬成膏，和末丸梧子大。每服三十丸，食后温水服，次日便愈。

—来源—《本草纲目》卷十三·苦参条。

风疹入腹

—病征—风疹入腹，身体强，舌干硬。

—组成—蔓菁子三两。

—用法—上药为末，每温酒服一钱。

—来源—《本草纲目》卷二十六·芜菁条。

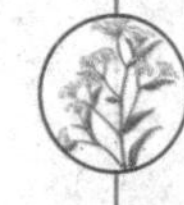

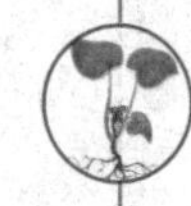

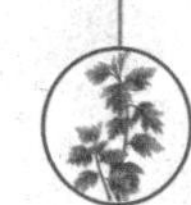

婴孺风疹

—病征—婴孺风疹，在皮肤不出及疮毒。

—组成—慎火苗叶（景天苗叶）五大两，盐三大两。

—用法—上药同研绞汁。以热手摩涂，日再上之。

—来源—《本草纲目》卷二十·景天条。

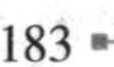

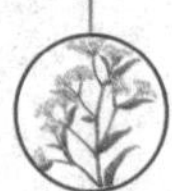

风瘙瘾疹

——组成一——白术。

——用法——上药为末，酒服方寸匕，日二服。

——来源——《本草纲目》卷十二·术条。

——组成二——赤小豆、荆芥穗等份。

——用法——上药为末，鸡子清调涂之。

——来源——《本草纲目》卷二十四·赤小豆条。

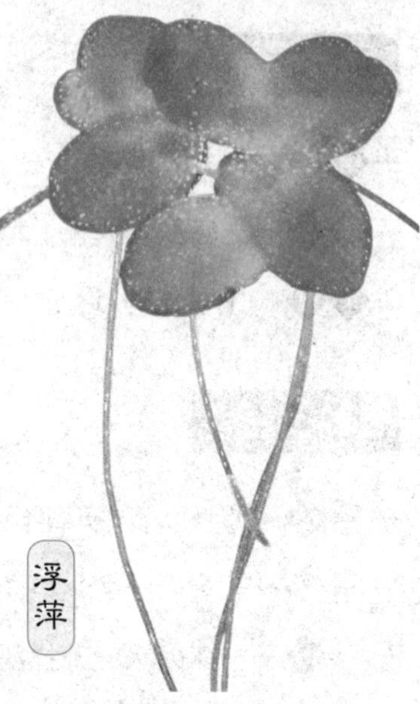

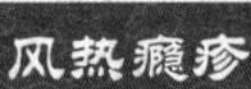

风热瘾疹

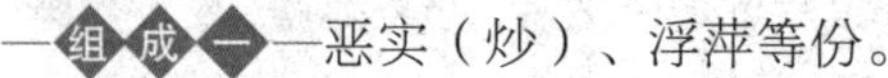

——组成一——恶实（炒）、浮萍等份。

——用法——上药以薄荷汤服二钱，日二服。

——来源——《本草纲目》卷十五·恶实条。

——组成二——浮萍（蒸过焙干）、恶实（酒煮晒干炒）各一两。

——用法——上药为末。每薄荷汤服一二钱，日二次。

——来源——《本草纲目》卷十九·水萍条。

游风瘾疹

——组成——盐泥二两，百合半两，黄丹二钱，醋一分，唾四分。

——用法——上药以楮叶掺动，捣和贴之。

——来源——《本草纲目》卷二十七·百合条。

风疹风癣

——组成——沙蜜一斤，糯饭一升，面曲五两，熟水五升。

——用法——上药同入瓶内，封七日成酒。寻常以蜜入酒代之，亦良。

——来源——《本草纲目》卷二十五·酒条。

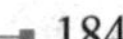

白游风肿

—组成—螺蛳肉。

—用法—上药入盐少许，捣泥贴之，神效。

—来源—《本草纲目》卷四十六·蜗螺条。

白疹瘙痒

—组成—小枸橘（细切），麦麸（炒黄）为末。

—用法—上药每服二钱，酒浸少时，饮酒，初以枸橘煎汤洗患处。

—来源—《本草纲目》卷三十六·枸橘条。

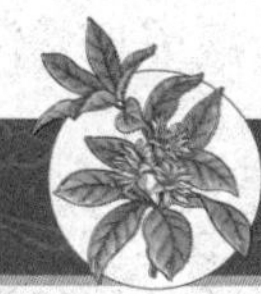

小儿咳嗽

小儿咳嗽

—组成一—生姜四两。

—用法—上药煎汤浴之。

—来源—《本草纲目》卷二十六·生姜条。

—组成二—蜂房二两。

—用法—上药洗净烧研。每服一字，米饮下。

—来源—《本草纲目》卷三十九·露蜂房条。

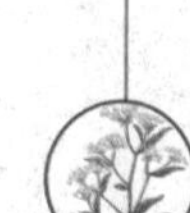

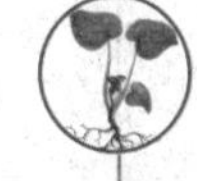

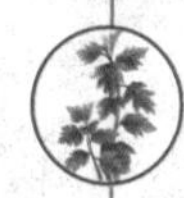

小儿晬嗽

—病征—百日内咳嗽痰壅。

—组成— 贝母五钱，甘草（半生半炙）二钱。

—用法—上药为末，砂糖丸芡子大，每米饮化下一丸。

—来源—《本草纲目》卷十三·贝母条。

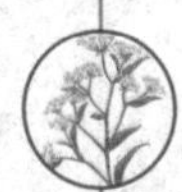

小儿热嗽

—组成—甘草二两，猪胆汁（浸五宿）。

—用法—上药炙研末，蜜丸绿豆大，食后薄荷汤下十丸。

—来源—《本草纲目》卷十二·甘草条。

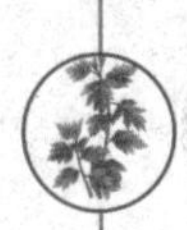

小儿痰吐

—病征—小儿痰吐，或风壅所致，或咳嗽发热，饮食即呕。

—组成—半夏（泡七次）半两，丁香一钱。

—用法—以半夏末水和包丁香，用面重包，煨熟，去面为末，生姜自然汁和丸麻子大。每服二三十丸，陈皮汤下。

—来源—《本草纲目》卷十七·半夏条。

小儿痰热

—病征—小儿痰热，咳嗽惊悸。

—组成—半夏、南星等份。

—用法—上药为末。牛胆汁和，入胆内，悬风处待干，蒸饼丸绿豆大。每姜汤下三五丸。

—来源—《本草纲目》卷十七·半夏条。

小儿风痰

—病征—小儿风痰，热毒壅滞，凉心压惊。

—组成—牛胆南星一两，入金钱薄荷十片，丹砂一钱半，龙脑、麝香各一字。

—用法—上药研末，炼蜜丸芡子大。每服一丸，竹叶汤化下。

—来源—《本草纲目》卷十七·虎掌、天南星条。

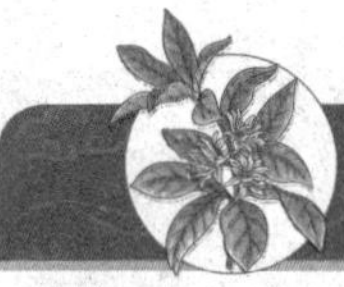

小儿发热

小儿诸热

组成——大黄（煨熟）、黄芩各一两。

用法——上药为末，炼蜜丸麻子大。每服五丸至十丸，蜜汤下。加黄连，名三黄丸。

来源——《本草纲目》卷十七・大黄条。

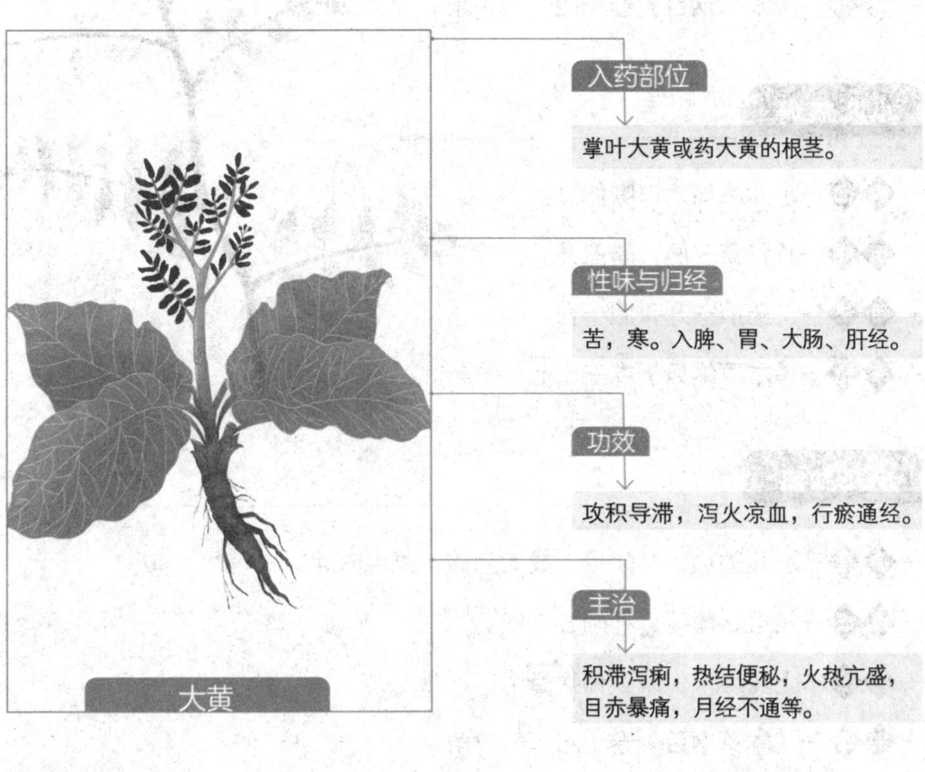

大黄

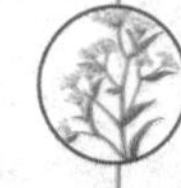

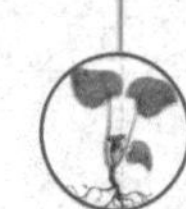

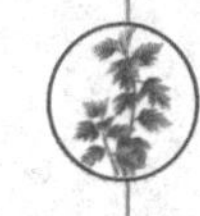

小儿多热

组成——郁李仁。

用法——熟汤研郁李仁如杏酪，一日服二合。

—来源—《本草纲目》卷三十六·郁李条。

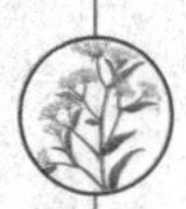

小儿身热

—组成一—石膏一两，青黛一钱。

—用法—上药为末，糕糊丸龙眼大。每服一丸，灯心汤化下。

—来源—《本草纲目》卷九·石膏条。

—组成二—白芷苗、苦参等份。

—用法—上药以煎浆水，入盐少许洗之。

—来源—《本草纲目》卷十四·白芷条。

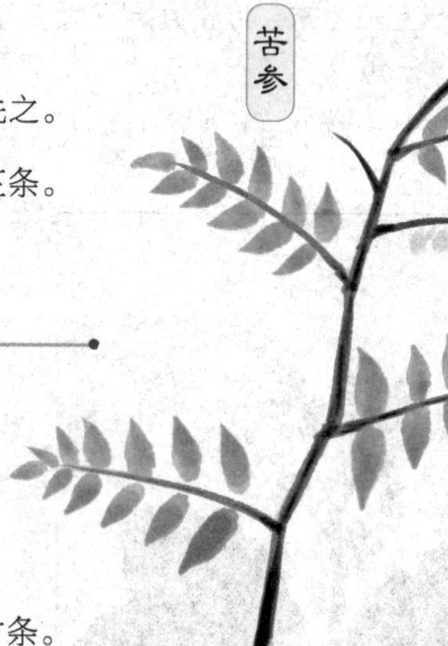

小儿热痛

—病征—小儿热痛，口噤体热。

—组成—竹青茹三两，醋三升。

—用法—上药煎一升，服一合。

—来源—《本草纲目》卷三十七·竹条。

小儿脑热

—病征—小儿脑热，好闭目，或太阳痛，或目赤肿。

—组成—川芎、薄荷、朴硝各二钱。

—用法—上药为末。以少许吹鼻中。

—来源—《本草纲目》卷十四·芎䓖条。

小儿骨热

—病征—十五岁以下，遍身如火，日渐黄瘦，盗汗咳嗽烦渴。

—组成—柴胡四两，丹砂三两。

—用法—上药为末，豮猪胆汁拌和，饭上蒸熟，丸绿豆大。每服一丸，桃仁、乌梅汤下，日三服。

—来源—《本草纲目》卷十三·茈胡条。

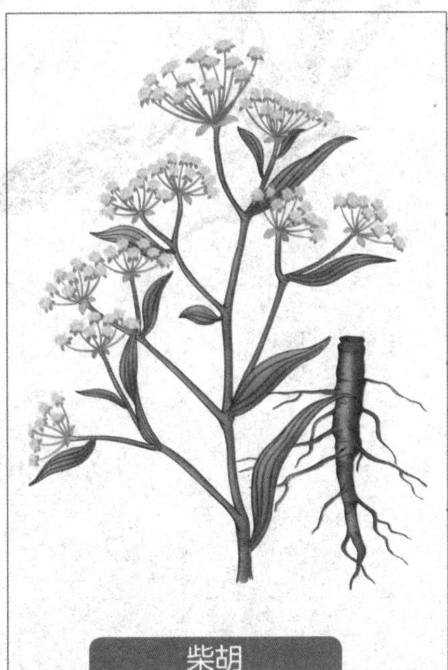

柴胡

入药部位
北柴胡或狭叶柴胡等的根或全草。

性味与归经
苦，平。入心包、肝、三焦、胆经。

功效
解表，退热，疏肝解郁，升举阳气。

主治
感冒，发热，疟疾，肝气郁结，月经不调等。

小儿潮热

—病征—小儿潮热，往来盗汗。

—组成—南番胡黄连、柴胡等份。

—用法—上药为末。炼蜜丸芡子大。每服一丸至五丸，安器中，以酒少许化开，更入水五分，重汤煮二三十沸，和滓服。

—来源—《本草纲目》卷十三·胡黄连条。

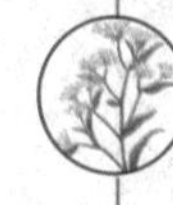

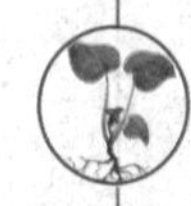

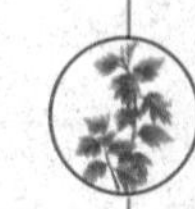

小儿蒸热

—病征—小儿蒸热，脾虚羸瘦，不能饮食。

—组成—白术、白茯苓、白芍药各一两，甘草半两。

—用法—上药为散，姜、枣煎服。

—来源—《本草纲目》卷十二·术条。

小儿骨蒸

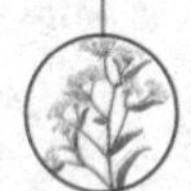

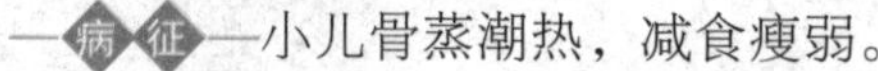

病征—小儿骨蒸潮热，减食瘦弱。

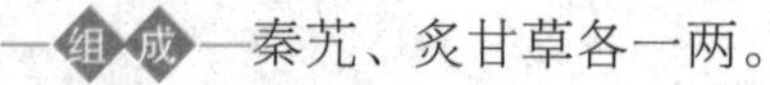

组成—秦艽、炙甘草各一两。

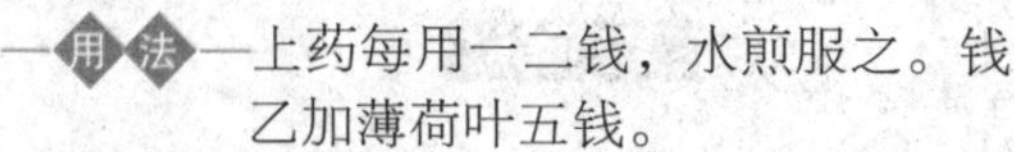

用法—上药每用一二钱，水煎服之。钱乙加薄荷叶五钱。

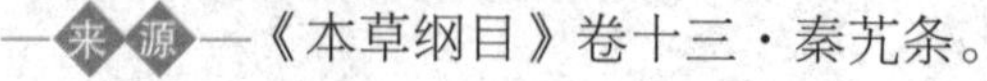

来源—《本草纲目》卷十三·秦艽条。

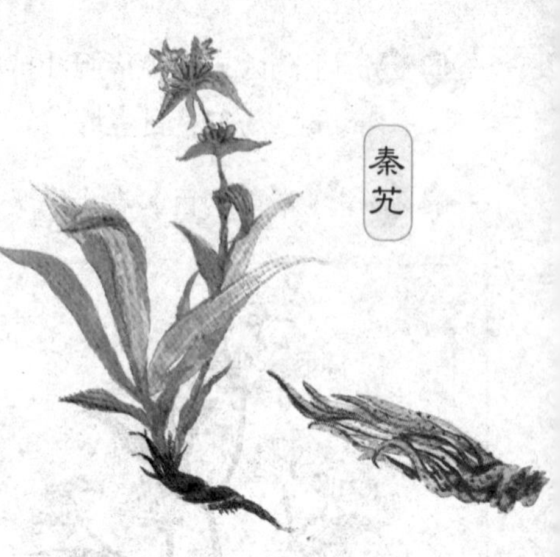

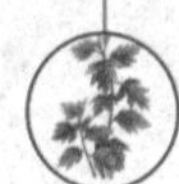

小儿热渴

组成—莲实二十枚（炒），浮萍二钱半，生姜少许。

用法—上药水煎，分三服。

来源—《本草纲目》卷三十三·莲藕条。

小儿鼻干

病征—小儿鼻干无涕，脑热也。

组成—黄米粉、生矾末各一两。

用法—上药每以一钱，水调贴囟上，日二次。

来源—《本草纲目》卷二十三·粱条。

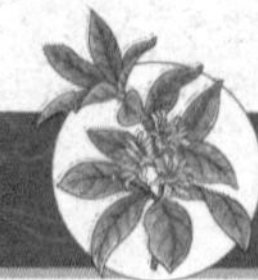

小儿哮喘

小儿哮疾

组成—向南墙上年久螺蛳。

用法—上药为末，日晡时以水调成，日落时，吞之即效。

来源—《本草纲目》卷四十六·蜗螺条。

小儿喘咳

—病征—小儿喘咳，发热自汗吐红，脉虚无力。

—组成—人参、天花粉等份。

—用法—上药每服半钱，蜜水调下，以瘥为度。

—来源—《本草纲目》卷十二·人参条。

小儿痰喘

—病征—小儿痰喘咳嗽，膈热久不瘥。

—组成—栝楼实一枚。

—用法—上药去子为末，以寒食面和作饼子，炙黄再研末。每服一钱，温水化下，日三服，效乃止。

—来源—《本草纲目》卷十八·栝楼条。

小儿痰齁

—病征—小儿痰齁多年。

—组成—海螵蛸末。

—用法—上药以米饮服一钱。

—来源—《本草纲目》卷四十四·乌贼鱼条。

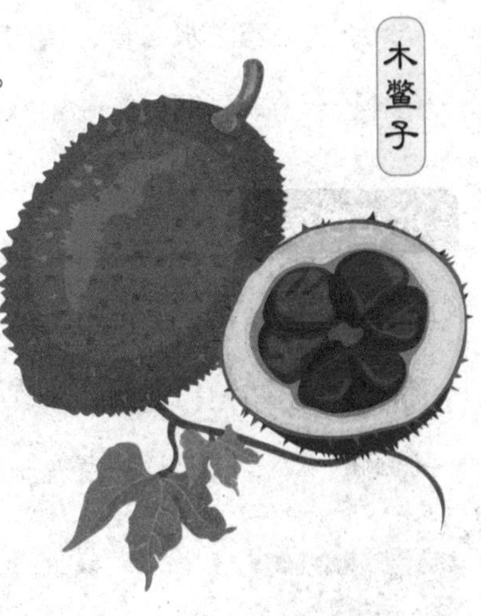

小儿咸齁

—组成—大木鳖子三四个。

—用法—上药磨水饮，以雪糕压下，即吐出痰。重者三服效。

—来源—《本草纲目》卷十八·木鳖子条。

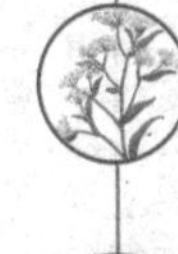

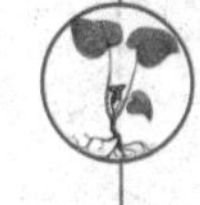

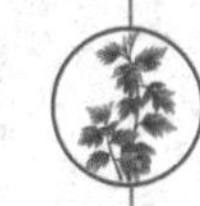

小儿齁喘

—组成—活鲫鱼七个。

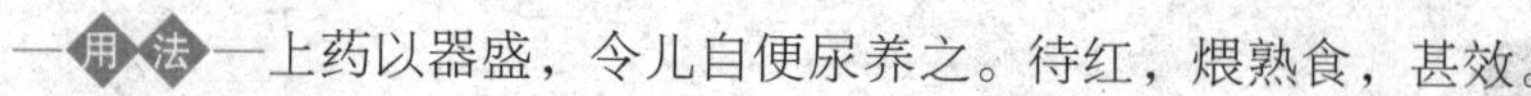

—用法—上药以器盛，令儿自便尿养之。待红，煨熟食，甚效。

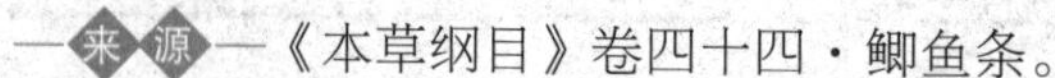

—来源—《本草纲目》卷四十四·鲫鱼条。

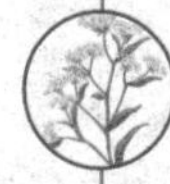

马脾风病

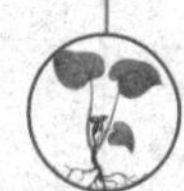

—病征—小儿风热喘促，闷乱不安，谓之马脾风。

—组成—甘遂面（包煮）一钱半，辰砂（水飞）二钱半，轻粉一角。

—用法—上药为末。每服一字，浆水少许，滴油一小点，抄药在上，沉下，去浆灌之。

—来源—《本草纲目》卷十七·甘遂条。

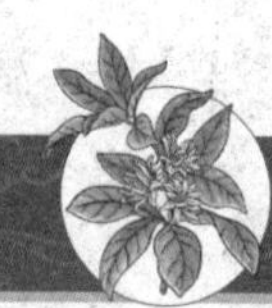

小儿呕吐

小儿呕吐

—病征—小儿呕吐，壮热食痫。

—组成—葛粉二钱。

—用法—上药以水二合，调匀。倾入锡锣中，重汤烫熟，以糜饮和食。

—来源—《本草纲目》卷十八·葛条。

小儿哕疾

—组成—鹿角粉、大豆末等份。

—用法—上药相和乳调，涂乳上饮之。

—来源—《本草纲目》卷五十一·鹿条。

小儿热哕

—组成—牛乳二合，姜汁一合。

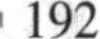

—用法—上药以银器文火煎五六沸，量儿与服之。

—来源—《本草纲目》卷五十·牛条。

小儿吐泻

—病征—小儿吐泻，不拘冷热，惊吐反胃，一切吐利，诸治不效。

—组成—硫黄半两，水银二钱半。

—用法—上药研不见星。每服一字至半钱，生姜水调下，其吐立止或同炒结砂为丸。

—来源—《本草纲目》卷十一·石硫黄条。

小儿吐逆

—病征—小儿吐逆频并，不进乳食，手足心热。

—组成—红曲（年久者）三钱半，白术（麸炒）一钱半，甘草（炙）一钱。

—用法—上药为末。每服半钱，煎枣子、米汤下。

—来源—《本草纲目》卷二十五·红曲条。

白术

小儿吐泄

—病征—小儿吐泄注下，小便少。

—组成—熟附子五钱，白石脂（煅）、龙骨（煅）各二钱半。

—用法—上药为末，醋面糊丸黍米大。每米饮，量儿大小服。

—来源—《本草纲目》卷十七·附子条。

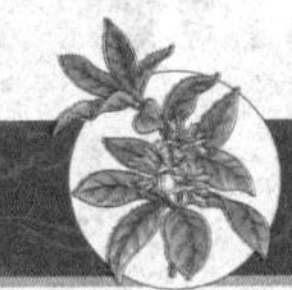

小儿胎毒

预解胎毒

—组成一—黄连。

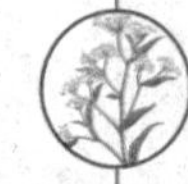
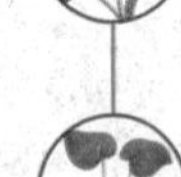
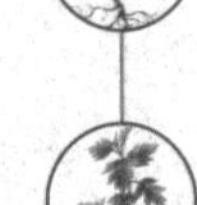
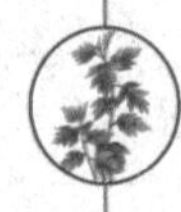

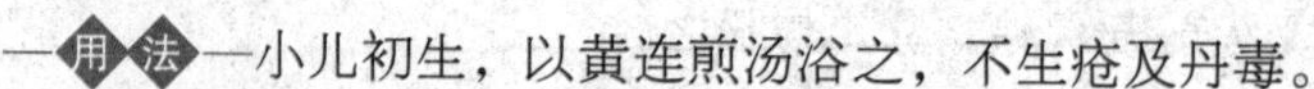
—用法—小儿初生，以黄连煎汤浴之，不生疮及丹毒。

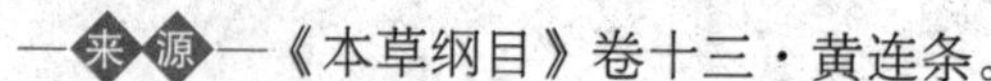
—来源—《本草纲目》卷十三·黄连条。

—组成二—黄连。

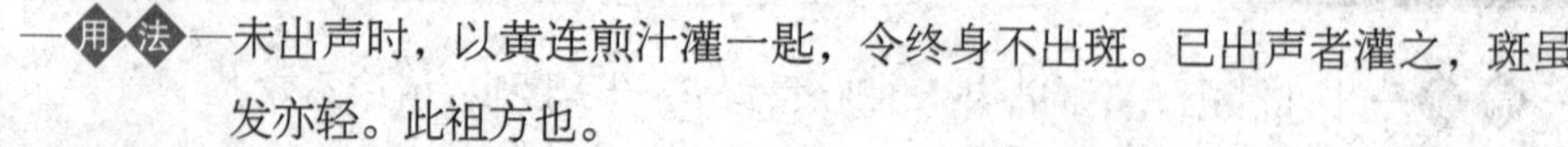
—用法—未出声时，以黄连煎汁灌一匙，令终身不出斑。已出声者灌之，斑虽发亦轻。此祖方也。

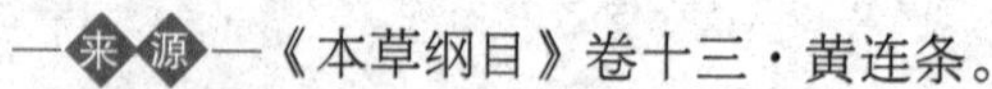
—来源—《本草纲目》卷十三·黄连条。

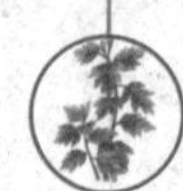

小儿胎毒

—组成—大豆豉。

—用法—淡豉煎浓汁，与三五口，其毒自下。又能助脾气，消乳食。

—来源—《本草纲目》卷二十五·大豆豉条。

初生胎毒

—组成—橄榄一个，朱砂末五分，生脂麻少许。

—用法—小儿落地时，将橄榄烧研与朱砂末和匀，嚼生脂麻一口，吐唾和药，绢包如枣核大，安儿口中，待咂一个时顷，方可与乳。此药取下肠胃秽毒，令儿少疾，及出痘稀少也。

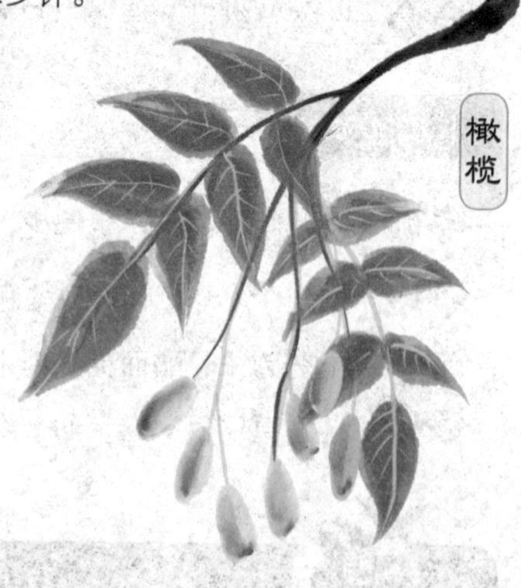

—来源—《本草纲目》卷三十一·橄榄条。

婴儿胎疮

—病征—婴儿胎疮满头。

—组成—乌桕树根，雄黄末。

—用法—以水边乌桕树根晒研，入雄黄末少许，生油调搽。

—来源—《本草纲目》卷三十五 ·乌桕木条。

初生解毒

—组成—甘草一指节长。

—用法—小儿初生，未可便与朱砂蜜。只以甘草一指节长，炙碎，以水二合，煮取一合，以绵染点儿口中，可为一蚬壳，当吐出胸中恶汁。此后待儿饥渴，更与之。令儿智慧无病，出痘稀少。

—来源—《本草纲目》卷十二·甘草条。

初生胎热

—病征—初生胎热或身体黄。

—组成—真牛黄一豆大。

—用法—上药入蜜调膏，乳汁化开，时时滴儿口中。形色不实者，勿多服。

—来源—《本草纲目》卷五十·牛黄条。

小儿胎热

—组成—黑豆二钱，甘草一钱，灯心七寸，淡竹叶一片。

—用法—上药水煎。

—来源—《本草纲目》卷二十四·大豆条。

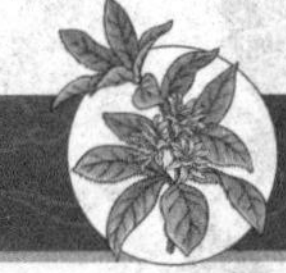

小儿丹毒

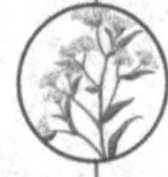

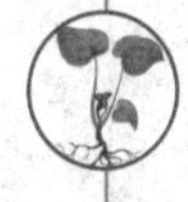

小儿丹毒

—组成一—煅铁屎。

—用法—煅铁屎研末，猪脂和敷之。

—来源—《本草纲目》卷八·铁落条。

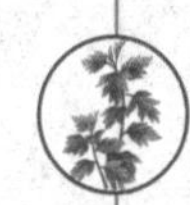

—组成二—寒水石末一两。

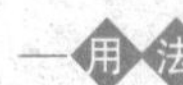

—用法—上药和水涂之。

—来源—《本草纲目》卷九·石膏条。

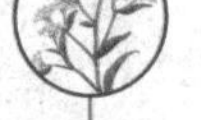

小儿火丹

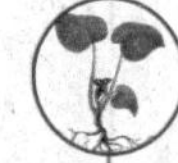

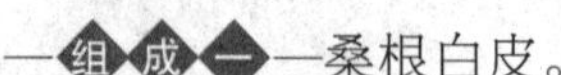

—组成一—桑根白皮。

—用法—上药煮汁浴之。或为末，羊膏和涂之。

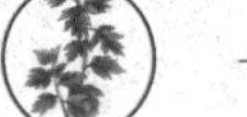

—来源—《本草纲目》卷三十六·桑条。

—组成二—猪肉。

—用法—上药切片贴之。

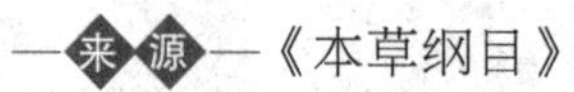

—来源—《本草纲目》卷五十·豕条。

小儿热丹

—组成—白土一分，寒水石半两。

—用法—上药为末，新水调涂。

—来源—《本草纲目》卷七·白垩条。

小儿丹肿

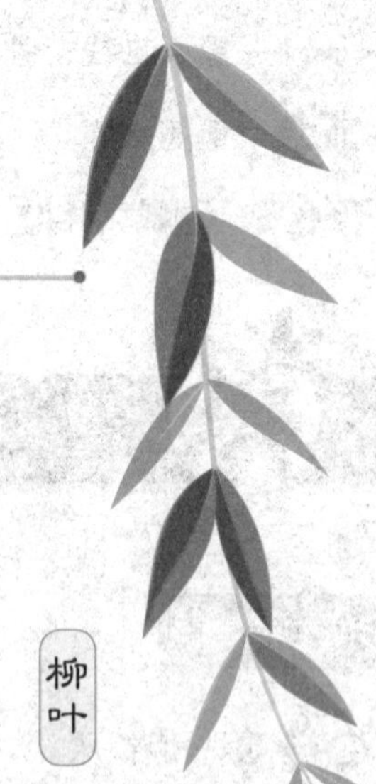

—组成—绿豆五钱，大黄二钱。

—用法—上药为末，用生薄荷汁入蜜调涂。

—来源—《本草纲目》卷二十四·绿豆条。

小儿丹烦

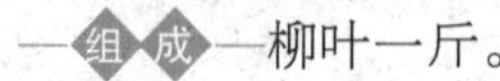

—组成—柳叶一斤。

—用法—上药以水一斗，煮取汁三升。搨洗赤处，日七八度。

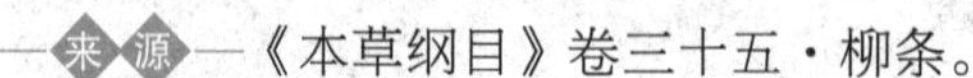

—来源—《本草纲目》卷三十五·柳条。

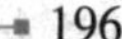

小儿丹瘤

—组成一—蓖麻子五个。

—用法—上药去皮研，入面一匙，水调涂之，甚效。

—来源—《本草纲目》卷十七·蓖麻条。

—组成二—木鳖子仁。

—用法—上药研如泥，醋调敷之，一日三五上效。

—来源—《本草纲目》卷十八·木鳖子条。

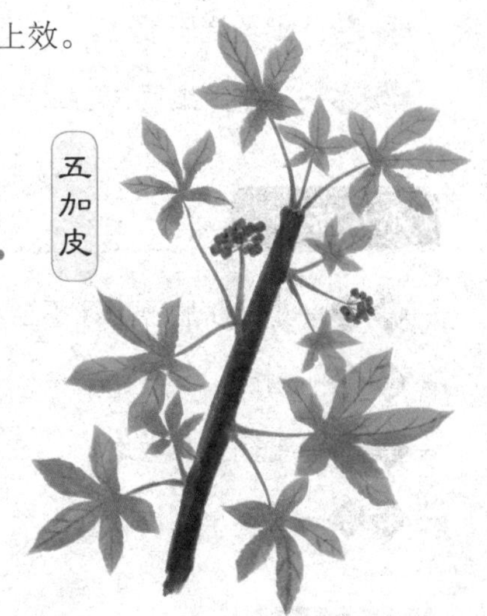

火牡丹毒

—病征—火牡丹毒，两脚起，赤如火烧。

—组成—五加根、叶（烧灰）五两。

—用法—上药以煅铁家槽中水和，涂之。

—来源—《本草纲目》卷三十六·五加条。

热毒丹疮

—病征—烟火丹毒，从两股两胁起，赤如火。

—组成—景天草、珍珠末一两。

—用法—上药捣如泥。涂之，干则易。

—来源—《本草纲目》卷二十·景天条。

热游丹肿

—组成—栝楼子仁末二大两。

—用法—上药酽醋调涂。

—来源—《本草纲目》卷十八·栝楼条。

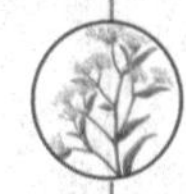

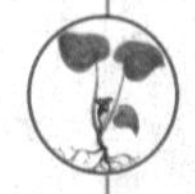

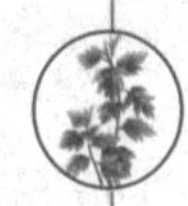

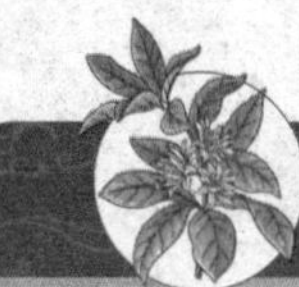

新生儿脐炎

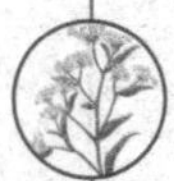

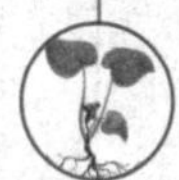

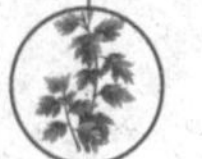

小儿脐疮

—病征—小儿脐疮，久不瘥。

—组成—马齿菜。

—用法—上药烧研敷之。

—来源—《本草纲目》卷二十七 · 马齿苋条。

小儿脐肿

—病征—小儿脐肿，出汁不止。

—组成—白矾。

—用法—上药烧灰敷之。

—来源—《本草纲目》卷十一 · 矾石条。

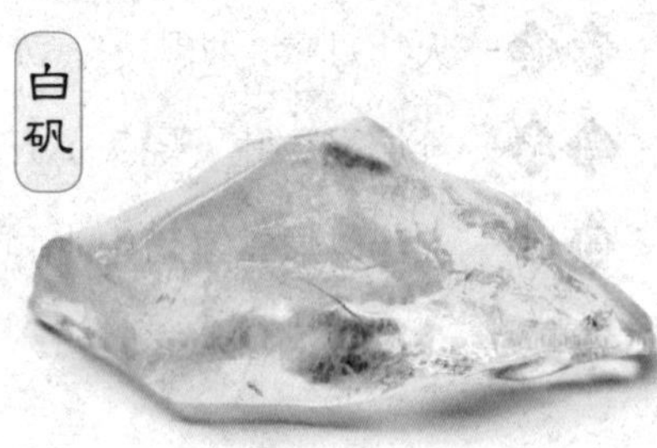

白矾

小儿脐烂

—病征—小儿脐烂，成风。

—组成—杏仁。

—用法—上药去皮研敷。

—来源—《本草纲目》卷二十九 · 杏条。

儿脐汁出

—病征—儿脐汁出，赤肿。

—组成—白石脂末。

—用法—上药熬温，扑之，日三度。勿揭动。

—来源—《本草纲目》卷九 · 五色石脂条。

儿脐血出

—病征—儿脐血出，多啼。

—组成—白石脂末。

—用法—上药熬温，扑之，日三度。勿揭动。

—来源—《本草纲目》卷九·五色石脂条。

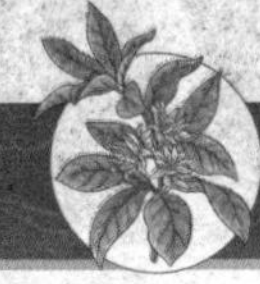

新生儿破伤风

小儿破伤

—病征—小儿破伤风病，拘急口噤。

—组成—没心草半两，白附子（炮）二钱半。

—用法—上药为末。每服一字， 薄荷酒灌下。

—来源—《本草纲目》卷十五·薇衔条。

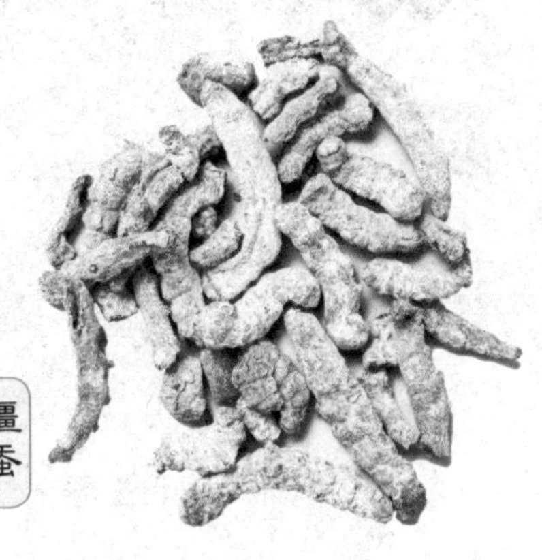
僵蚕

小儿脐风

—组成—天浆子（有虫者）一枚，真僵蚕（炒）一枚，腻粉、薄荷（汁）少许。

—用法—上药研匀。以薄荷汁调，灌之。取下毒物神效。

—来源—《本草纲目》卷三十九·雀瓮条。

脐风出汁

—组成—蝼蛄、甘草等份。

—用法—上药并炙为末，敷之。

—来源—《本草纲目》卷四十一·蝼蛄条。

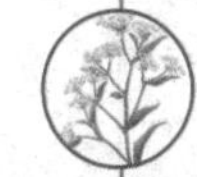
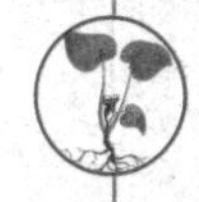
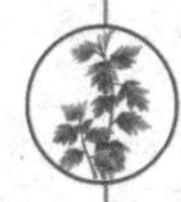

脐风撮口

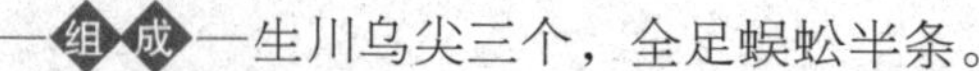
组成：生川乌尖三个，全足蜈蚣半条。

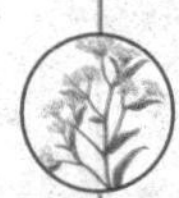

用法：上药以酒浸炙，麝香少许，为末。以少许吹鼻得嚏，乃以薄荷汤灌一字。

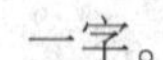
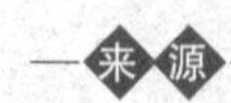
来源：《本草纲目》卷十七·附子条。

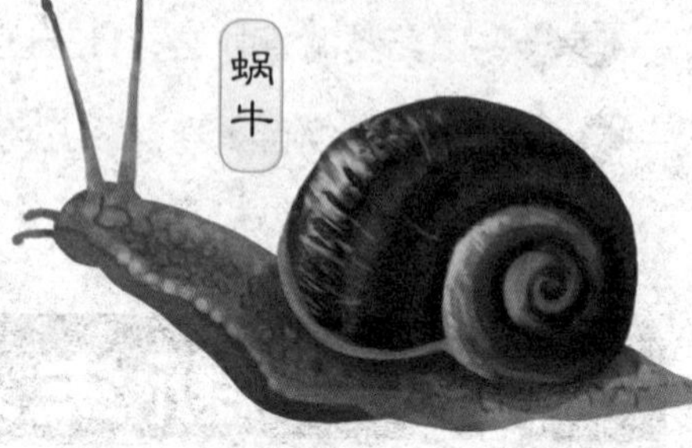

撮口脐风

组成：蜗牛十枚。

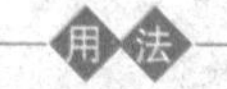
用法：上药去壳研烂，入莳萝末半分研匀，涂之，取效甚良。

来源：《本草纲目》卷四十二·蜗牛条。

小儿撮口

病征：小儿撮口发噤。

组成：生甘草二钱半，水一盏。

用法：上药煎六分，温服，令吐痰涎，后以乳汁点儿口中。

来源：《本草纲目》卷十二·甘草条。

撮口噤风

组成：棘刚子五枚，赤足蜈蚣一条。

用法：上药烧存性，研匀，饭丸麻子大。每服三五丸，乳汁下。亦可末服一字。

来源：《本草纲目》卷三十九·雀瓮条。

七日口噤

组成：牛黄。

用法：上药为末，以淡竹沥化一字，灌之。更以猪乳滴之。

—来源—《本草纲目》卷五十·牛黄条。

小儿口噤

—组成一—干蜘蛛一枚，蝎梢七个。

—用法—干蜘蛛去足，竹沥浸一宿，炙焦，蝎梢腻粉少许，为末。每用一字，乳汁调，时时灌入口中。

—来源—《本草纲目》卷四十·蜘蛛条。

—组成二—驴乳、猪乳各二升。

—用法—上药煎一升五合服。

—来源—《本草纲目》卷五十·驴条。

小儿噤风

—病征—初生口噤不乳。

—组成—蝉蜕二七枚，全蝎（去毒）二七枚。

—用法—上药为末。入轻粉末少许，乳汁调灌。

—来源—《本草纲目》卷四十一·蚱蝉条。

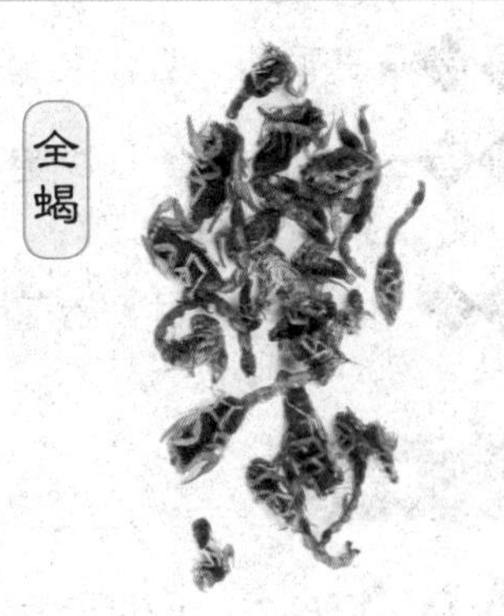
全蝎

小儿口紧

—病征—小儿口紧，不能开合饮食，不语即死。

—组成—蛇蜕。

—用法—上药烧灰，拭净敷之。

—来源—《本草纲目》卷四十三·蛇蜕条。

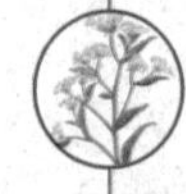
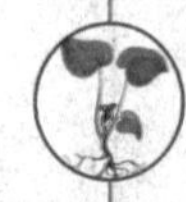
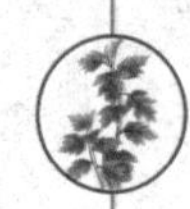

小儿唇紧

—组成一—马芥子。

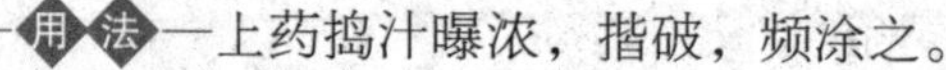
—用法—上药捣汁曝浓，揩破，频涂之。

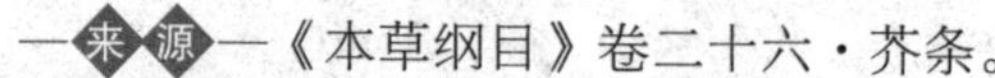
—来源—《本草纲目》卷二十六·芥条。

—组成二—蛴螬。

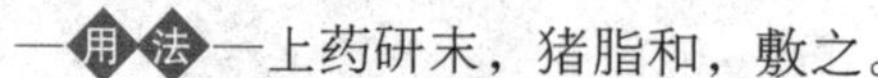
—用法—上药研末，猪脂和，敷之。

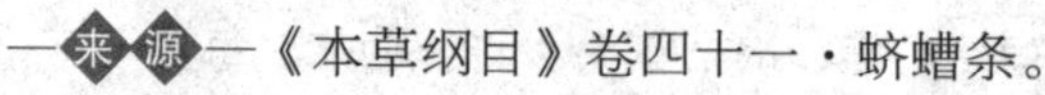
—来源—《本草纲目》卷四十一·蛴螬条。

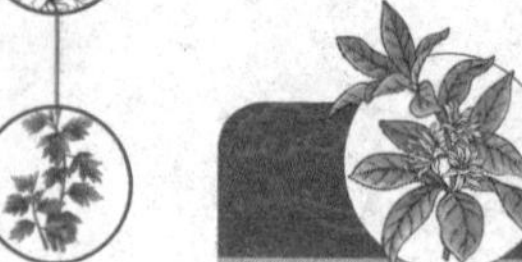

新生儿杂病

小儿初生大小便不通

—病征—小儿初生大小便不通。

—组成—真香油一两，皮硝少许。

—用法—上药同煎滚。冷定，徐徐灌入口中，咽下即通。

—来源—《本草纲目》卷二十二·胡麻条。

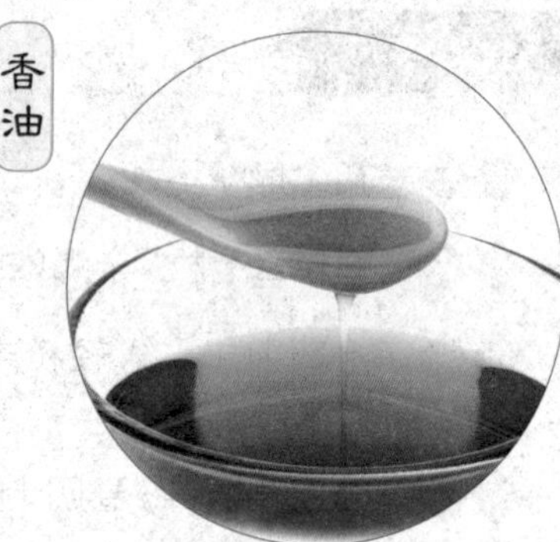
香油

婴儿不乳

—病征—百日内，小儿无故口青不饮乳。

—组成—凌霄花、大蓝叶、芒硝、大黄等份。

—用法—上药为末，以羊髓和丸梧子大。每研一丸，以乳送下，便可吃乳。热者可服，寒者勿服。

—来源—《本草纲目》卷十八·紫葳条。

小儿吐乳

—病征—小儿吐乳，胃寒。

—组成—白豆蔻仁十四个，缩砂仁十四个，生甘草二钱，炙甘草二钱。

—用法—上药为末，常掺入儿口中。

—来源—《本草纲目》卷十四·白豆蔻条。

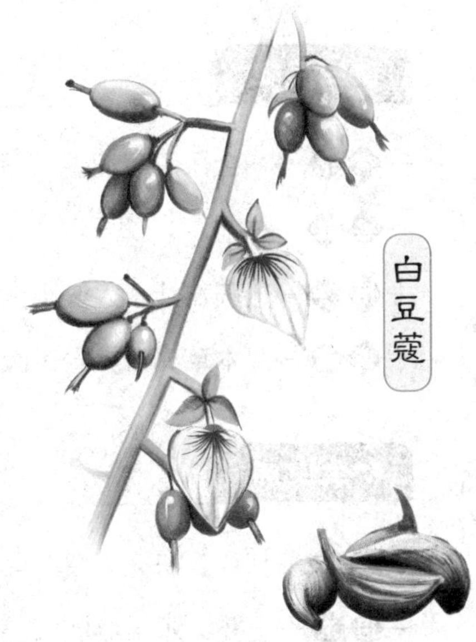

婴儿吐乳

—病征—小儿百日晬内吐乳，或粪青色。

—组成—年少妇人乳汁一盏，丁香十枚，陈皮（去白）一钱。

—用法—上药以石器煎一二十沸，细细与服。

—来源—《本草纲目》卷三十四·丁香条。

小儿哯乳

—组成—咸豉七个（去皮），腻粉一钱。

—用法—上药同研，丸黍米大。每服三五丸，藿香汤下。

—来源—《本草纲目》卷二十五·大豆豉条。

初生贴囟

—病征—初生贴囟，头热鼻塞。

—组成—天南星。

—用法—上药炮为末，水调贴囟上，炙手熨之。

—来源—《本草纲目》卷十七·虎掌、天南星条。

初生不尿

—组成—人乳四合，葱白一寸。

—用法—上药煎滚，分作四服，即利。

—来源—《本草纲目》卷五十二·乳汁条。

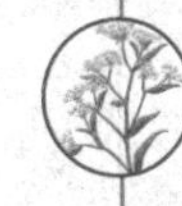

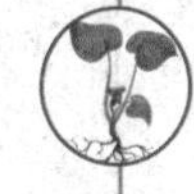

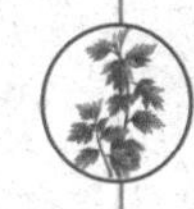

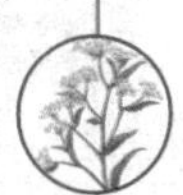

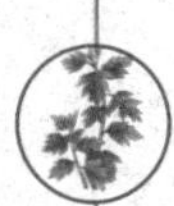

初生尿涩

—病征—初生尿涩不通。

—组成—车前。

—用法—上药捣汁，入蜜少许，灌之。

—来源—《本草纲目》卷十六·车前条。

初生便闭

—组成—甘草、枳壳（煨）各一钱。

—用法—上药以水半盏煎服。

—来源—《本草纲目》卷十二·甘草条。

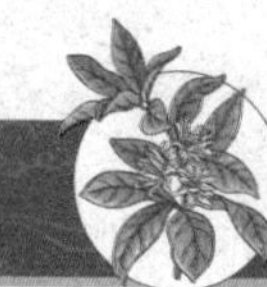

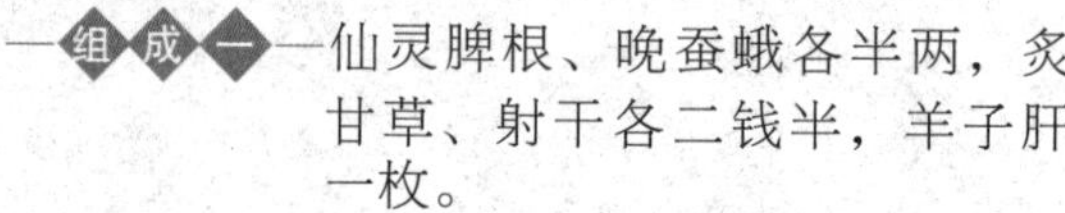

小儿眼疾

小儿雀目

—组成一—仙灵脾根、晚蚕蛾各半两，炙甘草、射干各二钱半，羊子肝一枚。

—用法—上药为末。羊子肝切开掺药二钱，扎定，以黑豆一合，米泔一盏，煮熟，分二次食，以汁送之。

—来源—《本草纲目》卷十二·淫羊藿条。

—组成二—牵牛子末、羊肝。

—用法—每以一钱用羊肝一片，同面作角子二个，炙熟食，米饮下。

—来源—《本草纲目》卷十八·牵牛子条。

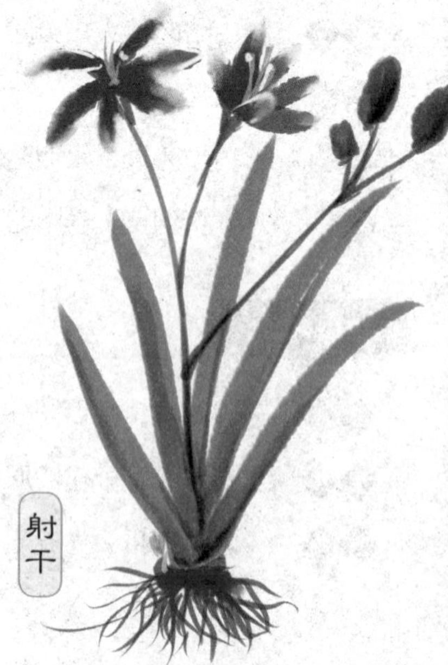

射干

小儿雀盲

病征—小儿雀盲，至晚忽不见物。

组成—羯羊肝一具，谷精草一撮。

用法—羯羊肝不用水洗，竹刀剖开，入谷精草一撮，瓦罐煮熟，日食之，屡效。忌铁器。如不肯食，炙熟，捣作丸绿豆大。每服三十丸，茶下。

来源—《本草纲目》卷十六·谷精草条。

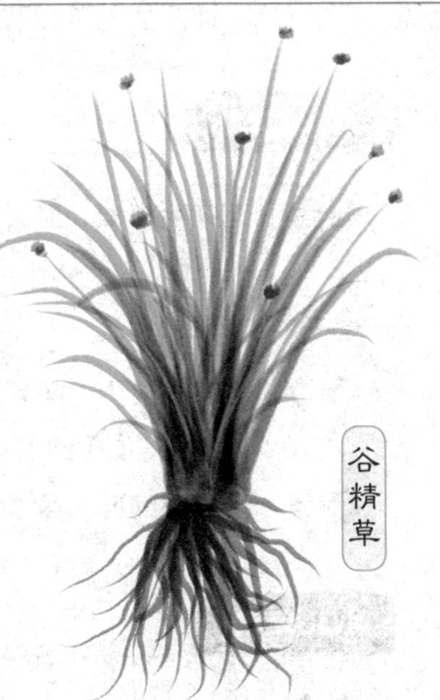

小儿目翳

组成—嫩楸叶三两。

用法—上药烂捣，纸包泥裹，烧干去泥，入水少许，绞汁，铜器慢熬如稀饧，瓷合收之。每旦点之。

来源—《本草纲目》卷三十五·楸条。

一切疳眼

病征—一切疳眼，赤烂生翳。

组成—白药子一两，甘草半两，猪肝一具。

用法—上药为末。猪肝批开掺末五钱，煮熟食之。

来源—《本草纲目》卷十八·白药子条。

婴儿赤目

组成—胡黄连末。

用法—上药以茶调，涂手足心，即愈。

来源—《本草纲目》卷十三·胡黄连条。

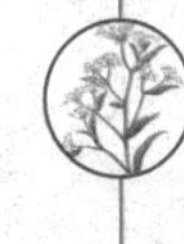

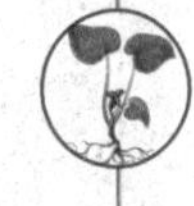

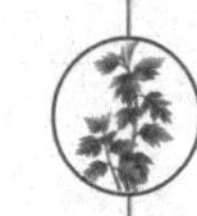

小儿血眼

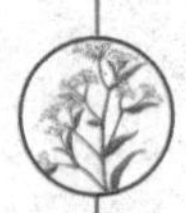

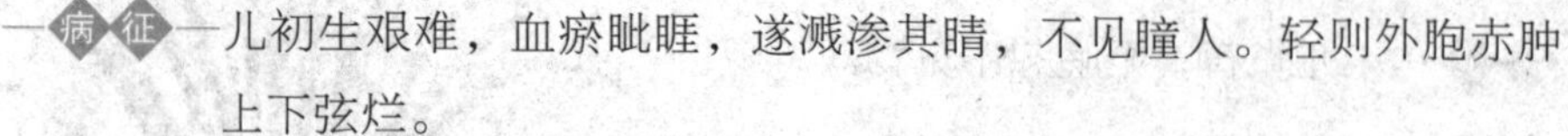

病征——儿初生艰难，血瘀眦睚，遂溅渗其睛，不见瞳人。轻则外胞赤肿，上下弦烂。

组成——杏仁二枚。

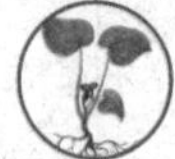

用法——杏仁去皮尖，嚼乳汁三五匙，入腻粉少许，蒸熟，绢包频点。重者加黄连、朴硝最良。

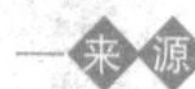

来源——《本草纲目》卷二十九·杏条。

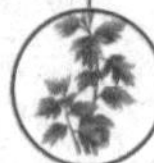

藜芦

小儿通睛

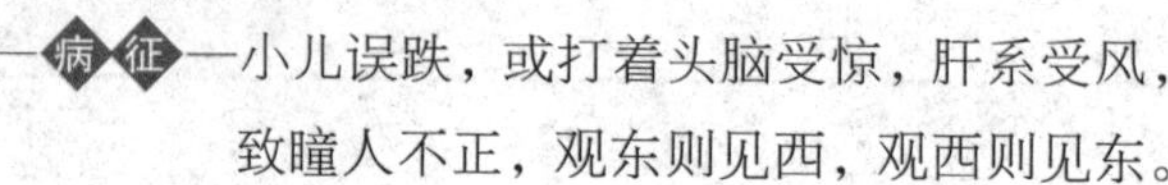

病征——小儿误跌，或打着头脑受惊，肝系受风，致瞳人不正，观东则见西，观西则见东。

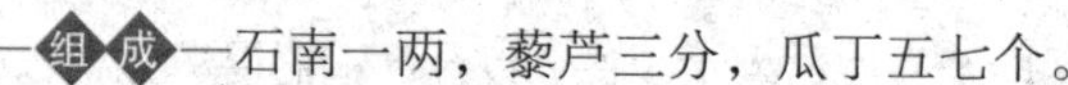

组成——石南一两，藜芦三分，瓜丁五七个。

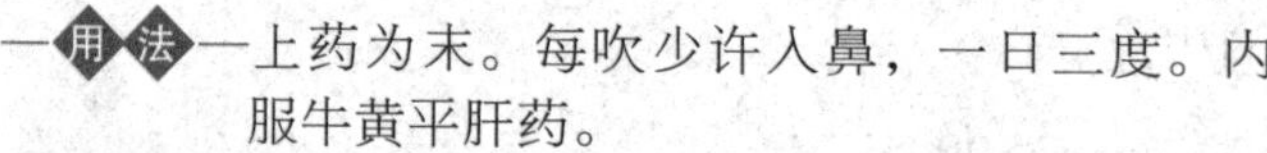

用法——上药为末。每吹少许入鼻，一日三度。内服牛黄平肝药。

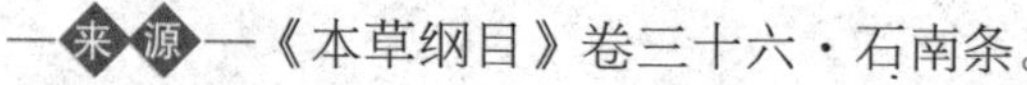

来源——《本草纲目》卷三十六·石南条。

胎赤眼痛

组成——盐绿一分，蜜半两。

用法——上药于蚌蛤内相和。每夜卧时浆水洗目，炙热点之，能断根。

来源——《本草纲目》卷十一·绿盐条。

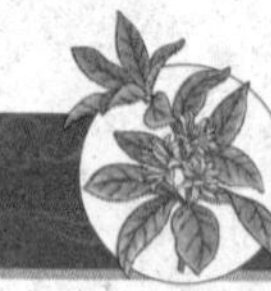

小儿口舌生疮

小儿口疮

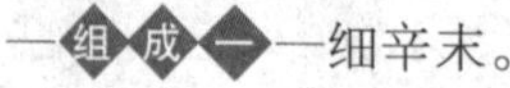

组成一——细辛末。

用法——上药以醋调，贴脐上。

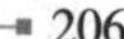

—来源—《本草纲目》卷十三・细辛条。

—组成二—大青十八铢，黄连十二铢，水三升。

—用法—上药煮一升服。一日二服，以瘥为度。

—来源—《本草纲目》卷十五・大青条。

—组成三—赤葵茎。

—用法—上药炙干为末，蜜和含之。

—来源—《本草纲目》卷十六・蜀葵条。

—组成四—黄葵花。

—用法—上药烧末敷之。

—来源—《本草纲目》卷十六・黄蜀葵条。

小儿舌疮

—病征—小儿舌疮，饮乳不得。

—组成—白矾、鸡子。

—用法—上药置醋中，涂儿足底，二七日愈。

—来源—《本草纲目》卷十一・矾石条。

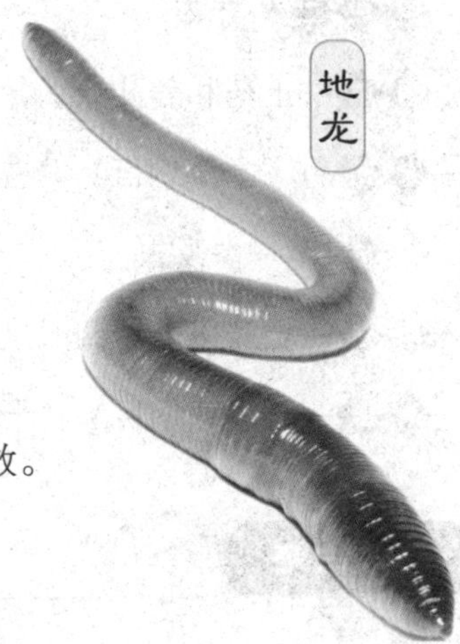

口舌糜疮

—组成—地龙、吴茱萸。

—用法—上药研末，醋调生面和，涂足心，立效。

—来源—《本草纲目》卷四十二・蚯蚓条。

燕口吻疮

—组成—胡粉炒一分，黄连半两。

—用法—上药为末，敷之。

—来源—《本草纲目》卷八・粉锡条。

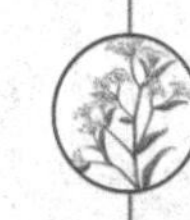
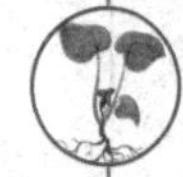
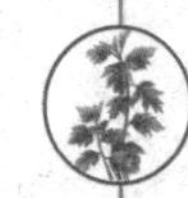

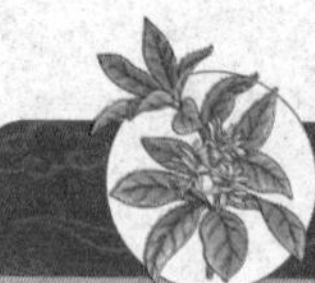

小儿鹅口疮

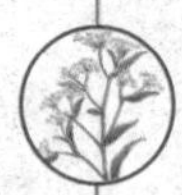

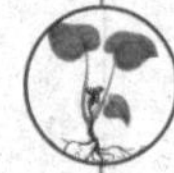

小儿鹅口

—病征—小儿鹅口，满口白烂。

—组成—枯矾一钱，朱砂二分。

—用法—上药为末。每以少许敷之。日三次，神验。

—来源—《本草纲目》卷十一·矾石条。

重舌鹅口

—组成一—赤小豆末。

—用法—上药醋和涂之。

—来源—《本草纲目》卷二十四·赤小豆条。

—组成二—桂末。

—用法—上药和姜汁涂。

—来源—《本草纲目》卷三十四·桂、牡桂条。

—组成三—白及末。

—用法—上药以乳汁调涂足心。

—来源—《本草纲目》卷十二·白及条。

鹅口白疮

—组成—地鸡。

—用法—上药研水涂，即愈。

—来源—《本草纲目》卷四十一·鼠妇条。

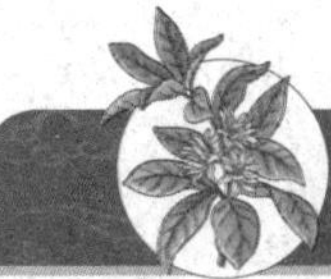

小儿多种疮疾

小儿生疮

病征——小儿生疮，满身面如火烧。

组成——黄粱米。

用法——上药研粉，和蜜水调之，以瘥为度。

来源——《本草纲目》卷二十三·粱条。

孩子热疮

组成——乱发一团如梨子大，鸡子黄十个。

用法——上药煮熟，同于铫子内熬，至甚干始有液出，旋置盏中，液尽为度。用敷疮上，即以苦参粉粉之，神妙。

来源——《本草纲目》卷五十二·乱发条。

小儿烂疮

组成——艾叶。

用法——上药烧灰敷之，良。

来源——《本草纲目》卷十五·艾条。

小儿甜疮

病征——小儿甜疮，头面耳边连引，流水极痒，久久不愈。

组成——蛇床子一两，轻粉三钱。

用法——上药为细末，油调搽之。

来源——《本草纲目》卷十四·蛇床条。

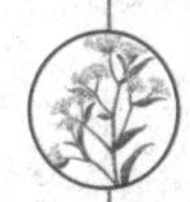

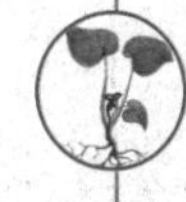

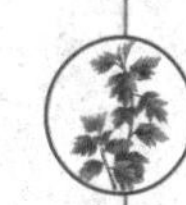

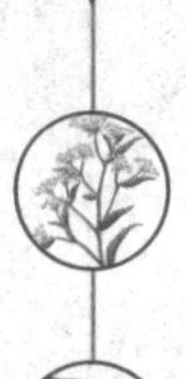
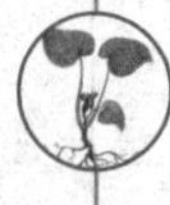
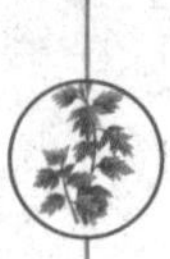

蛇床

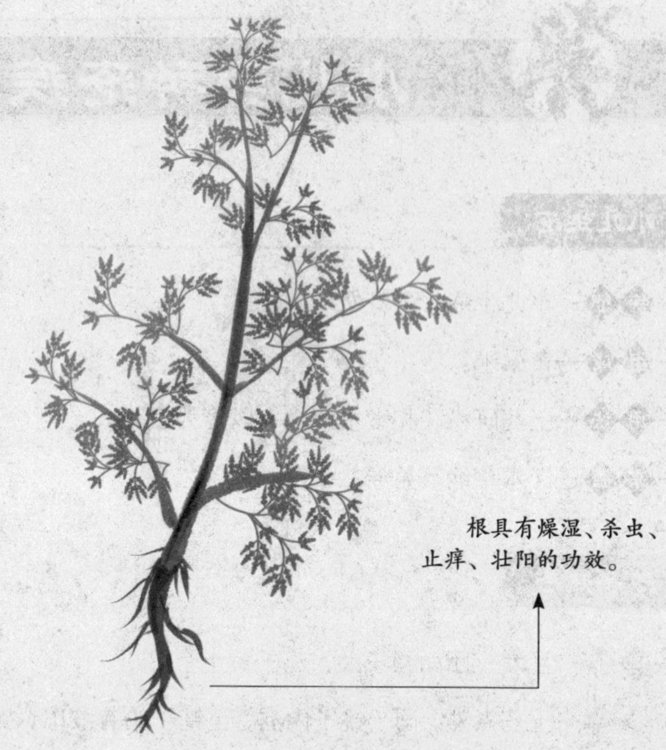

小儿风疮

—病征—小儿风疮，久不愈。

—组成—菰蒋节。

—用法—上药烧研，敷之。

—来源—《本草纲目》卷十九·菰条。

小儿骨疮

—组成—水蛇皮一个。

—用法—上药烧灰油抹敷疼边。

—来源—《本草纲目》卷四十三·水蛇条。

小儿眉疮

—组成—小麦麸。

—用法—上药炒黑，研末，酒调敷之。

—来源—《本草纲目》卷二十二·小麦条。

—组成二—猪颈骨髓六七枚，白胶香二钱。

—用法—上药同入铜器熬稠，待冷为末，麻油调涂。

—来源—《本草纲目》卷五十·豕条。

小儿疳疮

—组成一—艾叶一两，水一升。

—用法—上药煮取四合服。

—来源—《本草纲目》卷十五·艾条。

—组成二—猪筒骨中髓。

—用法—上药和腻粉成剂，火中煨香，研末，先温盐水洗净，敷之。亦治肥疮出汁。

—来源—《本草纲目》卷五十·豕条。

小儿耳烂

—组成—轻粉、枣子灰等份。

—用法—上药研，油调敷。

—来源—《本草纲目》卷九·水银粉条。

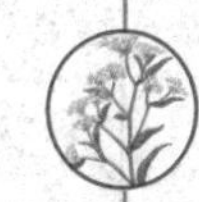

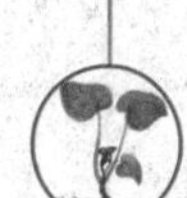

小儿月蚀

—组成—蔷薇根四两，地榆二钱。

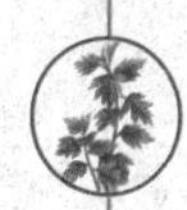

—用法—上药为末。先以盐汤洗过，敷之。

—来源—《本草纲目》卷十八·营实、墙蘼条。

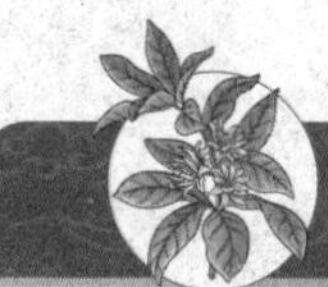

小儿舌肿

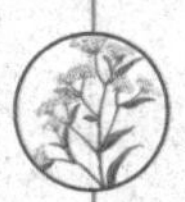

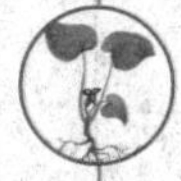

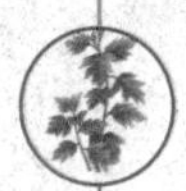

小儿木舌

组成一　黄蜀葵花（为末）一钱，黄丹五分。

用法　上药敷之。

来源　《本草纲目》卷十六·黄蜀葵条。

组成二　蛇蜕。

用法　上药烧灰，乳和服少许。

来源　《本草纲目》卷四十三·蛇蜕条。

蛇蜕

木舌肿胀

组成　川乌头、巴豆。

用法　上药研细，醋调涂刷。

来源　《本草纲目》卷十七·附子条。

木舌肿满

病征　木舌肿满，塞口杀人。

组成　红芍药、甘草。

用法　上药煎水热漱。

来源　《本草纲目》卷十四·芍药条。

木舌肿强

组成　白矾、桂心等份。

用法　上药为末。安舌下。

—来源—《本草纲目》卷十一·矾石条。

重舌木舌

—组成一—皂矾二钱。

—用法—上药铁上烧红，研，掺之。

—来源—《本草纲目》卷十一·绿矾条。

—组成二—半夏二十枚。

—用法—上药水煮过，再泡片时，乘热以酒一升浸之，密封良久，热漱冷吐之。

—来源—《本草纲目》卷十七·半夏条。

小儿重舌

—组成一—黄丹一豆大。

—用法—上药安舌下。

—来源—《本草纲目》卷八·铅丹条。

—组成二—釜下土。

—用法—上药和苦酒涂。

—来源—《本草纲目》卷七·伏龙肝条。

重舌胀痛

—组成—五灵脂一两。

—用法—上药淘净为末，煎米醋漱。

—来源—《本草纲目》卷四十八·寒号虫条。

重舌涎出

—病征—重舌涎出，水浆不入。

—组成—太阴玄精石二两， 牛黄、朱砂、龙脑各一分。

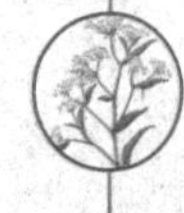

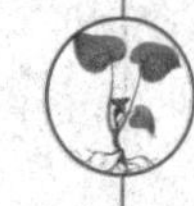

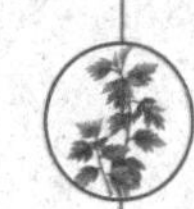

—用法—上药为末。以铍针舌上去血，盐汤漱口，掺末咽津，神效。

—来源—《本草纲目》卷十一·玄精石条。

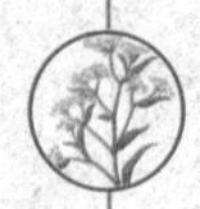

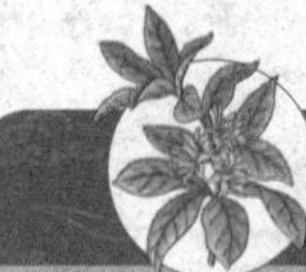

小儿惊厥

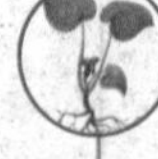

小儿暴惊

—病征—小儿暴惊，啼哭绝死。

—组成—蜀椒、左顾牡蛎各六铢。

—用法—上药以酢浆水一升，煮五合。每灌一合。

—来源—《本草纲目》卷三十二·蜀椒条。

小儿胎惊

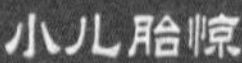

—组成—琥珀、防风各一钱，朱砂半钱。

—用法—上药为末。猪乳调一字，入口中，最妙。

—来源—《本草纲目》卷三十七·琥珀条。

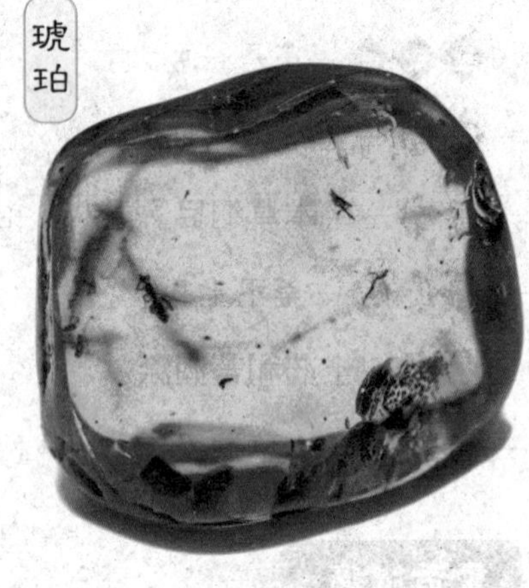

琥珀

小儿急惊

—病征—小儿急惊，搐搦涎盛。

—组成—粉霜二钱，白牵牛（炒）、轻粉各一钱。

—用法—上药为末。每服一字，薄荷汤下，吐涎为效。

—来源—《本草纲目》卷九·粉霜条。

急惊昏迷

—病征—急惊昏迷，不省人事。

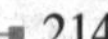

—组成—石绿四两，轻粉一钱。

—用法—上药为末。薄荷汁入酒调一字服，取吐。

—来源—《本草纲目》卷十・绿青条。

急惊坠涎

—组成—水银半两，生南星一两，麝香半分。

—用法—上药为末，入石脑油同捣，和丸绿豆大。每服一丸，薄荷汤下。

—来源—《本草纲目》卷九・水银条。

急惊涎潮

—病征—急惊涎潮，壮热闷乱。

—组成—铁粉二钱，朱砂一钱。

—用法—上药为末。每服一字，薄荷汤调下。

—来源—《本草纲目》卷八・钢铁条。

急慢惊风

—组成—乳香半两，甘遂半两。

—用法—上药同研末。每服半钱，用乳香汤下，小便亦可。

—来源—《本草纲目》卷三十四・薰陆香、乳香条。

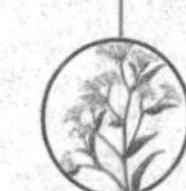

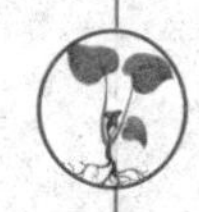

小儿慢惊

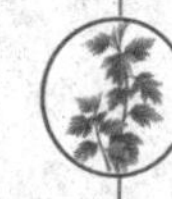

—组成—曼陀罗花七朵，重一字，天麻二钱半，全蝎（炒）十枚，天南星（炮）、丹砂、乳香各二钱半。

—用法—上药为末。每服半钱，薄荷汤调下。

—来源—《本草纲目》卷十七・曼陀罗花条。

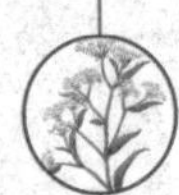

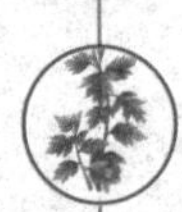

慢惊发搐

—病征—慢惊发搐带有阳证。

—组成—白甘遂末一钱，栝楼根末二钱。

—用法—上药同于慢火上炒焦黄，研匀。每服一字，煎麝香薄荷汤调下。

—来源—《本草纲目》卷十七·蚤休条。

小儿惊风

—组成一—生半夏一钱，皂角半钱。

—用法—上药为末。吹少许入鼻，名嚏惊散，即苏。

—来源—《本草纲目》卷十七·半夏条。

—组成二—白僵蚕、蝎梢等份，天雄尖、附子尖各一钱。

—用法—上药微炮为末。每服一字，或半钱，以姜汤调灌之，甚效。

—来源—《本草纲目》卷三十九·蚕条。

—组成三—蝎一个（头尾全者）。

—用法—上药以薄荷四叶裹定，火上炙焦，同研为末。分四服，白汤下。

—来源—《本草纲目》卷四十·蝎条。

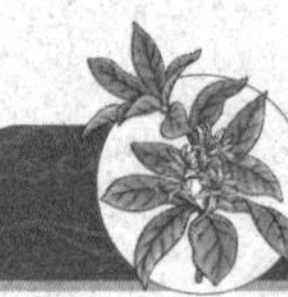

小儿癫痫

小儿卒痫

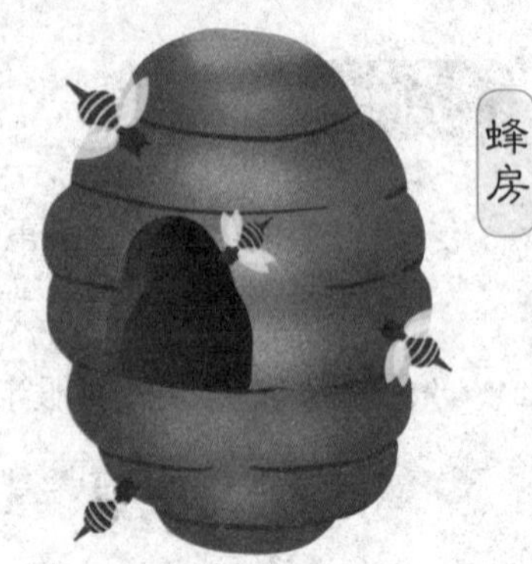

—组成—大蜂房一枚，水三升。

—用法—上药煮浓汁浴之，日三四次佳。

—来源—《本草纲目》卷三十九·露蜂房条。

小儿诸痫

—组成—雄黄、朱砂等份。

—用法—上药为末。每服一钱，猪心血入齑水调下。

—来源—《本草纲目》卷九·雄黄条。

小儿痫疾

—组成一—衣中白鱼七枚，竹茹一握，酒一升。

—用法—上药煎二合，温服之。

—来源—《本草纲目》卷四十一·衣鱼条。

—组成二—青羊肝一具。

—用法—上药薄切水洗，和五味、酱食之。

—来源—《本草纲目》卷五十·羊条。

小儿胎痫

—组成—琥珀、朱砂各少许，全蝎一枚。

—用法—上药为末。麦门冬汤调一字服。

—来源—《本草纲目》卷三十七·琥珀条。

小儿虫痫

—病征—胃寒虫上诸证，危恶与痫相似。

—组成—白芜荑、干漆（烧存性）等份。

—用法—上药为末。米饮调服一字至一钱。

—来源—《本草纲目》卷三十五·芜荑条。

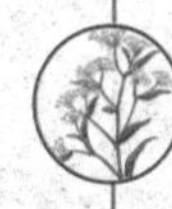

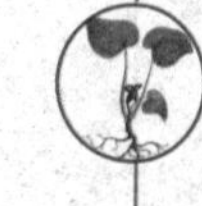

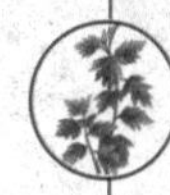

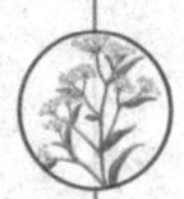

小儿躽啼

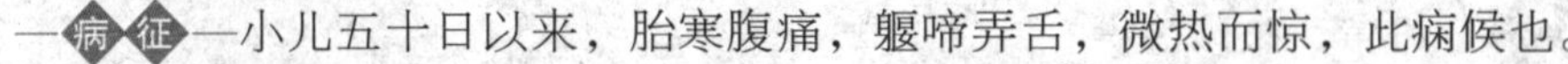

—病征—小儿五十日以来，胎寒腹痛，躽啼弄舌，微热而惊，此痫候也。

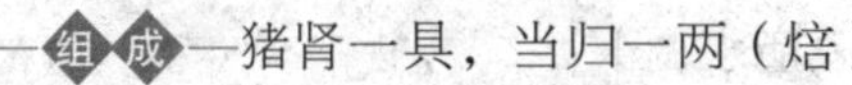

—组成—猪肾一具，当归一两（焙）。

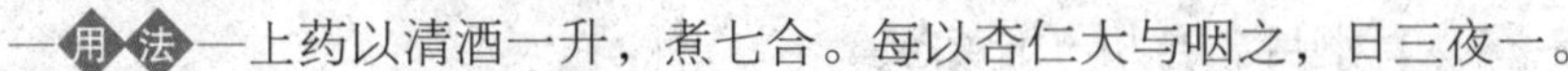

—用法—上药以清酒一升，煮七合。每以杏仁大与咽之，日三夜一。

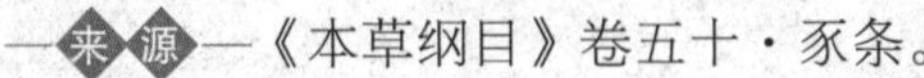

—来源—《本草纲目》卷五十·豕条。

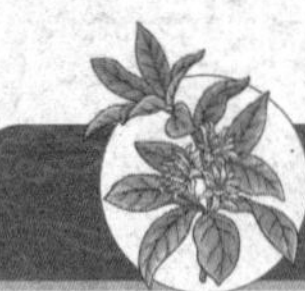

小儿疳积

小儿诸疳

—组成—棘针、瓜蒂等份。

—用法—上药为末。吹入鼻中，日三次。

—来源—《本草纲目》卷三十六·白棘条。

诸疳羸瘦

—组成—熊胆、使君子末等份。

—用法—上药研匀，瓷器蒸溶，蒸饼丸麻子大。每米饮下二十丸。

—来源—《本草纲目》卷五十一·熊条。

小儿疳疾

—组成一—木鳖子仁、使君子仁等份。

—用法—上药捣泥，米饮丸芥子大。每服五分，米饮下。一日二服。

—来源—《本草纲目》卷十八·木鳖子条。

—组成二—椿白皮（日干）二两。

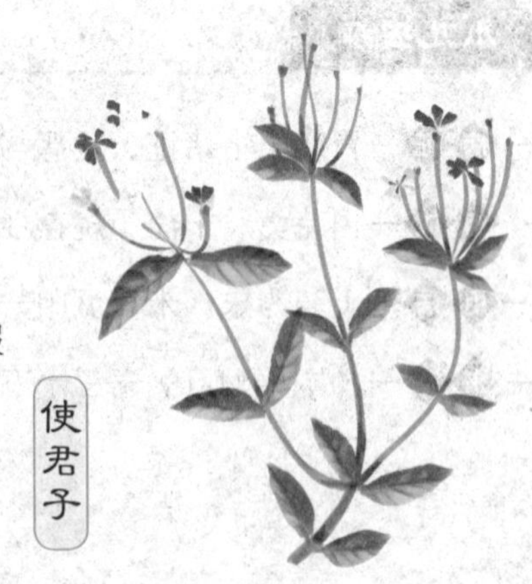

使君子

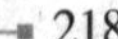

—用法—上药为末，以粟米淘净研浓汁和丸梧子大。十岁三四丸，米饮下，量人加减。仍以一丸纳竹筒中，吹入鼻内，三度良。

—来源—《本草纲目》卷三十五·椿樗条。

五疳潮热

—病征—五疳潮热，肚胀发焦，不可用大黄、黄芩，损伤骨气，恐生别症。

—组成—五灵脂（水飞）一两，胡黄连五钱。

—用法—上药为末，雄猪胆汁丸黍米大。每服一二十丸，米饮下。

—来源—《本草纲目》卷四十八·寒号虫条。

小儿五疳

—组成—川楝子肉、川芎等份。

—用法—上药为末。猪胆汁丸。米饮下。

—来源—《本草纲目》卷三十五·楝条。

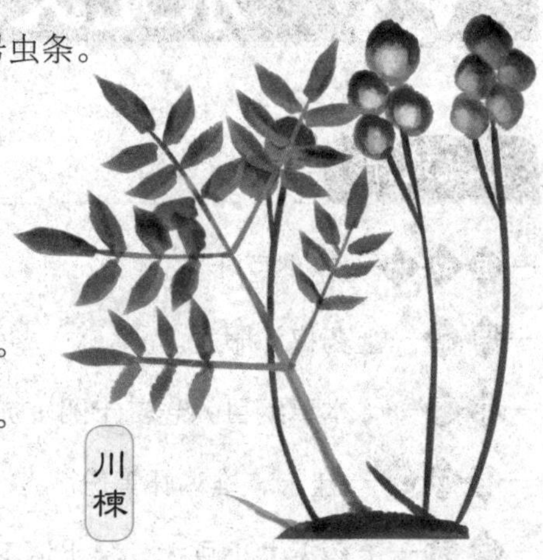

川楝

小儿疳水

—组成—甘遂（炒）、青橘皮等份。

—用法—上药为末。三岁用一钱，以麦芽汤下，以利为度。忌酸咸三五日。

—来源—《本草纲目》卷十七·甘遂条。

小儿脾疳

—组成—使君子、芦荟等份。

—用法—上药为末。米饮每服一钱。

—来源—《本草纲目》卷十八·使君子条。

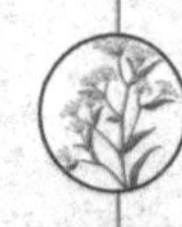

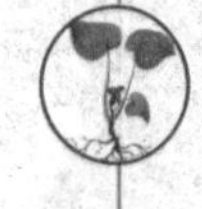

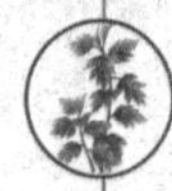

小儿冷疳

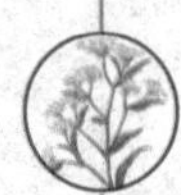

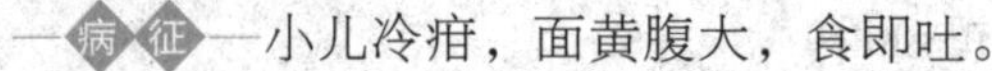
病征—小儿冷疳，面黄腹大，食即吐。

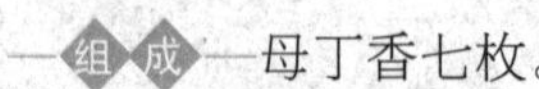
组成—母丁香七枚。

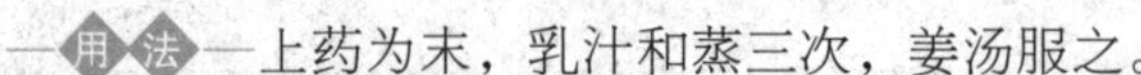
用法—上药为末，乳汁和蒸三次，姜汤服之。

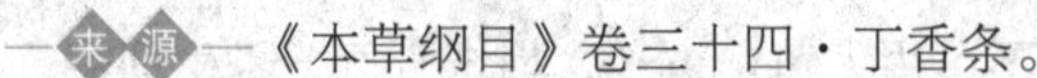
来源—《本草纲目》卷三十四·丁香条。

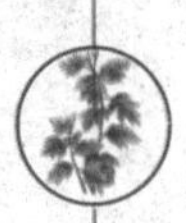

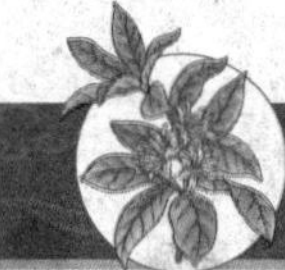

小儿大小便异常

小儿遗尿

组成一—赤小豆叶。

用法—上药捣汁服之。

来源—《本草纲目》卷二十四·赤小豆条。

组成二—桂末、雄鸡肝等份。

用法—上药捣丸小豆大。温水调下，日二服。

来源—《本草纲目》卷三十四·桂、牡桂条。

小儿秘涩

组成—枳壳（煨，去穰）、甘草各一钱。

用法—上药以水煎服。

来源—《本草纲目》卷三十六·枳条。

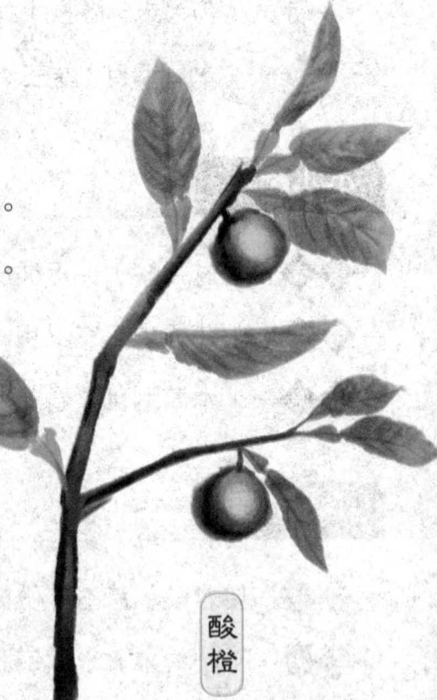

小儿小便不通

组成—延胡索、苦楝子等份。

用法—上药为末。每服半钱或一钱，以捻头汤食前调下。如无捻头，滴油数点代之。

来源—《本草纲目》卷二十五·寒具条。

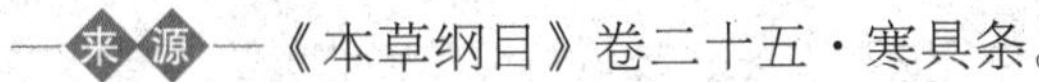

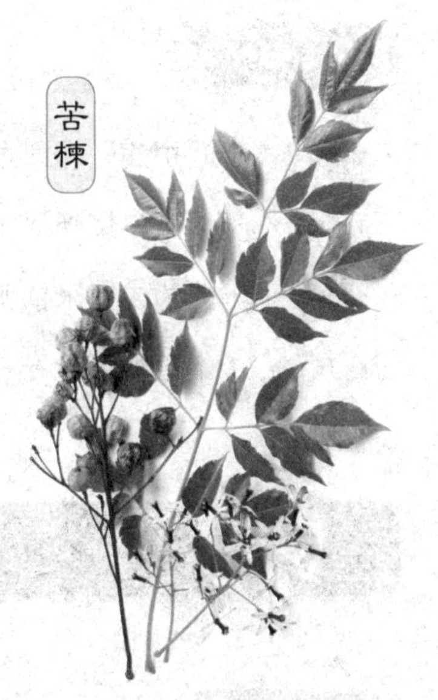

小儿闭结

病征—襁褓小儿大小便不通，并惊热痰实，欲得溏动。

组成—大黄（酒浸，炒）、郁李仁（去皮，研）各一钱，滑石末一两。

用法—上药捣和丸黍米大。二岁小儿三丸，量人加减，白汤下。

来源—《本草纲目》卷三十六·郁李条。

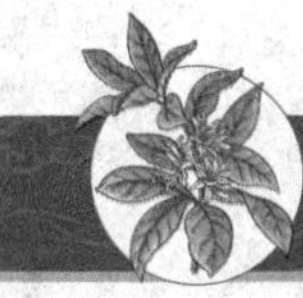

小儿蛔虫病

小儿蛔虫

组成一—楝木皮。

用法—上药削去苍皮，水煮汁，量大小饮之。

来源—《本草纲目》卷三十五·楝条。

组成二—苦楝皮二两，白芜荑半两。

用法—上药为末。每以一二钱，水煎服之。

来源—《本草纲目》卷三十五·楝条。

小儿蛔痛

组成—五灵脂末二钱，白矾（火飞）半钱。

用法—上药每服一钱，水一盏，煎五分，温服。当吐虫出，愈。

来源—《本草纲目》卷四十八·寒号虫条。

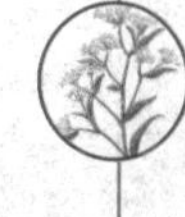

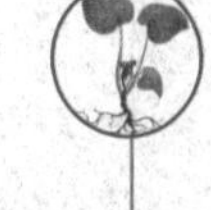

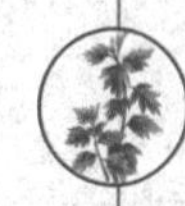

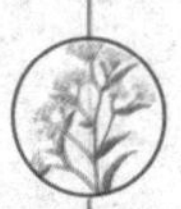

小儿虫病

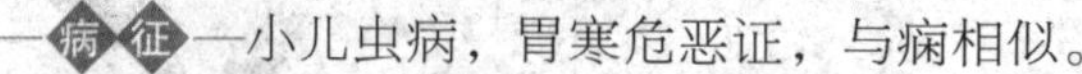
病征——小儿虫病，胃寒危恶证，与痫相似。

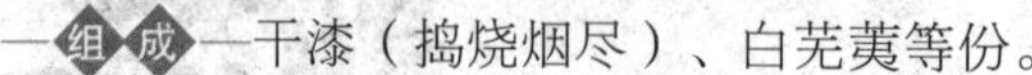
组成——干漆（捣烧烟尽）、白芜荑等份。

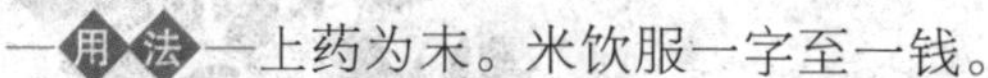
用法——上药为末。米饮服一字至一钱。

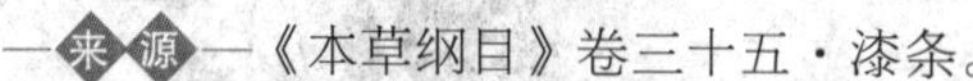
来源——《本草纲目》卷三十五 · 漆条。

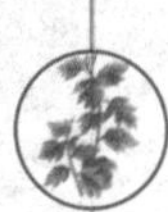

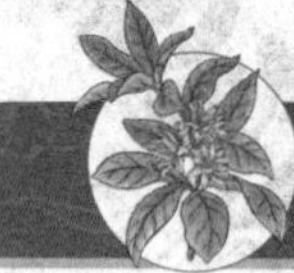

小儿痢疾

小儿下痢

病征——小儿下痢，赤白及水痢。

组成——云母粉半两。

用法——上药煮白粥调食之。

来源——《本草纲目》卷八 · 云母条。

小儿痢下

病征——小儿痢下赤白，体弱大困。

组成——麻子仁三合。

用法——上药炒香研细末。每服一钱，浆水服，立效。

来源——《本草纲目》卷二十二 · 大麻条。

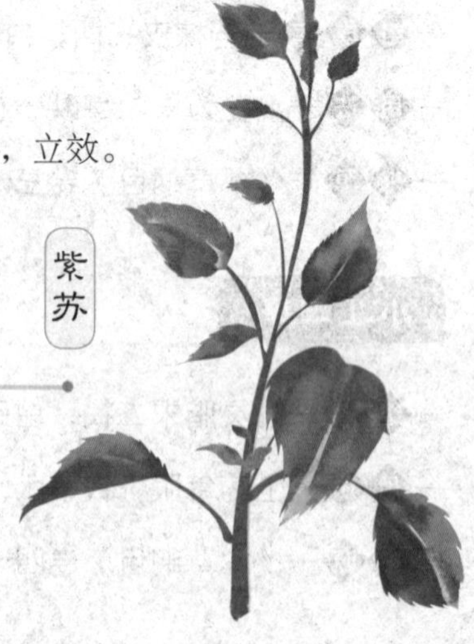

小儿久痢

病征——小儿久痢赤白。

组成——桂（去皮，以姜汁炙紫），黄连（以茱萸炒过）等份。

—用法—上药为末。紫苏、木瓜煎汤服之。

—来源—《本草纲目》卷三十四·桂、牡桂条。

小儿痢血

—组成—梁州榉皮（炙）二十分，犀角十二分。

—用法—上药以水三升，煮取一升，分三服取瘥。

—来源—《本草纲目》卷三十五·榉条。

小儿积痢

—组成—百草霜二钱，巴豆（煨，去油）一钱。

—用法—上药研匀，以飞罗面糊和丸绿豆大。每服三五丸，赤痢甘草汤下，白痢米饮下，红白姜汤下。

—来源—《本草纲目》卷七·百草霜条。

小儿刮肠

—病征—小儿刮肠痢疾，禁口闭目至重。

—组成—精猪肉一两，腻粉末半钱。

—用法—精猪肉薄切炙香，以腻粉末铺上令食，或置鼻头闻香，自然要食也。

—来源—《本草纲目》卷五十·豕条。

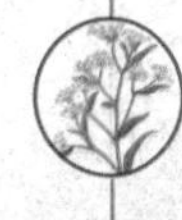

小儿水痢

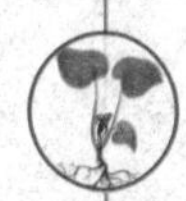

—病征—小儿水痢，形羸。不胜汤药。

—组成—白石脂半两。

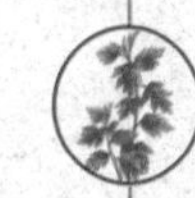

—用法—上药研粉，和白粥空肚食之。

—来源—《本草纲目》卷九·五色石脂条。

小儿几种传染性疾病

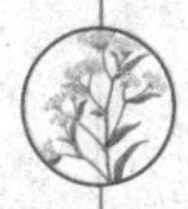

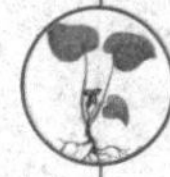

小儿伤寒

病征—小儿伤寒，时气。

组成—桃叶三两，水五斤。

用法—上药煮十沸取汁，日五六遍淋之。后烧雄鼠粪二枚服之，妙。

来源—《本草纲目》卷二十九·桃条。

小儿黄疸

组成—胡黄连、川黄连各一两，黄瓜一个。

用法—胡黄连、川黄连为末，黄瓜去瓤留盖，入药在内合定，面裹煨熟，去面，捣丸绿豆大，每量大小温水下。

来源—《本草纲目》卷十三·胡黄连条。

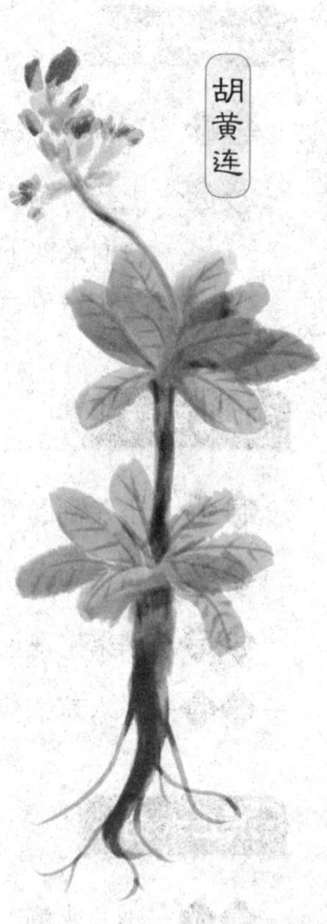

小儿霍乱

组成—诃藜一枚。

用法—上药为末。沸汤服一半，未止再服。

来源—《本草纲目》卷三十五·诃藜勒条。

小儿暑风

病征—小儿暑风，暑毒入心，痰塞心孔，昏迷搐搦，此乃危急之症。

组成—白附子、天南星、半夏等份。

用法—上药并去皮，生研，猪胆汁和丸黍米大。量儿大小，以薄荷汤下。令儿侧卧，呕出痰水即苏。

—来源—《本草纲目》卷十七·白附子条。

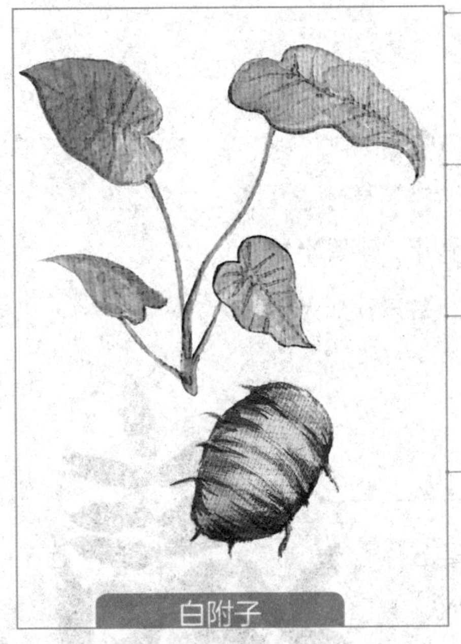
白附子

入药部位

白附子的块茎。

性味与归经

辛，温。有毒。入脾、肝经。

功效

祛风痰，逐寒湿。

主治

中风，口眼歪斜，寒湿疼痛，偏正头痛等。

小儿瘴疟

—病征—小儿瘴疟，壮热不寒。

—组成—黄丹二钱。

—用法—上药蜜水和服，冷者酒服。

—来源—《本草纲目》卷八·铅丹条。

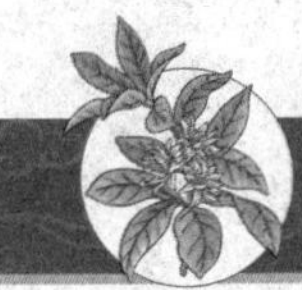

小儿杂病

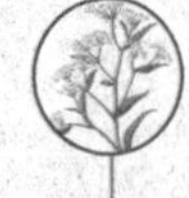
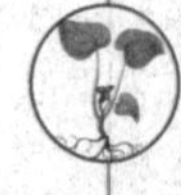
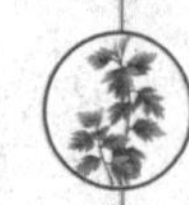

小儿盗汗

—病征—小儿盗汗，身热。

—组成—龙胆草、防风各等份。

用法——上药为末。每服一钱，米饮调下。亦可丸服及水煎服。

来源——《本草纲目》卷十三·龙胆条。

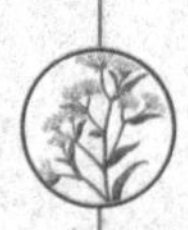

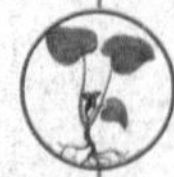

小儿久泻

病征——小儿久泻，脾虚，米谷不化，不进饮食。

组成——白术（炒）二钱半，半夏曲二钱半，丁香半钱。

用法——上药为末，姜汁面糊丸黍米大，每米饮随大小服之。

来源——《本草纲目》卷十二·术条。

小儿泄泻

组成——肉豆蔻五钱，乳香二钱半，生姜五片。

用法——上药同炒黑色，去姜，研为膏收，旋丸绿豆大。每量大小，米饮下。

来源——《本草纲目》卷十四·肉豆蔻条。

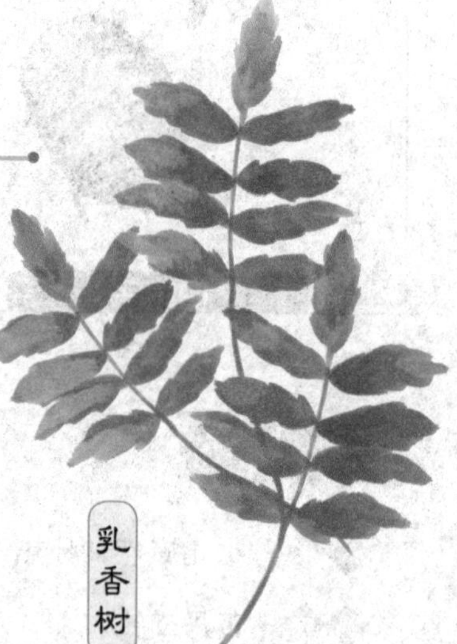

小儿夜啼

组成一——伏龙肝末二钱，朱砂一钱，麝香少许。

用法——上药为末，蜜丸绿豆大，每服五丸，桃符汤下。

来源——《本草纲目》卷七·伏龙肝条。

组成二——硫黄二钱半，铅丹二两。

用法——上药研匀，瓶固煅过，埋土中七日取出，饭丸黍米大。每服二丸，冷水下。

来源——《本草纲目》卷十一·石硫黄条。

组成三——刘寄奴半两，地龙（炒）一分，甘草一寸。

用法——上药水煎，灌少许。

来源——《本草纲目》卷十五·刘寄奴草条。

小儿冷疝

—病征—小儿冷疝气痛，肤囊浮肿。

—组成—金铃子（去核）五钱，吴茱萸二钱半。

—用法—上药为末。酒糊丸黍米大。每盐汤下二三十丸。

—来源—《本草纲目》卷三十五·楝条。

小儿解颅

—组成—防风、白及、柏子仁等份。

—用法—上药为末。以乳汁调涂，一日一换。

—来源—《本草纲目》卷十三·防风条。

小儿行迟

—组成—五加皮五钱，牛膝、木瓜二钱半。

—用法—上药为末。每服五分，米饮入酒二三点调服。

—来源—《本草纲目》卷三十六·五加条。

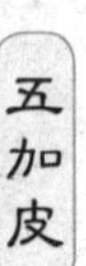

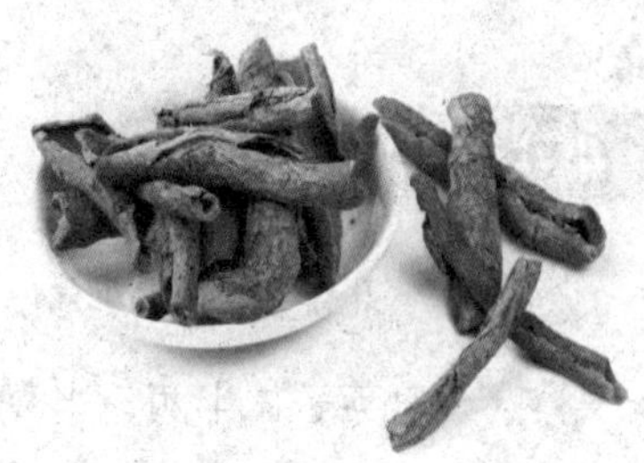

小儿羸瘦

—组成—甘草三两。

—用法—上药炙焦为末，蜜丸绿豆大。每温水下五丸，日二服。

—来源—《本草纲目》卷十二·甘草条。

小儿沙淋

—组成—黑豆一百二十个，生甘草一寸。

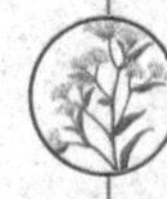

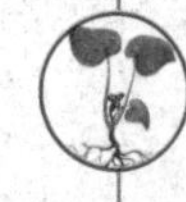

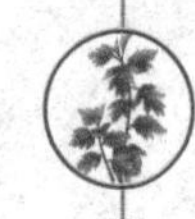

—用法—上药新水煮热，入滑石末，乘热饮之，良。

—来源—《本草纲目》卷二十四·大豆条。

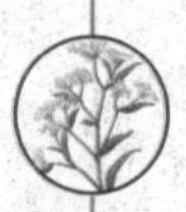

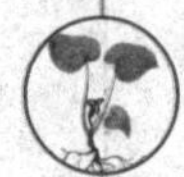

小儿下血

—病征—小儿下血或血痢。

—组成—黄柏半两，赤芍药四钱。

—用法—上药为末，饭丸麻子大。每服一二十丸，食前米饮下。

—来源—《本草纲目》卷三十五·檗木条。

小儿尿血

—组成—甘草一两二钱，水六合。

—用法—上药煎二合，一岁儿一日服尽。

—来源—《本草纲目》卷十二·甘草条。

小儿流涎

—病征—小儿流涎，脾热有痰。

—组成—皂荚子仁半两，半夏（姜汤泡七次）一钱二分。

—用法—上药为末，姜汁丸麻子大。每温水下五丸。

—来源—《本草纲目》卷三十五·皂荚条。

胎寒腹痛

—病征—胎寒腹痛，啼哭吐乳，大便泻青，状若惊搐，出冷汗。

—组成—姜黄一钱，没药、木香、乳香二钱。

—用法—上药为末，蜜丸芡子大。每服一丸，钓藤煎汤化下。

—来源—《本草纲目》卷十四·姜黄条。

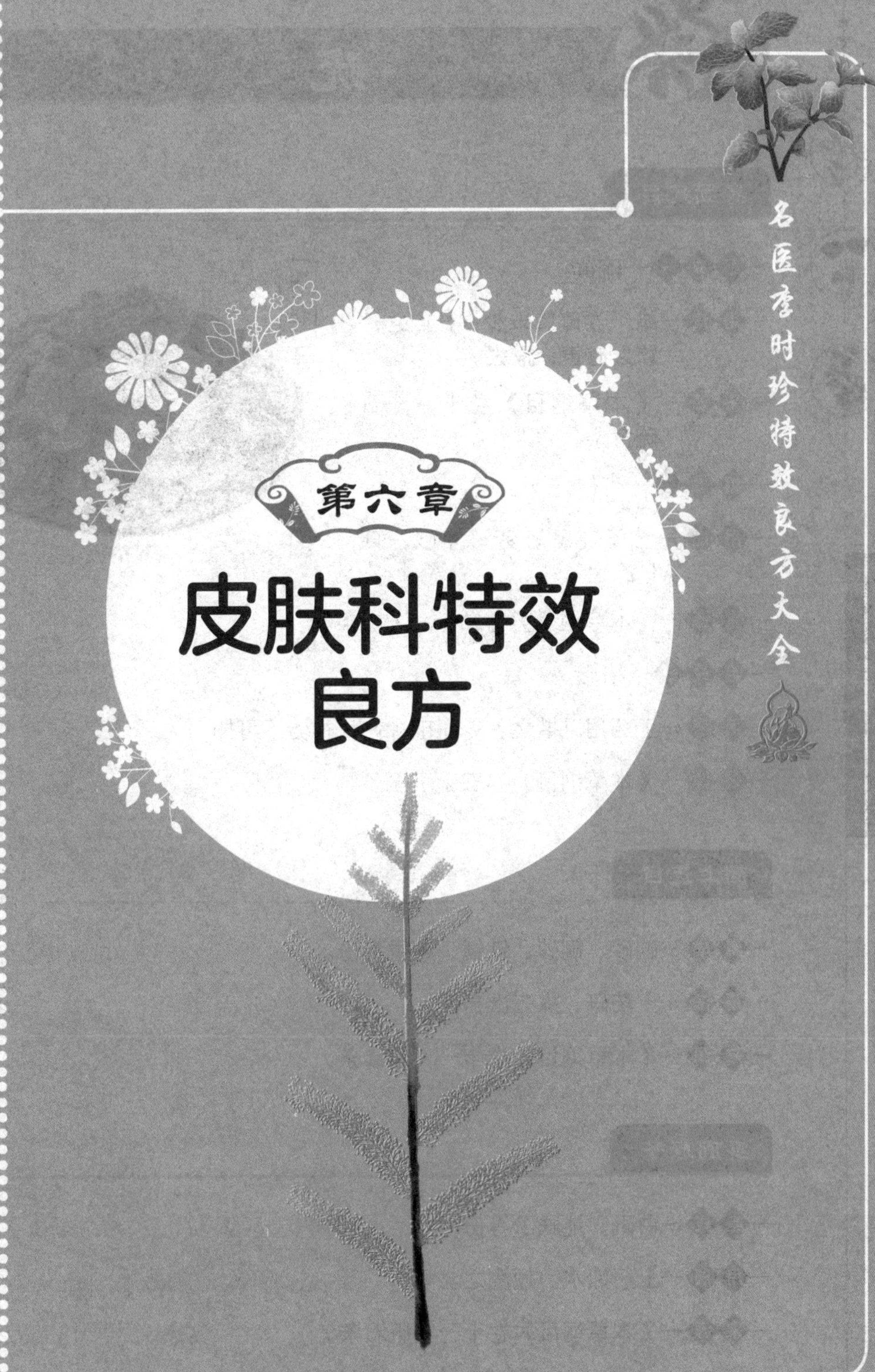
第六章
皮肤科特效良方
名医李时珍特效良方大全

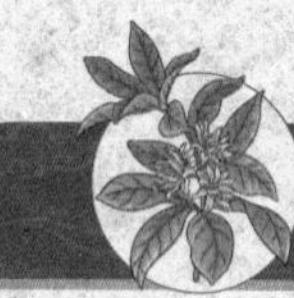

疣

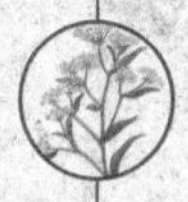

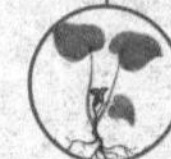

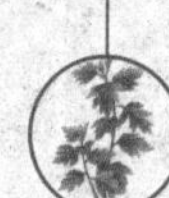

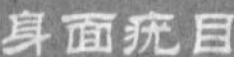

身面疣目

—组成一—硫黄。

—用法—蜡纸卷硫黄末少许，点之，焠之有声，根去。

—来源—《本草纲目》卷十一·石硫黄条。

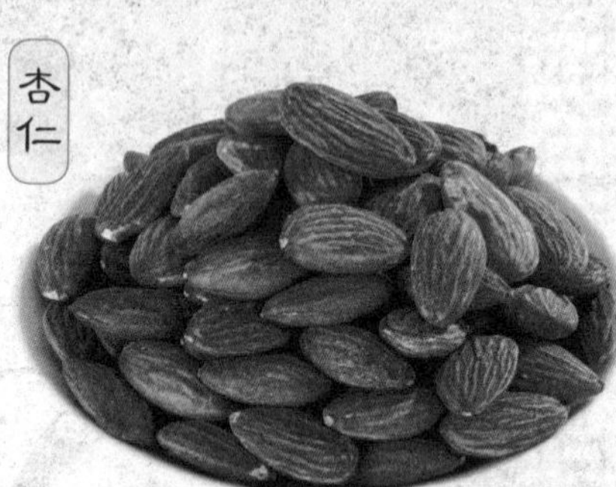

杏仁

—组成二—杏仁。

—用法—上药烧黑研膏，擦破，日日涂之。

—来源—《本草纲目》卷二十九·杏条。

—组成三—猪脂。

—用法—上药用以揩之。令血出少许，神验不可加。

—来源—《本草纲目》卷五十·豕条。

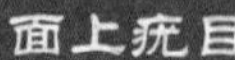

面上疣目

—组成—硇砂、硼砂、铁锈、麝香等份。

—用法—上药研，搽三次自落。

—来源—《本草纲目》卷十一·硇砂条。

身面瘊子

—组成—白矾、地肤子等份。

—用法—上药煎水。频洗之。

—来源—《本草纲目》卷十一·矾石条。

肢体疣目

—组成—地肤子、白矾等份。

—用法—上药煎汤频洗。

—来源—《本草纲目》卷十六·地肤条。

耳瘰疣目

—组成—黑雌鸡胆汁。

—用法—上药涂之，日三。

—来源—《本草纲目》卷四十八·鸡条。

疣痣黑子

—组成一—巴豆（石灰炒过）一钱，人言（砒石）一钱，糯米（炒）五分。

—用法—上药研点之。

—来源—《本草纲目》卷三十五·巴豆条。

—组成二—斑蝥三个，人言少许。

—用法—上药以糯米五钱炒黄，去米，入蒜一个，捣烂点之。

—来源—《本草纲目》卷四十·斑蝥条。

消瘤

—组成—獐肉或鹿肉。

—用法—上药剖如厚脯，炙热搨之。可四炙四易，出脓便愈。不除，再以新肉用之。

—来源—《本草纲目》卷五十一·獐条。

鹿肉

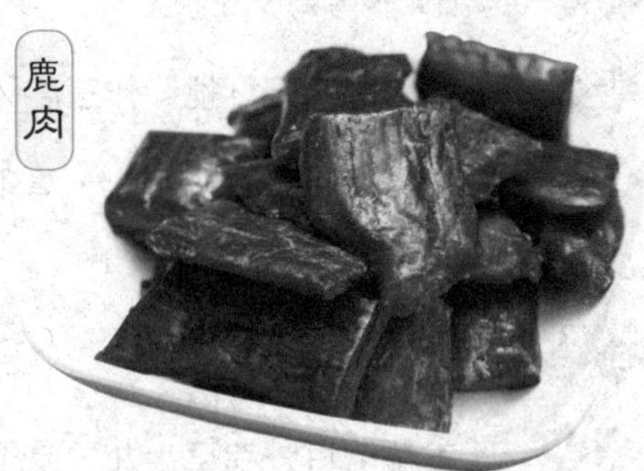

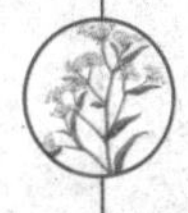

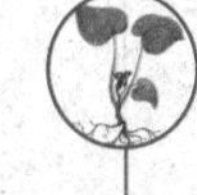

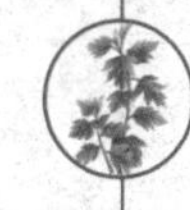

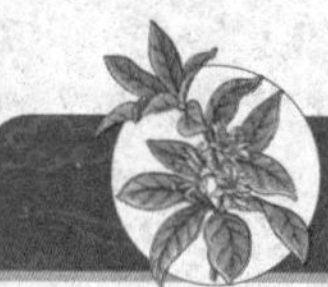

头皮屑

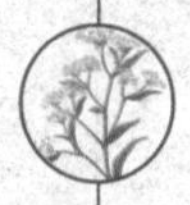

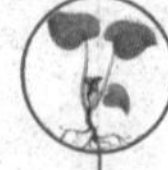

头生白屑

组成—鸡苏。

用法—上药煮汁，或烧灰淋汁，沐之。

来源—《本草纲目》卷十四·水苏条。

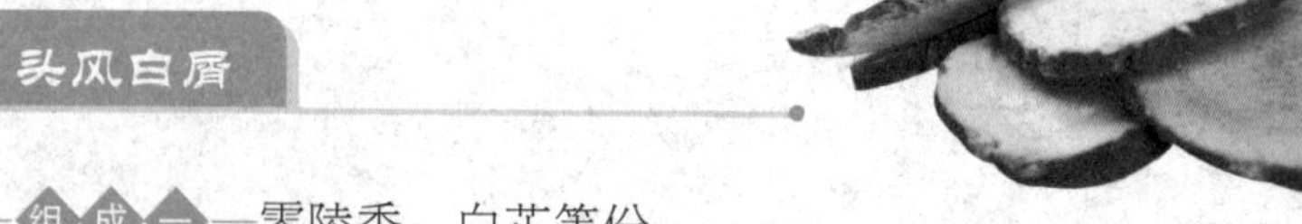

头风白屑

组成一—零陵香、白芷等份。

用法—上药以水煎汁，入鸡子白搅匀，敷数十次，终身不生。

来源—《本草纲目》卷十四·薰草、零陵香条。

组成二—恶实叶。

用法—上药捣汁，熬稠涂之。至明，皂荚水洗去。

来源—《本草纲目》卷十五·恶实条。

组成三—王不留行、香白芷等份。

用法—上药为末。干掺，一夜篦去。

来源—《本草纲目》卷十六·王不留行条。

组成四—新下乌鸡子三枚。

用法—上药以沸汤五升搅，作三度沐之，甚良。

来源—《本草纲目》卷四十八·鸡条。

组成五—蚕沙。

用法—烧灰淋汁洗之。

来源—《本草纲目》卷三十九·原蚕条。

干洗头屑

—组成—藁本、白芷等份。

—用法—上药为末。夜擦旦梳，垢自去也。

—来源—《本草纲目》卷十四·藁本条。

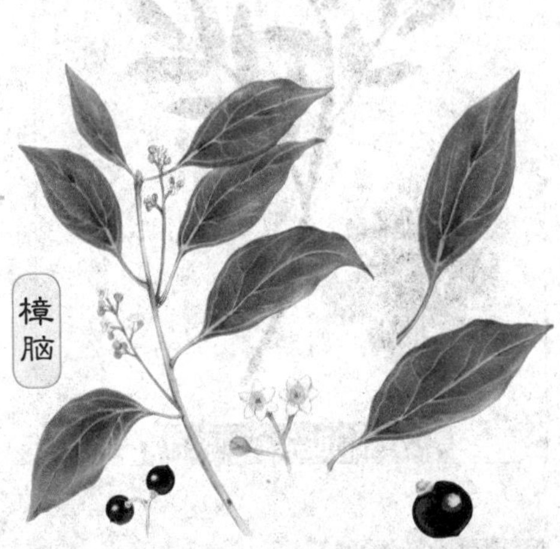

醒头去屑

—组成—三柰、甘松香、零陵香一钱，樟脑二分，滑石半两。

—用法—上药为末。夜擦旦篦去。

—来源—《本草纲目》卷十四·山柰条。

白发

乌须固齿

—组成一—旱莲草。

—用法—上药取汁，同盐炼干，研末擦牙。

—来源—《本草纲目》卷十六·鳢肠条。

—组成二—旱莲草一两半，麻枯饼三两，升麻、青盐各三两半，诃子连核二十个，皂角三挺，月蚕沙二两。

—用法—上药为末，薄醋面糊丸弹子大，晒干入泥瓶中，火煨令烟出存性，取出研末，日用揩牙。

—来源—《本草纲目》卷十六·鳢肠条。

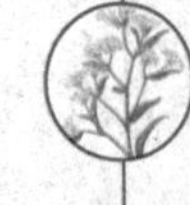
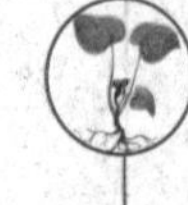
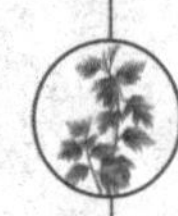

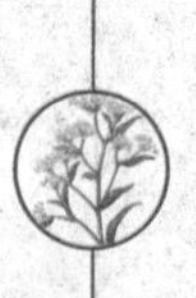
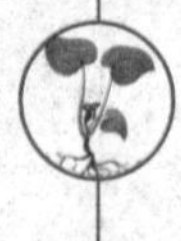
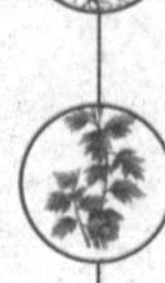

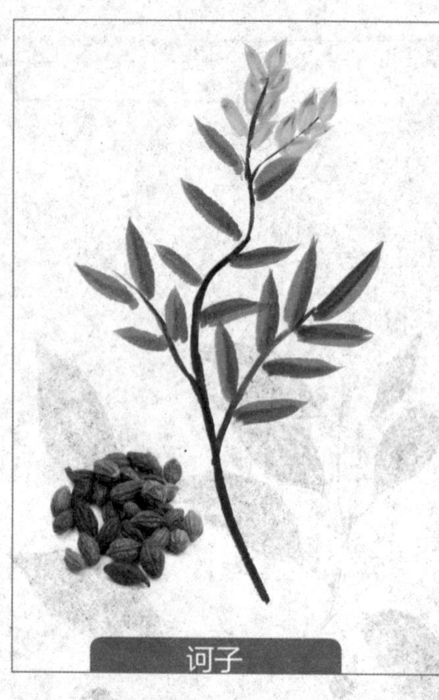
诃子

入药部位

诃子或茸毛诃子的成熟果实。

性味与归经

苦、酸、涩，温。入肺、大肠经。

功效

涩肠敛肺，降火利咽。

主治

久咳失音，久泻，久痢，脱肛，便血，咽痛音哑等。

黑髭乌发

—组成—茜草一斤，生地黄三斤。

—用法—茜草取汁。以水五大碗，煎茜绞汁，将滓再煎三度。以汁同地黄汁，微火煎如膏，以瓶盛之。每日空心温酒服半匙，一月髭发如漆也。忌萝卜、五辛。

—来源—《本草纲目》卷十八·茜草条。

盐发变黑

—组成—金陵草一秤（六月以后收采，拣青嫩无泥土者）。

—用法—上药不用洗，摘去黄叶，烂捣，新布绞取汁，以纱绢滤过，入通油器钵盛之，日中煎五日。又取生姜一斤绞汁，白蜜一斤合和，日中煎。以柳木篦搅勿停手，待如稀饧，药乃成矣。每日及午后各服一匙，以温酒一盏化下。如欲作丸，日中再煎，令可丸，大如梧子，每服三十丸。及时多合为佳，其效甚速。

—来源—《本草纲目》卷十六·鳢肠条。

白发返黑

—组成—乌麻。

—用法—上药九蒸九晒，研末，枣膏丸，服之。

—来源—《本草纲目》卷二十二·胡麻条。

令发长黑

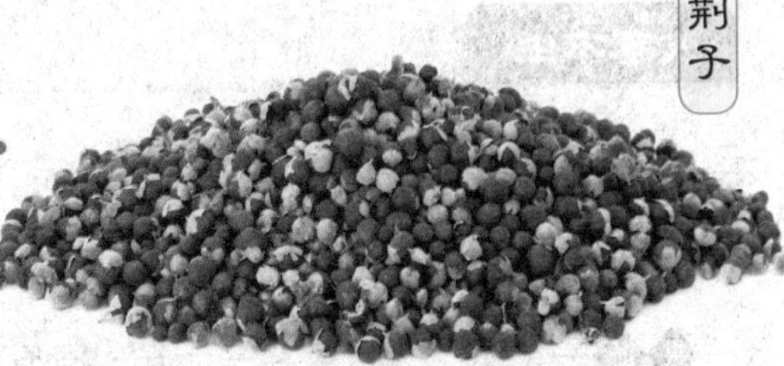
蔓荆子

—组成—蔓荆子、熊脂等份。

—用法—上药以醋调涂。

—来源—《本草纲目》卷三十六·蔓荆条。

指牙乌须

—组成一—麻枯八两，盐花三两。

—用法—上药以生地黄十斤取汁，同入铛中熬干。以铁盖覆之，盐泥泥之。煅赤，取研末。日用三次，揩毕，饮姜茶。

—来源—《本草纲目》卷二十二·胡麻条。

—组成二—川百药煎半两，延胡索三钱，雄黄三钱。

—用法—上药为末。先以姜擦去涎，用此揩牙，以津洗目。日日用之，甚佳。

—来源—《本草纲目》卷三十九·五倍子条。

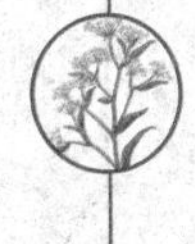

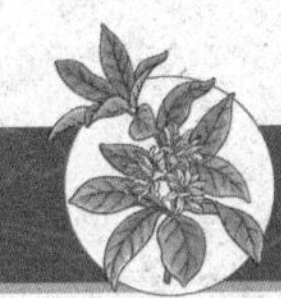

脱　发

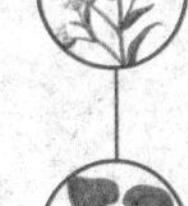

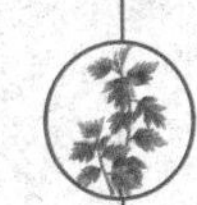

小儿头秃

—组成一—芜菁叶。

—用法—上药烧灰，和脂敷之。

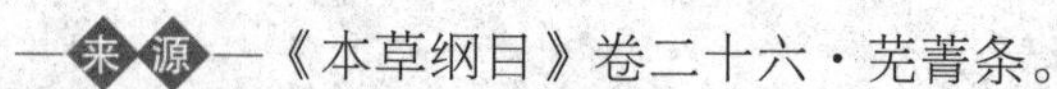
—来源—《本草纲目》卷二十六·芜菁条。

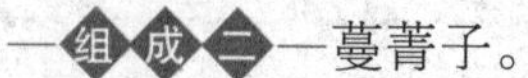
—组成二—蔓菁子。

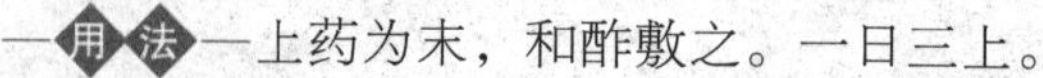
—用法—上药为末，和酢敷之。一日三上。

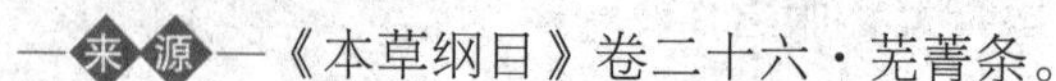
—来源—《本草纲目》卷二十六·芜菁条。

桐叶树

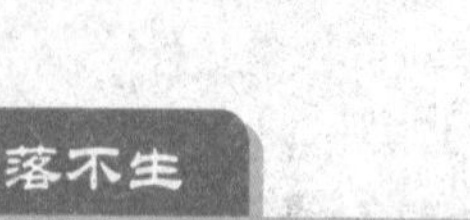

发落不生

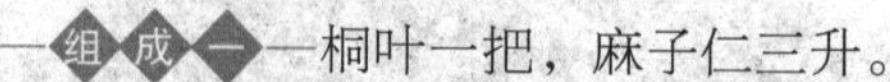
—组成一—桐叶一把，麻子仁三升。

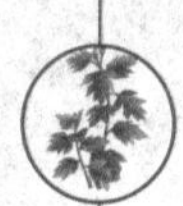

—用法—上药以米泔煮五六沸，去滓。日日洗之则长。

—来源—《本草纲目》卷三十五·桐条。

—组成二—合欢木灰二合，墙衣五合，铁精一合，水萍末二合。

—用法—上药研匀，生油调涂，一夜一次。

—来源—《本草纲目》卷三十五·合欢条。

发白不生

—组成—黑熟桑葚。

—用法—上药水浸日晒，搽涂，令黑而复生也。

—来源—《本草纲目》卷三十六·桑条。

病后发落

—组成—胡孙姜、野蔷薇嫩枝。

—用法—上药煎汁，刷之。

—来源—《本草纲目》卷二十·骨碎补条。

妇人秃鬓

—组成—汉椒四两。

—用法—上药酒浸，密室内日日搽之，自然长也。

—来源—《本草纲目》卷三十二·蜀椒条。

眉毛脱落

—组成一—雄黄末一两。

—用法—上药醋和涂之。

—来源—《本草纲目》卷九·雄黄条。

—组成二—白矾十两。

—用法—上药烧研，蒸饼丸梧子大。每空心温水下七丸，日加一丸，至四十九日减一丸，周而复始，以愈为度。

—来源—《本草纲目》卷十一·矾石条。

—组成三—蔓菁子四两。

—用法—上药炒研，醋和涂之。

—来源—《本草纲目》卷二十六·芜菁条。

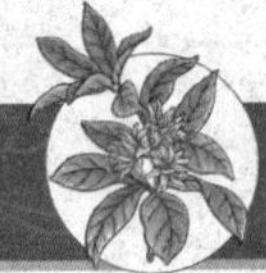

白癜风

白癜风

—组成—红灰藋五斤，茄子根、茎三斤，苍耳根、茎五斤。

—用法—上药晒干烧灰，以水一斗煎汤淋汁熬成膏，别以好乳香半两，铅霜一分，腻粉一分，炼成牛脂二两，和匀，每日涂三次。

—来源—《本草纲目》卷二十七·藜条。

身面白癜

—组成—生胡麻油一合。

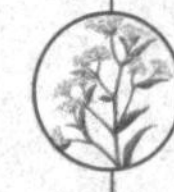
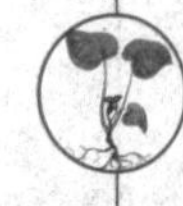
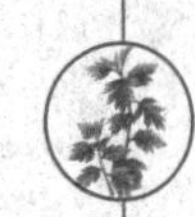

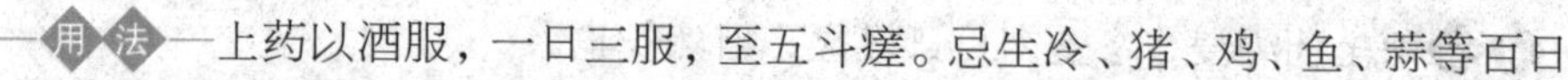

用法—上药以酒服，一日三服，至五斗瘥。忌生冷、猪、鸡、鱼、蒜等百日。

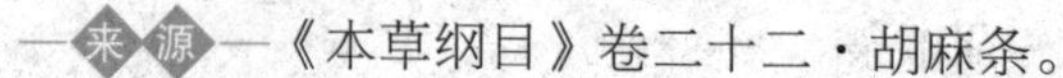

来源—《本草纲目》卷二十二·胡麻条。

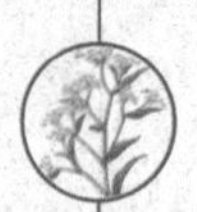

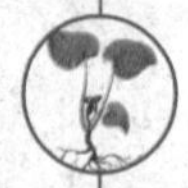

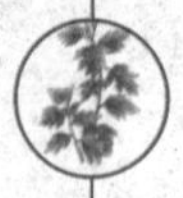

白癜风疮

组成—楸白皮五斤。

用法—上药以水五斗，煎五升，去滓，煎如稠膏。日三摩之。

来源—《本草纲目》卷三十五·楸条。

白癜风斑

组成—杏仁连皮尖。

用法—上药每早嚼二七粒，揩令赤色。夜卧再用。

来源—《本草纲目》卷二十九·杏条。

白癜风疾

组成—白蒺藜子六两。

用法—上药生捣为末。每汤服二钱，日二服。一月根绝，服至半月，白处见红点，神效。

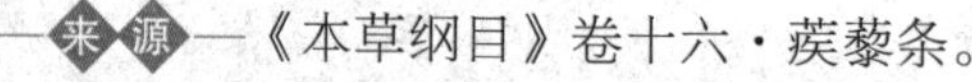

来源—《本草纲目》卷十六·蒺藜条。

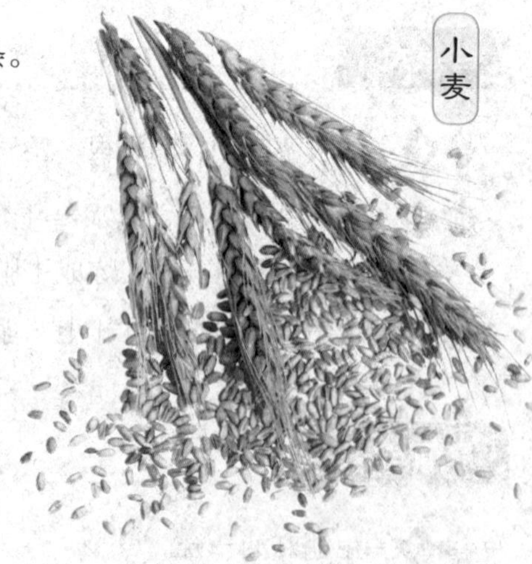

小麦

白癜风癣

组成—小麦。

用法—以小麦摊石上，烧铁物压出油。搽之甚效。

来源—《本草纲目》卷二十二·小麦条。

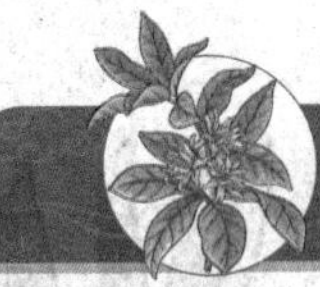

皮肤瘙痒症

身上虚痒

—组成—浮萍末一钱。

—用法—上药以黄芩一钱同四物汤（以当归、川芎、白芍、熟地黄四味药材熬制而成）煎汤调下。

—来源—《本草纲目》卷十九·水萍条。

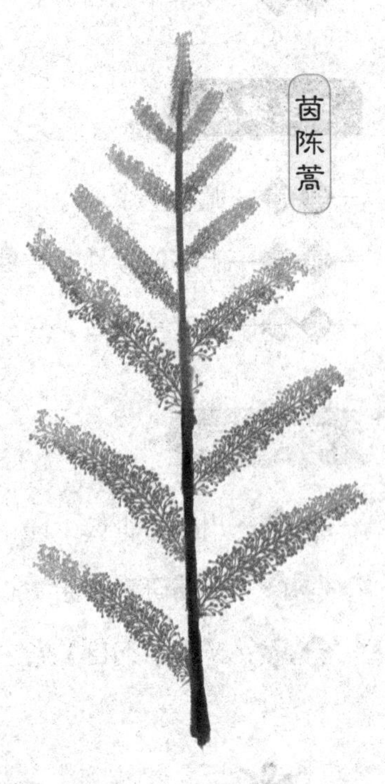

遍身风痒

—病征—遍身风痒，生疮疥。

—组成一—茵陈。

—用法—上药煮浓汁洗之，立瘥。

—来源—《本草纲目》卷十五·茵陈蒿条。

—组成二—凌霄花。

—用法—上药为末。酒服一钱。

—来源—《本草纲目》卷十八·紫葳条。

阴囊湿痒

—病征—阴囊湿痒欲溃。

—组成—松香、花椒少许。

—用法—以板儿松香为末，纸卷作筒。每根入花椒三粒，浸灯盏内三宿，取出点烧，淋下油搽之。先以米泔洗过。

—来源—《本草纲目》卷三十四·松条。

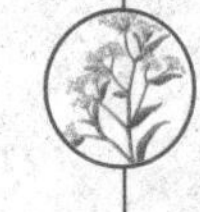

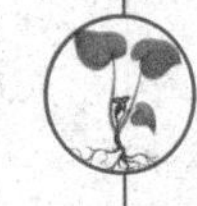

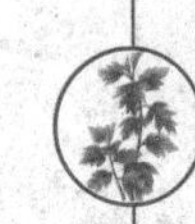

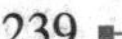

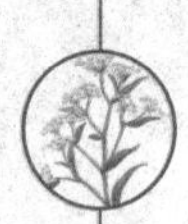
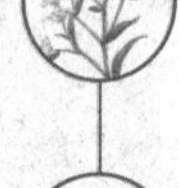
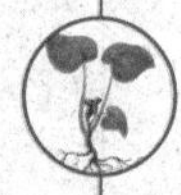
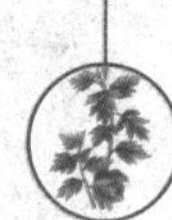

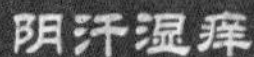

阴汗湿痒

—组成一—炉甘石一分，真蚌粉半分。

—用法—上药研粉扑之。

—来源—《本草纲目》卷九·炉甘石条。

—组成二—石菖蒲、蛇床子等份。

—用法—上药为末。日搽二三次。

—来源—《本草纲目》卷十九·菖蒲条。

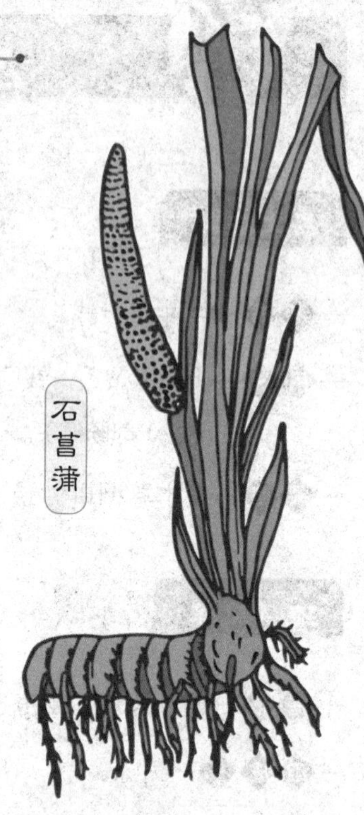

玉茎湿痒

—组成—肥皂一个。

—用法—上药烧存性，香油调搽即愈。

—来源—《本草纲目》卷三十五·肥皂荚条。

肾风囊痒

—组成—川椒、杏仁少许。

—用法—上药研膏，涂掌心，合阴囊而卧，甚效。

—来源—《本草纲目》卷三十二·蜀椒条。

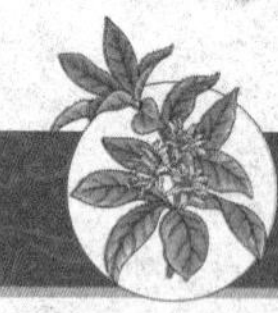

雀斑

面上雀斑

—组成一—三柰子、鹰粪、蜜陀僧、蓖麻子等份。

—用法—上药研匀，以乳汁调之。夜涂旦洗去。

—来源—《本草纲目》卷十四·山柰条。

—组成二—蓖麻子仁、蜜陀僧、硫黄各一钱。

—用法—上药为末。用羊髓和匀，夜夜敷之。

—来源—《本草纲目》卷十七·蓖麻条。

雀卵面斑

—组成—鸬鹚骨（烧研）、白芷末。

—用法—上药以猪脂和，夜涂旦洗。

—来源—《本草纲目》卷四十七·鸬鹚条。

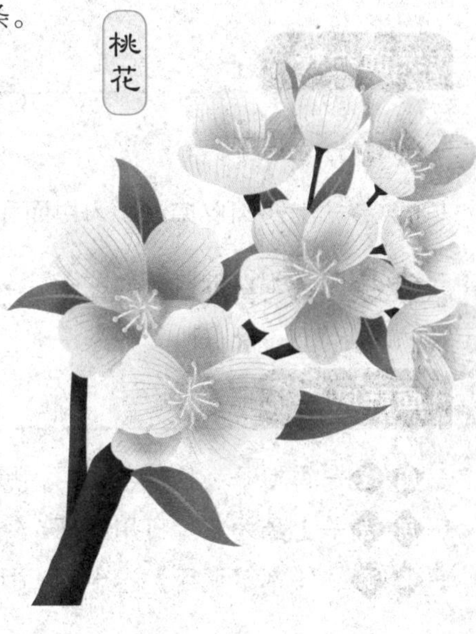
桃花

雀卵面疱

—组成一—桃花、冬瓜仁等份。

—用法—上药研末，蜜调敷之。

—来源—《本草纲目》卷二十九·桃条。

—组成二—鸡卵。

—用法—上药醋浸令坏，取出敷之。

—来源—《本草纲目》卷四十八·鸡条。

面皯雀斑

—组成—白茯苓末。

—用法—上药以蜜和，夜夜敷之，二七日愈。

—来源—《本草纲目》卷三十七·茯苓条。

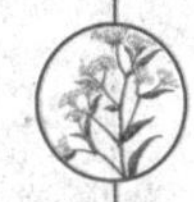

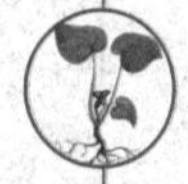

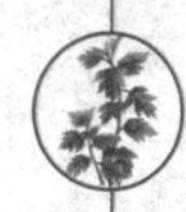

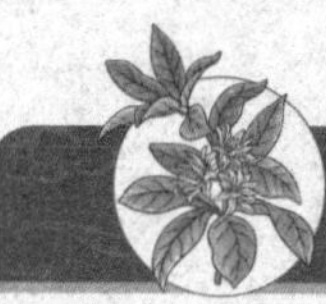

黄褐斑

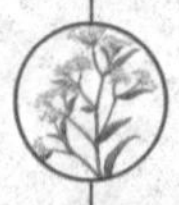

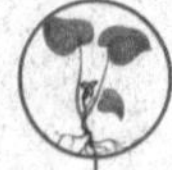

女人面皯

组成——李核仁、鸡子。

用法——以李核仁去皮细研，以鸡子白和如稀饧涂之。至旦以浆水洗去，后涂胡粉。不过五六日效。忌见风。

来源——《本草纲目》卷二十九·李条。

无患子

洗面去皯

组成——无患子。

用法——上药肉皮捣烂，入白面和，丸大丸。

来源——《本草纲目》卷三十五·无患子条。

面皯风疮

组成——香附子、甘松各四两，黑牵牛半斤。

用法——上药为末。日用洗面。

来源——《本草纲目》卷十四·甘松香条。

面上黑斑

组成一——苍耳叶。

用法——上药焙为末，食后米饮调服一钱，一月愈。

来源——《本草纲目》卷十五·枲耳条。

组成二——桑耳。

用法——上药焙研，每食后热汤服一钱，一月愈。

来源——《本草纲目》卷二十八·木耳条。

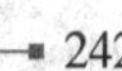

身面黑痣

—组成—藜芦灰五两。

—用法—上药以水一大碗淋汁，铜器重汤煮成黑膏，以针微刺破点之，不过三次效。

—来源—《本草纲目》卷十七·藜芦条。

面上黑气

—组成—半夏。

—用法—上药焙研，米醋调敷。不可见风，不计遍数，从早至晚，如此三日，皂角汤洗下，面莹如玉也。

—来源—《本草纲目》卷十七·半夏条。

美 发

令发不落

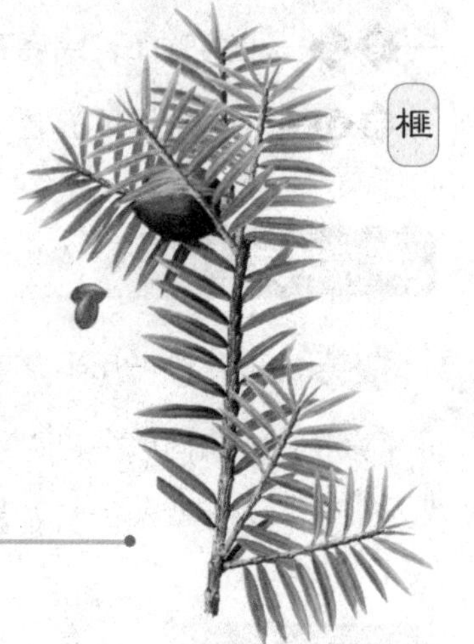

—组成—榧子三个，胡桃二个，侧柏叶一两。

—用法—上药捣浸雪水梳头，发永不落且润也。

—来源—《本草纲目》卷三十一·榧实条。

须发黄赤

—组成—生地黄一斤，生姜半斤。

—用法—上药各洗，研自然汁，留滓。用不蛀皂角十条，去皮弦，蘸汁，炙至汁尽为度。同滓入罐内泥固，煅存性，为末，用铁器盛。末三钱汤调，停二日，临卧刷染须发上，即黑。

—来源—《本草纲目》卷十六·地黄条。

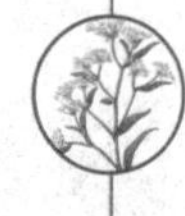
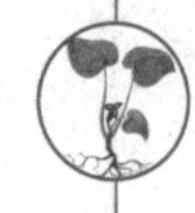
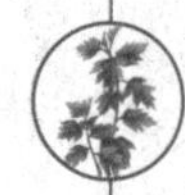
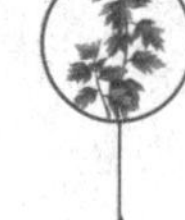

发槁不泽

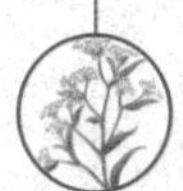

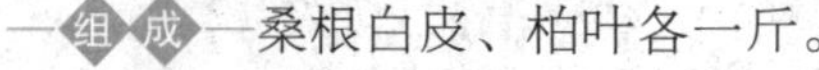

—组成—桑根白皮、柏叶各一斤。

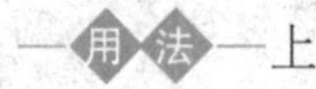

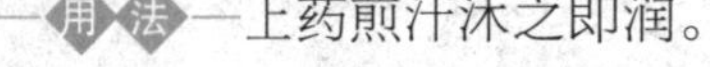

—用法—上药煎汁沐之即润。

—来源—《本草纲目》卷三十六·桑条。

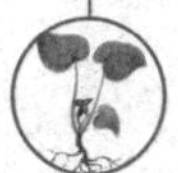

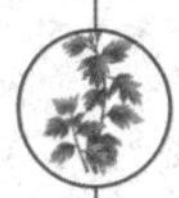

少年发白

—组成—土马鬃、石马鬃、五倍子、半夏各一两，生姜二两，胡桃十个，胆矾半两为末。

—用法—上药捣作一块。每以绢袋盛一弹子，用热酒入少许，浸汁洗发。一月神效。

—来源—《本草纲目》卷二十一·土马鬃条。

沐发令香

胡桃

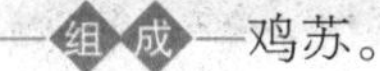

—组成—鸡苏。

—用法—上药煮汁，或烧灰淋汁，沐之。

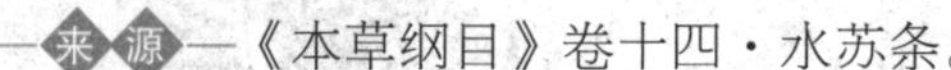

—来源—《本草纲目》卷十四·水苏条。

染乌髭发

—组成—干瓦松一斤半，生麻油二斤。

—用法—上药同煎令焦，为末。另以生麻油浸涂，甚妙。

—来源—《本草纲目》卷二十一·昨叶何草条。

乌须铅梳

—组成—铅十两，锡三两，婆罗得三个，针砂、熟地黄半两，茜根、胡桃皮一两，没石子、诃藜勒皮、硫黄、石榴皮、磁石、皂矾、乌麻油各二钱半。

—用法—上药为末。先化铅锡，入末一半，柳木搅匀，倾入梳模子，印成修

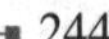

齿。余末同水煮梳，三日三夜，水耗加之，取出故帛重包五日。每以熟皮衬手梳一百下，须先以皂荚水洗净拭干。

—来源—《本草纲目》卷八·铅条。

拔白变黑

—组成—黑椹一斤，蝌蚪一斤。

—用法—上药瓶盛封闭，悬屋东头一百日，尽化为黑泥，以染白发如漆。

—来源—《本草纲目》卷三十六·桑条。

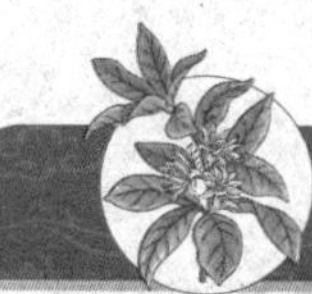

美容

悦泽面容

—组成—白瓜仁五两，桃花四两，白杨皮二两。

—用法—上药为末。食后饮服方寸匕，日三服。欲白加瓜仁，欲红加桃花。三十日面白，五十日手足俱白。

—来源—《本草纲目》卷二十八·冬瓜条。

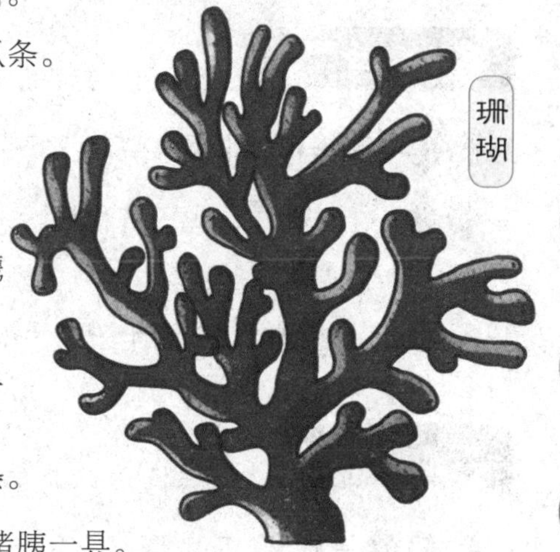

面黑令白

—组成一—马珂、白附子、珊瑚、鹰屎白等份。

—用法—上药为末。每夜人乳调敷，旦以浆水洗之。

—来源—《本草纲目》卷四十六·珂条。

—组成二—栝楼瓤三两，杏仁一两，猪胰一具。

—用法—上药同研如膏。每夜涂之，令人光润，冬月不皴。

—来源—《本草纲目》卷十八·栝楼条。

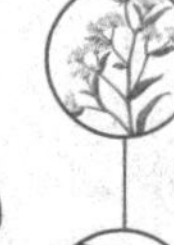
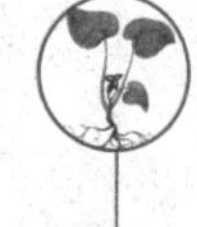
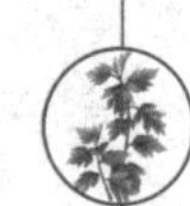

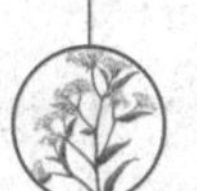

面色不白

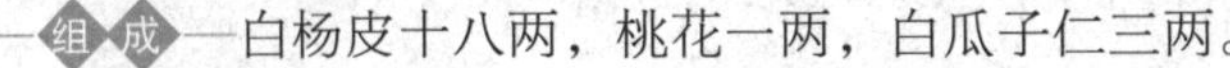

组成 白杨皮十八两，桃花一两，白瓜子仁三两。

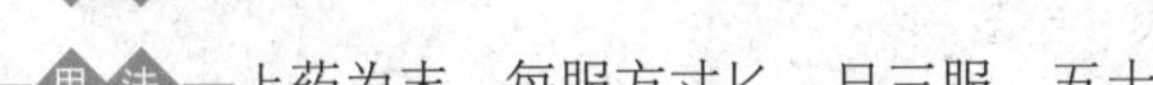

用法 上药为末。每服方寸匕，日三服。五十日，面及手足皆白。

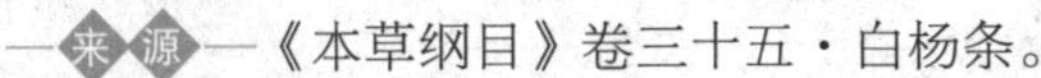

来源 《本草纲目》卷三十五 · 白杨条。

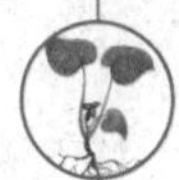

女人面脂

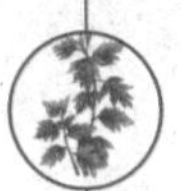

组成 轻粉、滑石、杏仁去皮等份。

用法 上药为末，蒸过，入脑、麝少许，以鸡子清调匀，洗面毕敷之，旬日后，色如红玉。

来源 《本草纲目》卷九 · 水银粉条。

面上瘢痕

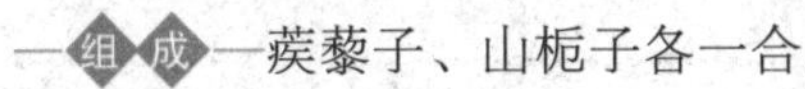

组成 蒺藜子、山栀子各一合。

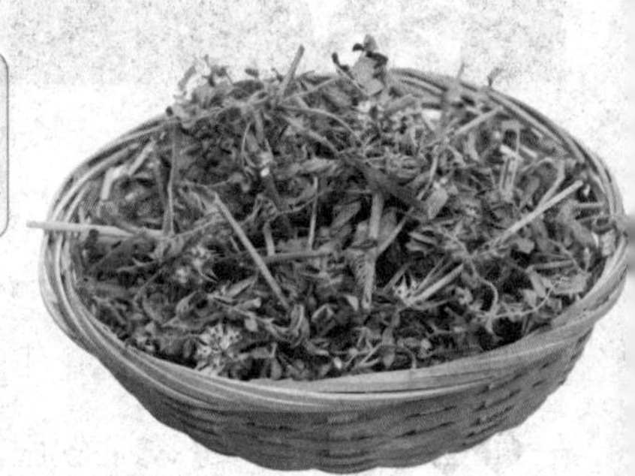

用法 上药为末，醋和，夜涂旦洗。

来源 《本草纲目》卷十六 · 蒺藜条。

身面瘢痕

组成 禹余粮、半夏等份。

用法 上药为末，鸡子黄和敷。先以布拭赤，勿见风，日三，十日。十年者亦灭。

来源 《本草纲目》卷十 · 禹余粮条。

灭　痕

组成一 鹰屎二两，僵蚕一两半。

用法 上药为末，蜜和敷。

来源 《本草纲目》卷四十九 · 鹰条。

—组成二—鹰屎白、白附子各一两。

—用法—上药为末，醋和敷，日三五次，痕灭止。

—来源—《本草纲目》卷四十九·鹰条。

消灭瘢痕

—组成—猪脂三升，乌鸡一只，白芷、当归各一两，鹰屎白半两。

—用法—将猪脂拌入鸡饲料中，令三日食尽，后取鸡屎白，与白芷、当归同煎，煎十沸，去滓，入鹰屎白调敷。

—来源—《本草纲目》卷四十八·鸡条。

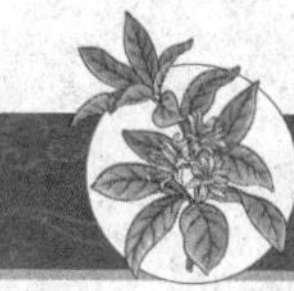

湿疹

一切湿疮

—组成—蟾蜍。

—用法—上药烧灰，猪脂和敷。

—来源—《本草纲目》卷四十二·蟾蜍条。

热毒湿疮

—病征—有人遍身生疮，痛而不痒，手足尤甚，粘着衣被，晓夕不得睡。

—组成—菖蒲三斗。

—用法—上药日干为末，布席上卧之，仍以衣被覆之。既不粘衣，又复得睡，不五七日，其疮如失。

—来源—《本草纲目》卷十九·菖蒲条。

天柱毒疮

—病征—天柱毒疮生脊大椎上，大如钱，赤色，出水。

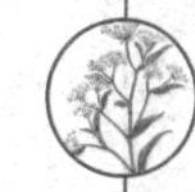

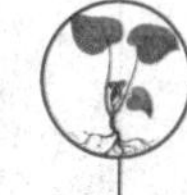

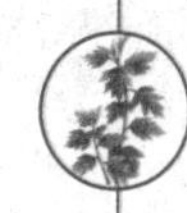

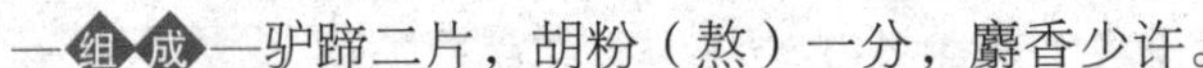

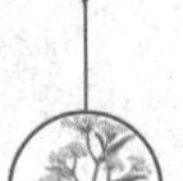

—组成—驴蹄二片，胡粉（熬）一分，麝香少许。

—用法—上药为末。醋和涂之，干则掺之。

—来源—《本草纲目》卷五十·驴条。

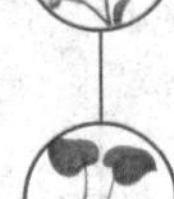

对口恶疮

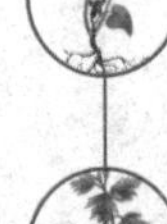

—组成—野苦荬擂汁一钟，姜汁一匙。

—用法—上药和酒服。以渣敷。一二次即愈。

—来源—《本草纲目》卷二十七·苦菜条。

遍身生疮

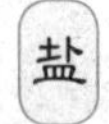

—病征—遍身生疮，阴囊两脚尤甚。

—组成—草乌一两，盐一两，猪腰子一具。

—用法—草乌、盐化水浸一夜，炒赤为末。猪腰子去膜煨熟，竹刀切捣，醋糊丸绿豆大。每服三十丸，空心盐汤下。

—来源—《本草纲目》卷十七·乌头条。

血注脚疮

—组成—桑耳、楮耳、牛屎菰各五钱，胎发灰（男用女，女用男）三钱。

—用法—上药研末，油和涂之，或干涂之。

—来源—《本草纲目》卷二十八·木耳条。

湿疮脚肿

—症征—湿疮脚肿，行履难。

—组成—木鳖子（去皮）四两，甘遂半两。

—用法—上药为末。以猪腰子一个去膜切片，用药四钱在中，湿纸包煨熟，空心米饮送下，服后便伸两脚。如大便行者，只吃白粥二三日为妙。

—来源—《本草纲目》卷十八·木鳖子条。

走皮趋疮

—病征—满颊满顶，浸淫湿烂，延及两耳，痒而出水，发歇不定，田野名悲羊疮。

—组成—凌霄花。

—用法—上药并叶煎汤，日日洗之。

—来源—《本草纲目》卷十八·紫葳条。

香瓣疮

—病征—生面上耳边，浸淫水出，久不愈。

—组成—公羊须、荆芥、干枣肉各二钱。

—用法—上药烧存性，入轻粉半钱。每洗拭，清油调搽。二三次必愈。

—来源—《本草纲目》卷五十·羊条。

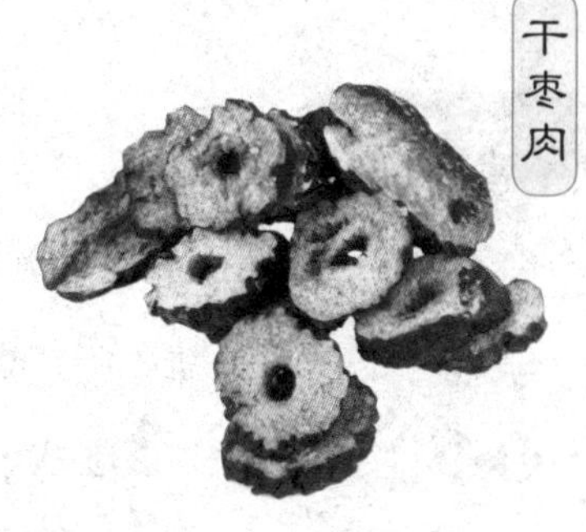
干枣肉

月蚀疳疮

—组成—虎头骨（捣碎）二两，猪脂（熬膏）一斤。

—用法—上药涂之。

—来源—《本草纲目》卷五十一·虎条。

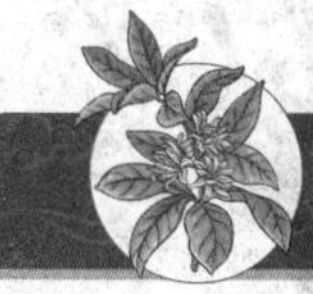

腋臭

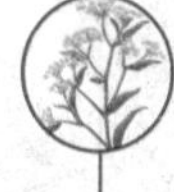
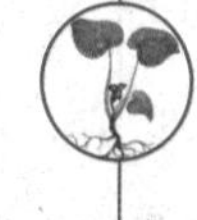
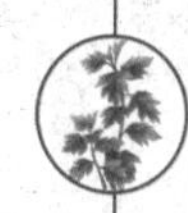

诸腋狐臭

—组成—伏龙肝。

—用法—上药为末，频敷之。

—来源—《本草纲目》卷七·伏龙肝条。

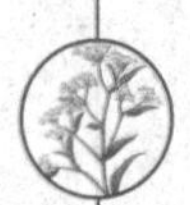

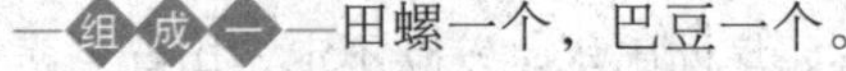

腋气狐臭

—组成一—田螺一个，巴豆一个。

—用法—用田螺一个，水养，俟靥开，挑巴豆仁一个在内，取置杯内，夏一夜，冬七夜，自然成水。常取搽之，久久绝根。

—来源—《本草纲目》卷四十六・田螺条。

—组成二—大田螺一个，麝香三分。

—用法—将麝香放入大田螺中，埋露地七七日，取出。看患洗拭，以墨涂上，再洗，看有墨处是患窍，以螺汁点之，三五次即瘥。

—来源—《本草纲目》卷四十六・田螺条。

腋下狐臭

—组成一—古文钱十文，麝香。

—用法—古文钱铁线串烧，醋淬十次，入麝香研末，调涂。

—来源—《本草纲目》卷八・古文钱条。

—组成二—胆矾半生半熟，腻粉。

—用法—上药为末。每用半钱，以自然姜汁调涂，十分热痛乃止。数日一用，以愈为度。

—来源—《本草纲目》卷十・石胆条。

—组成三—马齿苋杵。

—用法—上药以蜜和作团，纸裹泥固半寸厚，日干，烧过研末。每以少许和蜜作饼，先以生布揩之，以药夹胁下，令极痛，久忍，然后以手巾勒两臂。日用一次，以瘥为度。

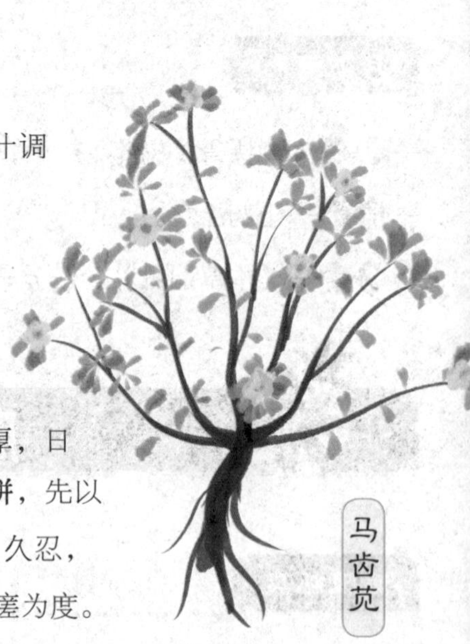

—来源—《本草纲目》卷二十七・马齿苋条。

—组成四—槲若三升，辛夷（末）、细辛（末）、杜衡（末）各少许。

—用法—槲若切，水煮浓汁，洗毕，即以甘苦瓠壳烟熏之。后用辛夷、细辛、杜衡末，醋浸一夜，敷之。

—来源—《本草纲目》卷三十·槲实条。

—组成五—蝙蝠一个，赤石脂末半两。

—用法—以赤石脂末涂遍蝙蝠，黄泥包固，晒干煅存性。以田螺水调涂腋下，待毒气上冲，急服下药，行一二次妙。

—来源—《本草纲目》卷四十八·伏翼条。

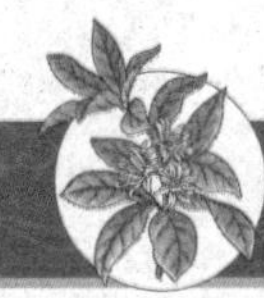

甲沟类

手足甲疽

—组成—熏黄、蛇皮等份。

—用法—上药为末。以泔洗净，割去甲，入肉处敷之，一顷痛定，神效。

—来源—《本草纲目》卷九·雄黄条。

足趾甲疽

—病征—足趾甲疽肿烂。

—组成—屋上马齿苋、昆仑青木香、印成盐等份。

—用法—上药和匀，烧存性，入光明朱砂少许，敷之。

—来源—《本草纲目》卷二十七·马齿苋条。

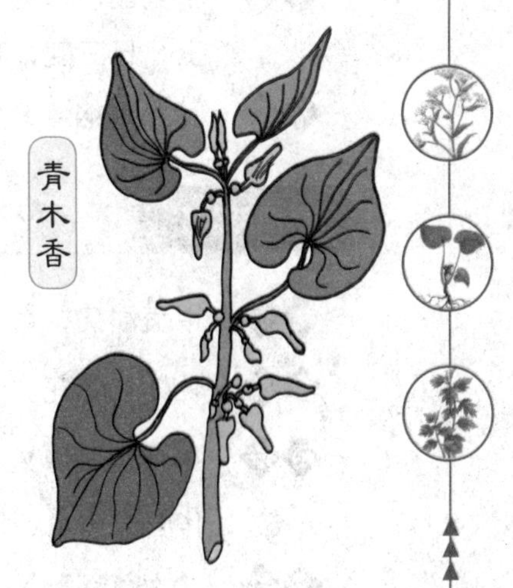
青木香

嵌甲作痛

—病征—嵌甲作痛，不能行履。

—组成—陈皮、虎骨。

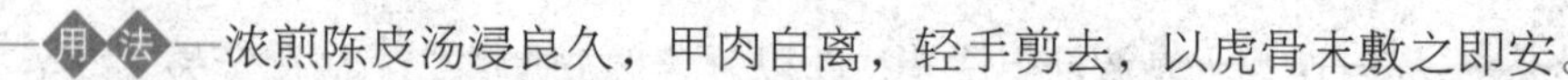

用法——浓煎陈皮汤浸良久，甲肉自离，轻手剪去，以虎骨末敷之即安。

来源——《本草纲目》卷三十·橘条。

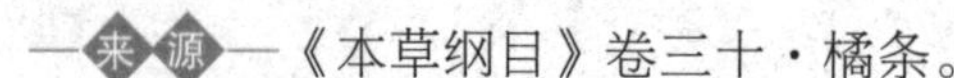

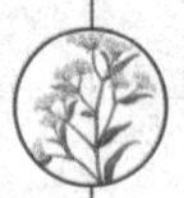

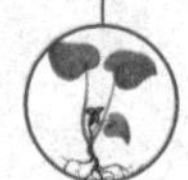

嵌甲作疮

病征——嵌甲作疮，足趾甲入肉作疮，不可覆靴。

组成——矾石。

用法——上药烧灰敷之，蚀恶肉，生好肉。细细割去甲角，旬日取愈，此方神效。

来源——《本草纲目》卷十一·矾石条。

甲疽肿痛

组成——石胆一两。

用法——上药烧烟尽，研末。敷之，不过四五度瘥。

来源——《本草纲目》卷十·石胆条。

甲疽疮脓

病征——甲疽疮脓，生足趾甲边，赤肉突出，时常举发。

组成——黄芪二两，蔄茹一两。

用法——上药醋浸一宿，以猪脂五合，微火上煎取二合，绞去滓，以封疮口上，日三度，其肉自消。

来源——《本草纲目》卷十二·黄耆条。

甲疽溃痛

病征——甲疽溃痛，胬肉裹趾甲，脓血不瘥。

组成——牡蛎、红花。

用法——用牡蛎头厚处，生研为末。每服二钱，红花煎酒调下，日三服。仍用敷之，取效。

来源——《本草纲目》卷四十六·牡蛎条。

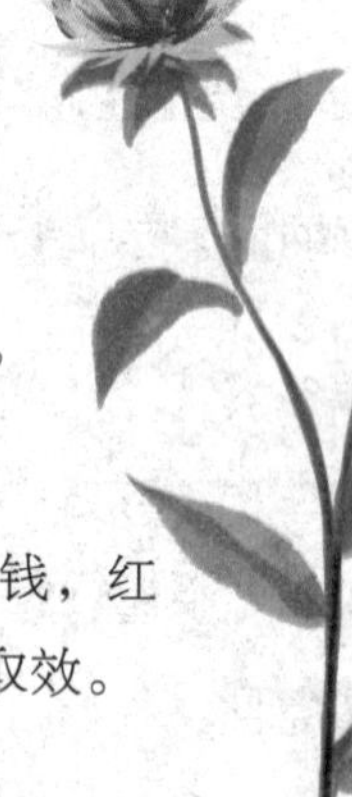

陷甲入肉

病征——陷甲入肉，常有痛苦。

组成——蛇皮（烧灰）一具，雄黄一弹丸。

用法——上药同研末。先以温浆洗疮，针破贴之。

来源——《本草纲目》卷四十三·蛇蜕条。

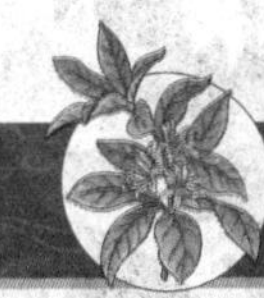

鸡眼

鸡眼肉刺

组成——枯矾、黄丹、朴硝等份。

用法——上药为末，搽之。次日浴二三次，即愈。

来源——《本草纲目》卷十一·矾石条。

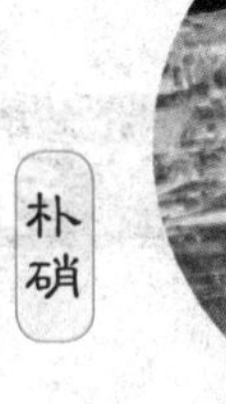

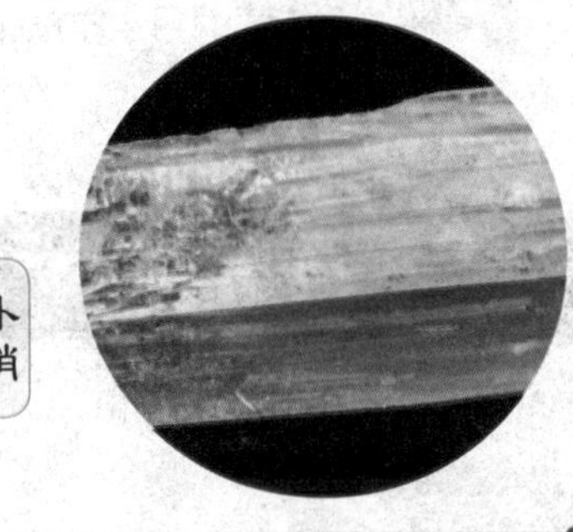

朴硝

足趾肉刺

组成一——无食子三枚，肥皂荚一挺。

用法——上药烧存性，为末。醋和敷之，立效。

来源——《本草纲目》卷三十五·无食子条。

组成二——黑木耳。

用法——先以汤浸，刮去一层，用黑木耳贴之，自消烂不痛。

来源——《本草纲目》卷二十八·木耳条。

足脂肉刺

组成——新酒酢，羊脑。

用法——刺破，以新酒酢和羊脑涂之，一合愈。

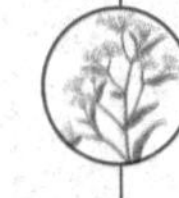

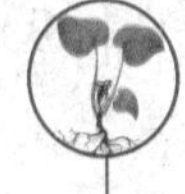

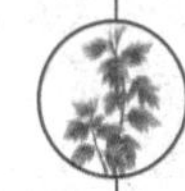

—来源—《本草纲目》卷五十·羊条。

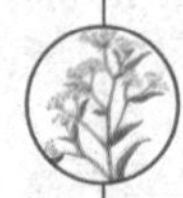

趾间肉刺

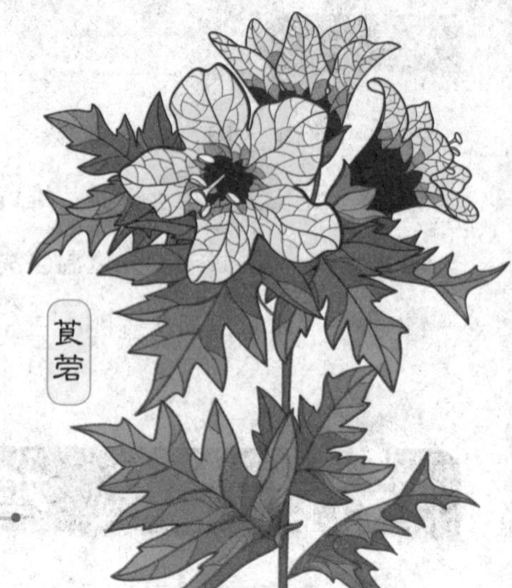

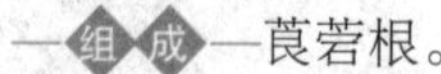
—组成—莨菪根。

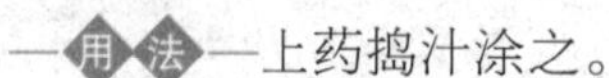
—用法—上药捣汁涂之。

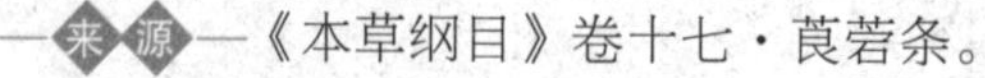
—来源—《本草纲目》卷十七·莨菪条。

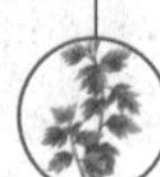

黥刺雕青

—组成—白马汗、水蛭。

—用法—以白马汗搽上，再以汗调水蛭末涂之。

—来源—《本草纲目》卷五十·马条。

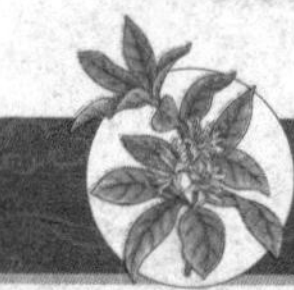

手足皲裂

手足皲裂

—组成一—白及末。

—用法—上药水调塞之。勿犯水。

—来源—《本草纲目》卷十二·白及条。

—组成二—红糟、腊猪脂、姜汁、盐等份。

—用法—上药研烂，炒热擦之，裂内甚痛，少顷即合，再擦数次即安。

—来源—《本草纲目》卷二十五·糟条。

—组成三—五倍子末。

—用法—上药同牛骨髓，填纳缝中，即安也。

—来源—《本草纲目》卷三十九·五倍子条。

手足皴裂

—组成一—生白果。

—用法—上药嚼烂，夜夜涂之。

—来源—《本草纲目》卷三十·银杏条。

—组成二—椒四合。

—用法—上药以水煮，去渣渍之，半食顷，出令燥，须臾再浸，候干，涂猪羊脑髓，极妙。

—来源—《本草纲目》卷三十二·蜀椒条。

海水伤裂

—病征—凡人为海水咸物所伤及风吹裂，痛不可忍。

—组成—防风、当归、羌活、荆芥各二两。

—用法—上药为末，用蜜半斤，水酒三十斤，煎汤浴之。一夕即愈。

—来源—《本草纲目》卷二十五·酒条。

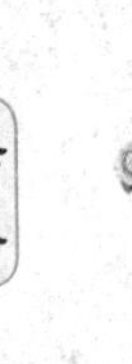

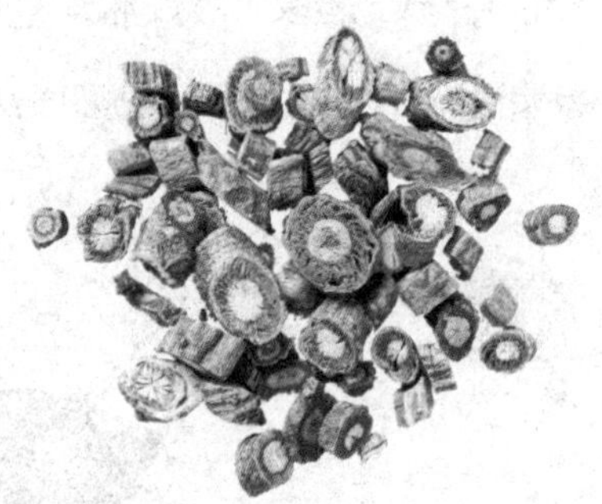

冬月唇裂

—组成一—香油。

—用法—上药频频抹。

—来源—《本草纲目》卷二十二·胡麻条。

—组成二—炼过猪脂。

—用法—上药日日涂。

—来源—《本草纲目》卷五十·豕条。

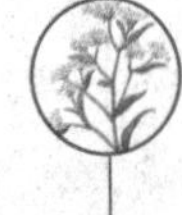

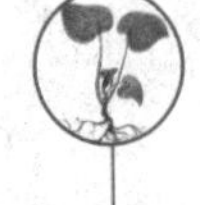

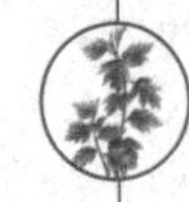

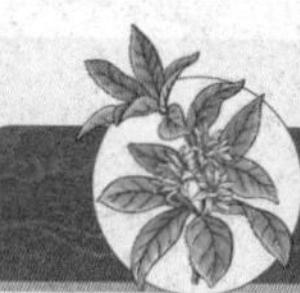

烧伤

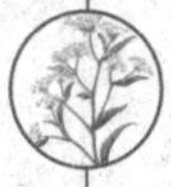

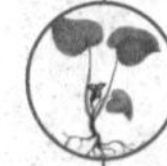

汤火伤疮

组成一 稻草灰。

用法 上药以冷水淘七遍，带湿摊上，干即易。若疮湿者，焙干油敷，二三次可愈。

来源 《本草纲目》卷二十二·稻条。

组成二 经霜桑叶。

用法 上药烧存性，为末。油和敷之。三日愈。

来源 《本草纲目》卷三十六·桑条。

组成三 熟鸡子十个。

用法 上药取黄炒取油，入腻粉十文搅匀。用鸡翎扫上，三五日永除瘢痕。

来源 《本草纲目》卷四十八·鸡条。

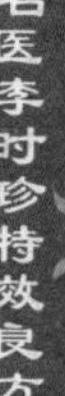

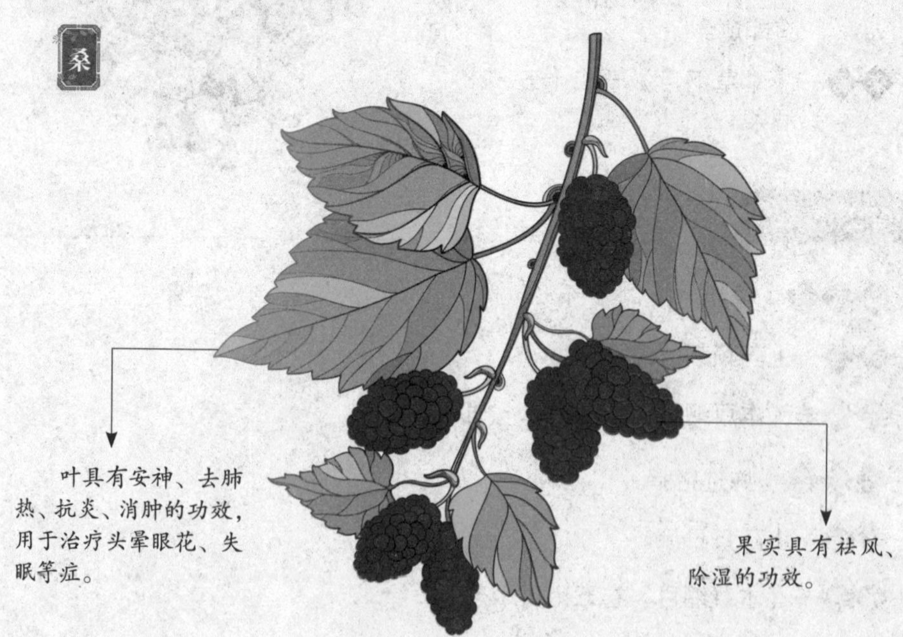

汤火灼伤

—组成一—银朱。

—用法—上药研细，菜油调敷，二次愈。

—来源—《本草纲目》卷九·银朱条。

—组成二—蓖麻子仁、蛤粉等份。

—用法—上药研膏。汤伤以油调，火灼以水调，涂之。

—来源—《本草纲目》卷十七·蓖麻条。

火疮未起

—组成—栀子仁。

—用法—上药烧研，麻油和，封之。已成疮，烧白糖灰粉之。

—来源—《本草纲目》卷三十六·栀子条。

火疮灭瘢

—组成—赤地利末。

—用法—上药油调涂。

—来源—《本草纲目》卷十八·赤地利条。

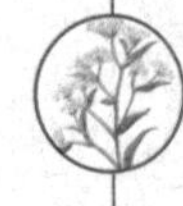

热油灼伤

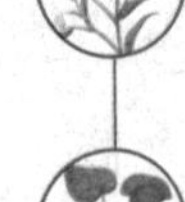

—组成—柏白皮。

—用法—上药以腊猪脂煎油，涂疮上。

—来源—《本草纲目》卷三十四·柏条。

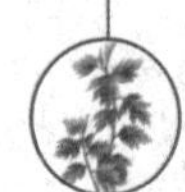

灸疮不敛

—组成—瓦松。

—用法—上药阴干为末。先以槐枝、葱白汤洗，后掺之，立效。

—来源—《本草纲目》卷二十一·昨叶何草条。

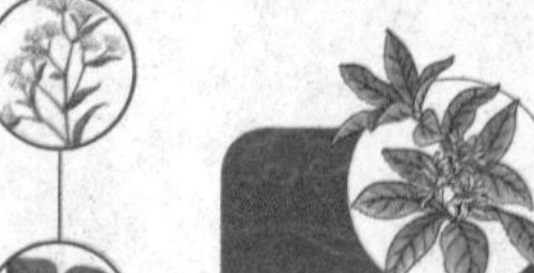

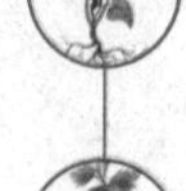

头面疮

一切头疮

—组成—鸡肠草。

—用法—上药烧灰，和盐敷之。

—来源—《本草纲目》卷二十七·鸡肠草条。

小儿头疮

—组成一—鸡子黄（炒出油），麻油，腻粉（为末）。

—用法—上药敷之。

—来源—《本草纲目》卷九·水银粉条。

—组成二—绛矾、淡豉（一两炒黑），腻粉二钱。

—用法—上药研匀。以桑灰汤洗净，掺之良。

—来源—《本草纲目》卷十一·绿矾条。

—组成三—麻子五升。

—用法—上药研细，水绞汁，和蜜敷之。

—来源—《本草纲目》卷二十二·大麻条。

头耳诸疮

—病征—头耳诸疮，眉癣、燕窝疮。

—组成—肥皂（煅存性）一钱，枯矾一分。

—用法—上药研匀，香油调，涂之。

—来源—《本草纲目》卷三十五·肥皂荚条。

面上风疮

—组成—枇杷叶、栀子仁等份。

—用法—上药为末。每服二钱，温酒调下，日三服。

—来源—《本草纲目》卷三十·枇杷条。

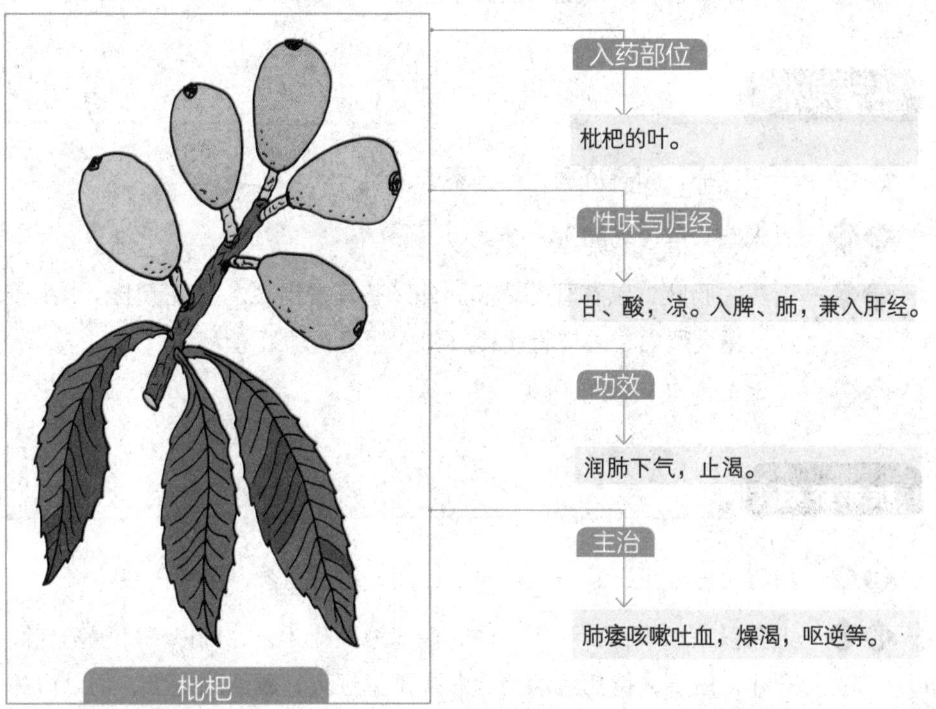

鬓毛毒疮

—病征—鬓毛毒疮生头中，初生如蒲桃，痛甚。

—组成—黄柏一两，乳香二钱半。

—用法—上药为末，槐花煎水调作饼，贴于疮口。

—来源—《本草纲目》卷三十五·檗木条。

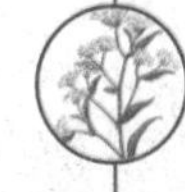

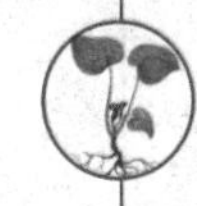

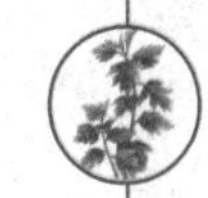

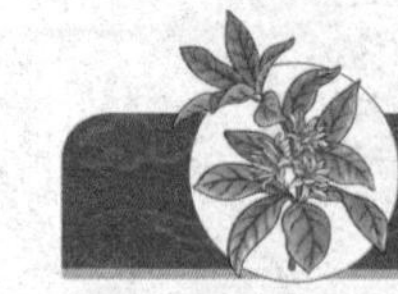

疥疮

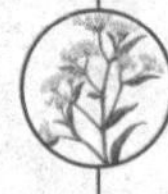

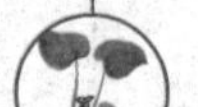

一切疮疥

—组成—荆芥末。

—用法—上药以地黄自然汁熬膏，和丸梧子大。每服三五十丸，茶酒任下。

—来源—《本草纲目》卷十四·假苏条。

一切风疮

—病征—一切风疮，顽癣疥癞，年久不愈。

—组成—黑火柴头鱼（乌鳢）一个。

—用法—上药去肠肚，以苍耳叶填满。外以苍耳安锅底，置鱼于上，少少着水，慢火煨熟，去皮骨淡食，勿入盐酱，功效甚大。

—来源—《本草纲目》卷四十四·鳢鱼条。

积年疥癞

—组成—狼毒（一半生研，一半炒研）一两，轻粉三合，水银三钱。

—用法—上药以茶末少许，于瓦器内，以津液擦化为末，同以清油浸药，高一寸，三日，待药沉油清，遇夜不见灯火，蘸油涂疮上，仍以口鼻于药盏上吸气，取效。

—来源—《本草纲目》卷十七·狼毒条。

脓泡疥疮

—组成—桕油二两，水银二钱，樟脑五钱。

—用法—上药同研，频入唾津，不见星乃止。以温汤洗净疮，以药填入。

来源 《本草纲目》卷三十五·乌桕木条。

肾脏风毒

病征 肾脏风毒及心肺积热，皮肤生疥癞，痛痒时出黄水，大风手足坏烂，一切风疾。

组成 苦参三十一两，荆芥穗一十六两。

用法 上药为末，水糊丸梧子大。每服三十丸，茶下。

来源 《本草纲目》卷十三·苦参条。

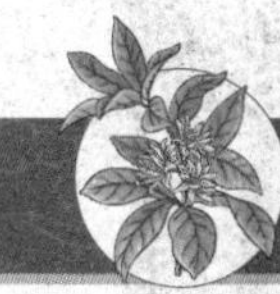

脓疱疮、漆疮

黄水脓疮

组成 官粉（煅黄）、松香各三钱，黄丹一钱，飞矾二钱。

用法 上药为末，香油二两，熬膏敷之。

来源 《本草纲目》卷八·粉锡条。

天泡湿疮

组成一 野菊花根、枣木。

用法 上药煎汤洗之。

来源 《本草纲目》卷十五·野菊条。

组成二 龙葵苗叶。

用法 上药捣敷之。

来源 《本草纲目》卷十六·龙葵条。

组成三 莲蓬壳。

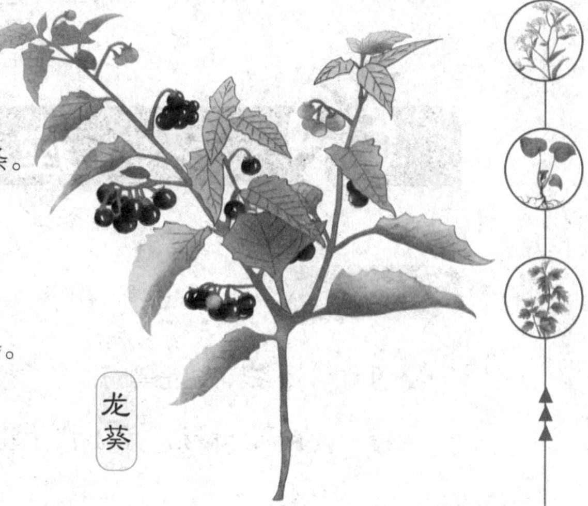

龙葵

—用法—上药烧存性，研末，井泥调涂，神效。

—来源—《本草纲目》卷三十三·莲藕条。

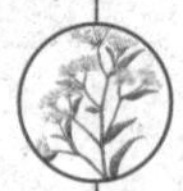

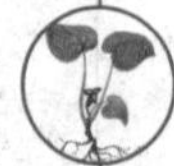

漆疮瘙痒

—组成一—鸡肠草。

—用法—上药捣涂之。

—来源—《本草纲目》卷二十七·鸡肠草条。

—组成二—芥菜。

—用法—上药煎汤，洗之。

—来源—《本草纲目》卷二十六·芥条。

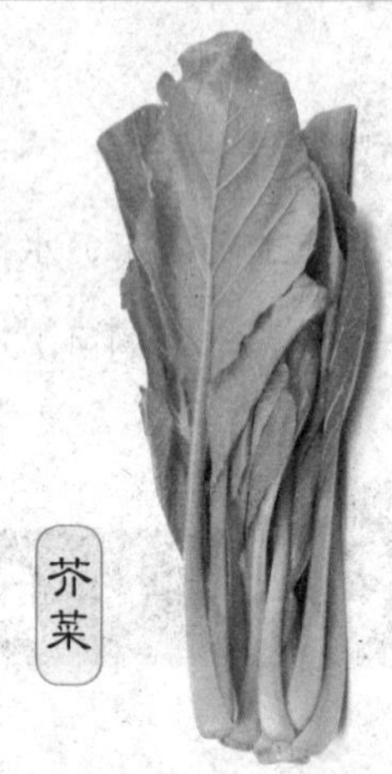
芥菜

漆疮作痒

—组成一—汉椒。

—用法—上药煎汤洗之。

—来源—《本草纲目》卷三十二·蜀椒条。

—组成二—干荷叶。

—用法—上药煎汤，洗之良。

—来源—《本草纲目》卷三十三·莲藕条。

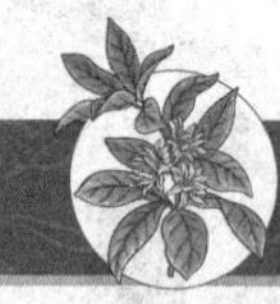

痤疮

少年面疱

—组成一—水银、胡粉等份。

—用法—上药研，腊猪脂和。夜涂旦拭，勿见水，三度瘥。

—来源—《本草纲目》卷九·水银条。

—组成二—紫背萍四两，防已一两。

—用法—上药煎浓汁洗之。仍以萍于斑皯上热擦，日三五次。物虽微末，其功甚大，不可小看。

—来源—《本草纲目》卷十九·水萍条。

面上粉刺

—病征—面上粉刺，瘟子如米粉。

—组成一—黑牵牛末。

—用法—上药对入面脂药中，日日洗之。

—来源—《本草纲目》卷十八·牵牛子条。

—组成二—桃花、丹砂各三两。

—用法—上药为末。每服一钱，空心井水下。日三服。十日知，二十日小便当出黑汁，面色莹白也。

—来源—《本草纲目》卷二十九·桃条。

面生疱疮

—组成—鸡子。

—用法—上药以三岁苦酒浸之三宿，待软，取白涂之。

—来源—《本草纲目》卷四十八·鸡条。

面黑皯疱

—组成—羖羊胆、牛胆各一个，淳酒三升。

—用法—上药煮三沸，夜夜涂之。

—来源—《本草纲目》卷五十·羊条。

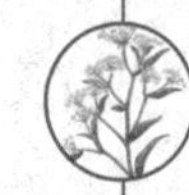

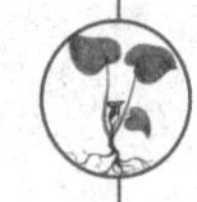

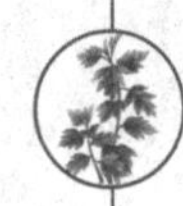

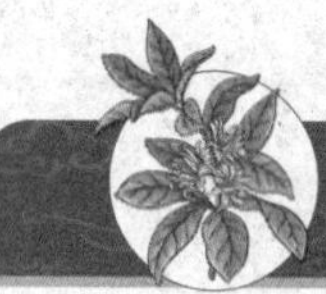

冻疮

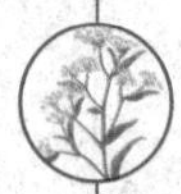

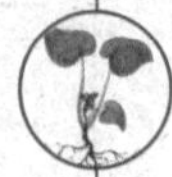

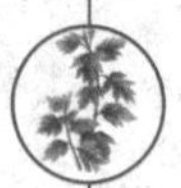

手足冻疮

—组成一—山药一截。

—用法—上药磨泥，敷之。

—来源—《本草纲目》卷二十七·薯蓣条。

—组成二—老丝瓜。

—用法—上药烧存性，和腊猪脂涂之。

—来源—《本草纲目》卷二十八·丝瓜条。

冻耳成疮

—组成—白蔹、黄柏等份。

—用法—上药为末，生油调搽。

—来源—《本草纲目》卷十八·白蔹条。

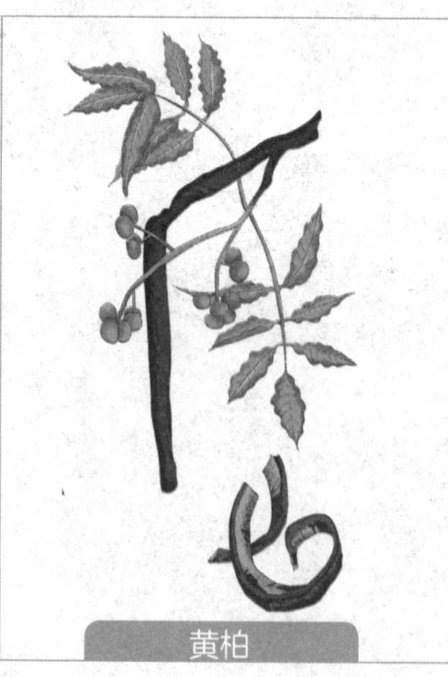

黄柏

入药部位

黄柏树的干燥树皮。

性味与归经

苦，寒。入肾、膀胱经。

功效

清热燥湿，泻火解毒，清虚热。

主治

湿热泻痢，湿热黄疸，小便淋沥涩痛，赤白带下，阴部肿痛，足膝肿痛，热毒疮疡，湿疹等。

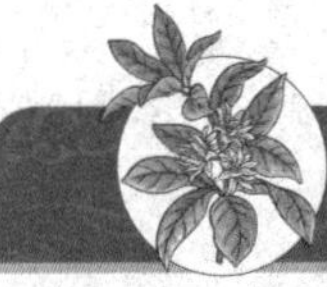

恶疮

一切恶疮

组成一——水银、黄连、胡粉（熬黄）各一两。

用法——上药研匀敷之，干则以唾调。

来源——《本草纲目》卷九·水银条。

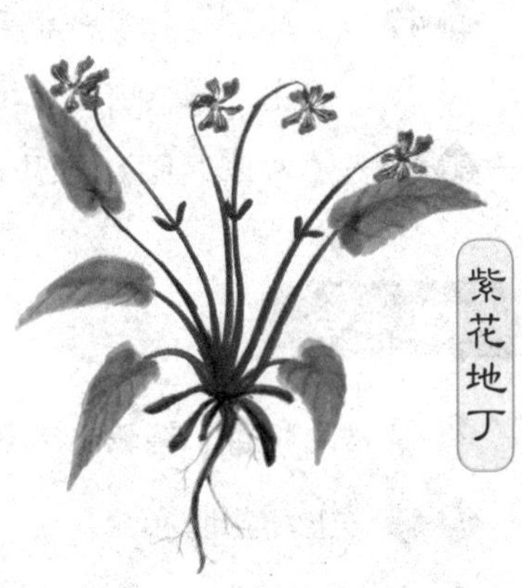

紫花地丁

组成二——紫花地丁根。

用法——上药日干，以罐盛，烧烟对疮熏之，出黄水，取尽愈。

来源——《本草纲目》卷十六·紫花地丁条。

年深恶疮

组成一——无心草根（薇衔根）、钓苓根、狼毒、白丁香各五钱，麝香一字。

用法——上药为末掺之。

来源——《本草纲目》卷十五·薇衔条。

组成二——薇衔根、干姜各二钱，钓苓根三钱。

用法——上药为末掺之。

来源——《本草纲目》卷十五·薇衔条。

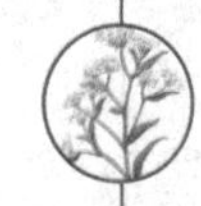

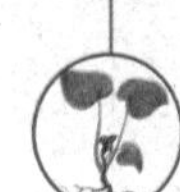

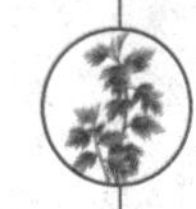

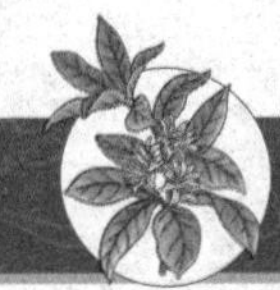

多种毒疮

一切毒疮

组成——鹿梨根、蛇床子各半斤，真剪草四两，硫黄三钱，轻粉一钱。

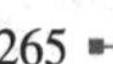

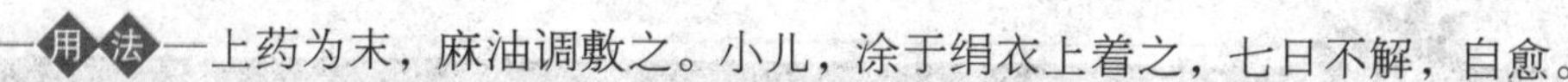

用法—上药为末，麻油调敷之。小儿，涂于绢衣上着之，七日不解，自愈。

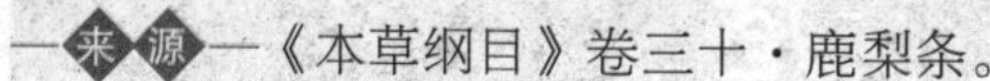

来源—《本草纲目》卷三十·鹿梨条。

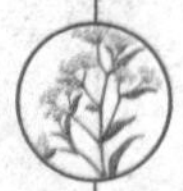

诸疮肿硬

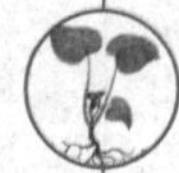

组成—蟾酥、麝香各一钱。

用法—上药研匀，乳汁调和，入罐中待干。每用少许，津调敷之。外以膏护住，毒气自出，不能为害也。

来源—《本草纲目》卷四十二·蟾蜍条。

诸疮不合

组成—白胶香、轻粉各二钱。

用法—上药猪脂和涂。

来源—《本草纲目》卷三十四·枫香脂条。

头疮白秃

组成—贯众、白芷。

用法—上药为末，油调涂之。

来源—《本草纲目》卷十二·贯众条。

疔疮恶肿

组成—猪胆一个，生葱少许。

用法—十二月猪胆风干，和生葱捣敷。

来源—《本草纲目》卷五十·豕条。

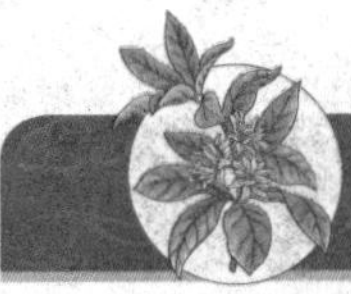

花斑癣

身体疬疡

—病征—身体疬疡，斑驳。

—组成—鲁国女葳、白芷各一分，附子一枚，鸡舌香、木香各二分，麝香一钱。

—用法—上药为末，腊猪脂七合，和煎，入麝香。以浮石磨破，日擦之。

—来源—《本草纲目》卷十八·女萎条。

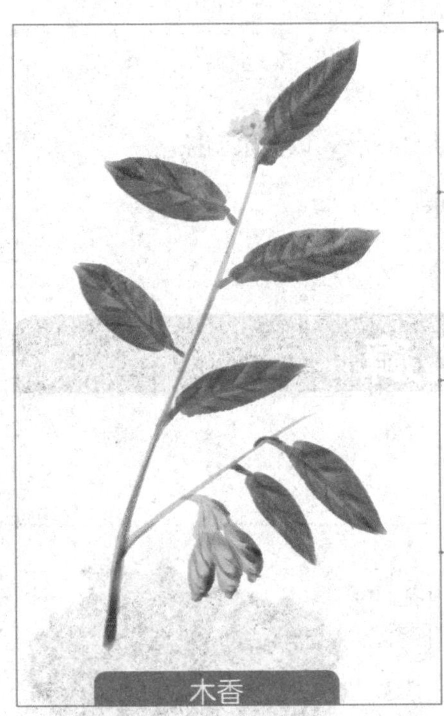

入药部位

木香的根。

性味与归经

辛、苦，温。入脾、胃、大肠、胆经。

功效

行气止痛。

主治

胸腹胀痛，胁肋疼痛，泻痢腹痛等。

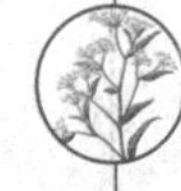

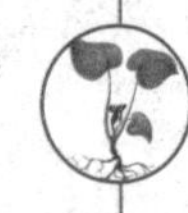

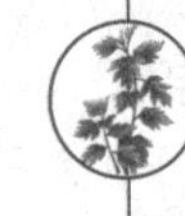

紫癜风

—组成—白花蛇头（浸酒，炙）二枚，蝎梢（炒）一两，防风一两。

—用法—上药为末。每服一钱，温酒上，日一服。

—来源—《本草纲目》卷四十三·白花蛇条。

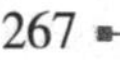

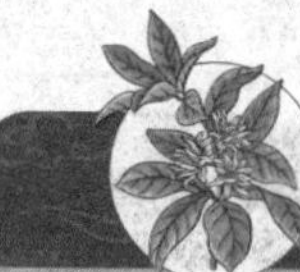

手、足、体、股癣

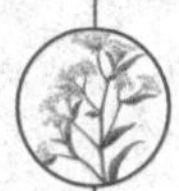

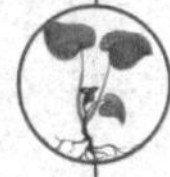

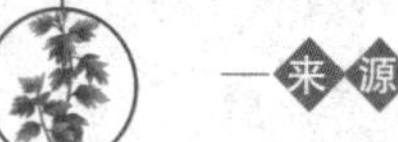

一切癣疮

—组成—五倍子（去虫）、白矾（烧过）各等份。

—用法—上药为末，搽之。干则油调。

—来源—《本草纲目》卷三十九·五倍子条。

风虫癣疮

—组成—螺蛳十个，槿树皮末一两。

—用法—上药同入碗内蒸熟，捣烂，入矾红三钱，以盐水调搽。

—来源—《本草纲目》卷四十六·田螺条。

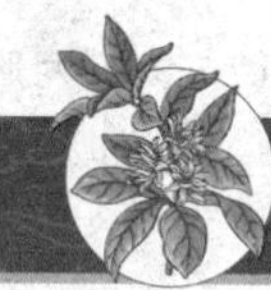

牛皮癣

牛皮顽癣

—组成—雌黄（为末），轻粉。

—用法—上药和猪膏敷之。

—来源—《本草纲目》卷九·雌黄条。

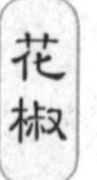

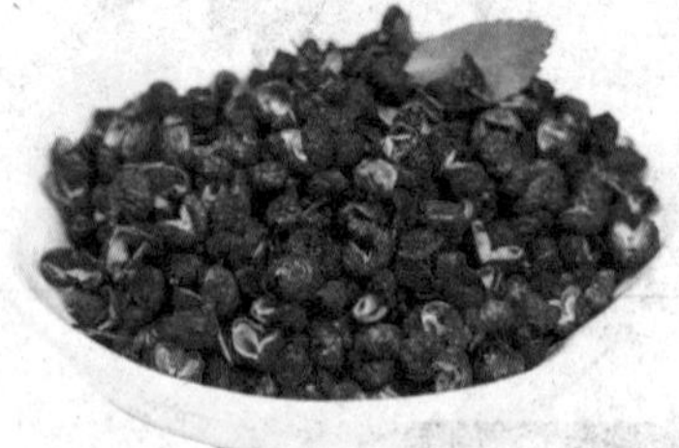

牛皮血癣

—组成—烟胶三钱，寒水石三钱，白矾二钱，花椒一钱半。

—用法—上药为末，腊猪脂调搽。

—来源—《本草纲目》卷七·烟胶条。

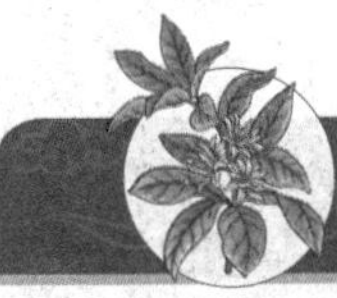

杨梅疮

杨梅恶疮

—组成—马鞭草。

—用法—上药煎汤，先熏后洗，气到便爽，痛肿随减。

—来源—《本草纲目》卷十六·马鞭草条。

入药部位
马鞭草的地上部分。
性味与归经
苦，寒。入肝、脾经。
功效
活血散瘀，截疟，解毒，利水消肿。
主治
癥瘕积聚，经闭痛经，疟疾，喉痹，痈肿，水肿，热淋等。

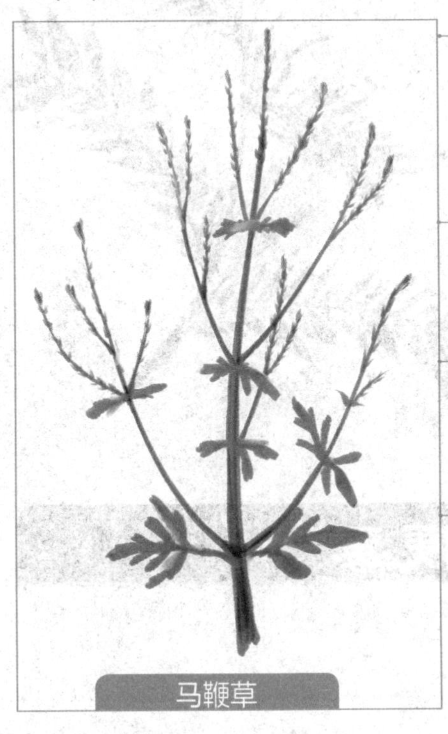

马鞭草

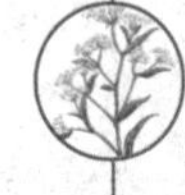

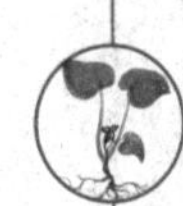

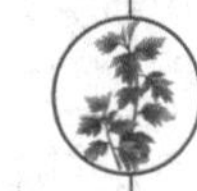

杨梅天泡

—组成—天花粉、川芎各四两，槐花一两。

—用法—上药为末，米糊丸梧子大。每空心淡姜汤下七八十丸。

—来源—《本草纲目》卷十八·栝楼条。

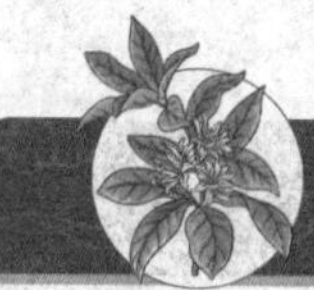

下疳疮

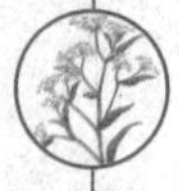

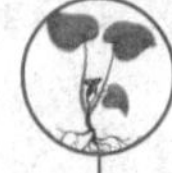

阴头疳蚀

—组成—鸡内金（不落水）。

—用法—上药拭净，新瓦焙脆，出火毒，为细末。先以米泔水洗疮，乃搽之。亦治口疳。

—来源—《本草纲目》卷四十八·鸡条。

下疳阴疮

—组成—孩儿茶（乌爹泥）一钱，真珠一分，片脑半分。

—用法—上药为末，敷之。

—来源—《本草纲目》卷七·乌爹泥条。

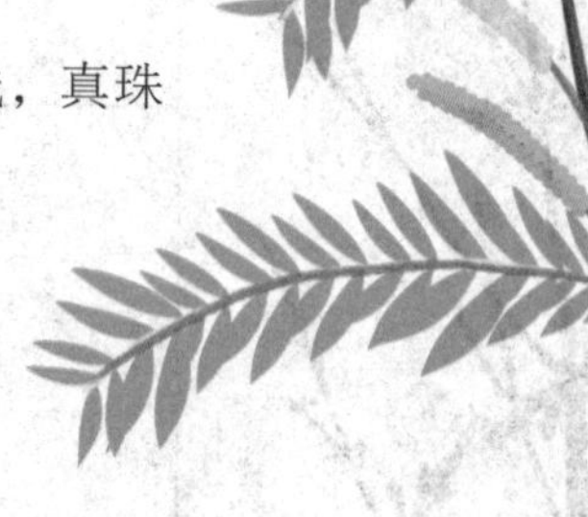

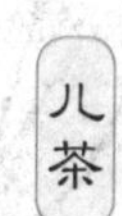

儿茶

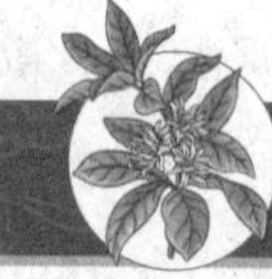

鱼口便毒

便毒初发

—组成—黄栝楼一个，黄连五钱。

—用法—上药水煎，连服效。

—来源—《本草纲目》卷十八·栝楼条。

鱼口便毒

—组成—五倍子不拘多少。

—用法—上药以净瓦器盛之，用陈醋熬成膏，用绵布摊贴之。如干即换，三五次即愈。

—来源—《本草纲目》卷三十九·五倍子条。

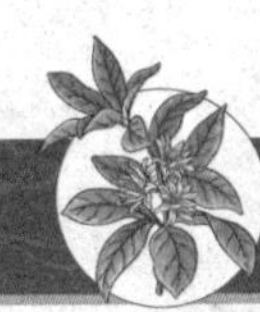

阴疮

阴茎生疮

—病征—阴茎生疮，痛烂。

—组成—豉一分，蚯蚓湿泥二分。

—用法—上药水研和涂上，干即易之。禁热食、酒、蒜、芥菜。

—来源—《本草纲目》卷二十五·大豆豉条。

妇人阴蚀

—病征—妇人阴蚀疮烂。

—组成—狼牙三两，水四升。

—用法—上药煎取半升，以箸缠绵浸沥洗，日四五遍。

—来源—《本草纲目》卷十七·狼牙条。

房劳阴毒

—组成—胡椒七粒，葱心二寸半，麝香一分。

—用法—上药捣烂，以黄蜡溶和，做成条子，插入阴内，少顷汗出即愈。

—来源—《本草纲目》卷三十二·胡椒条。

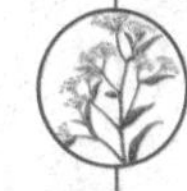

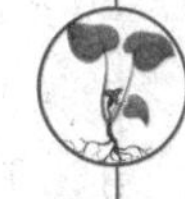

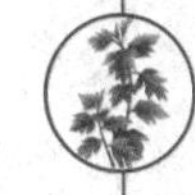

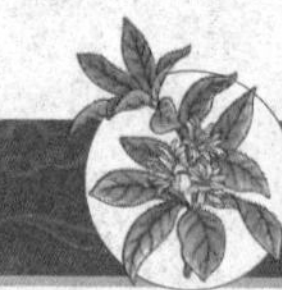

阴肿痛痒

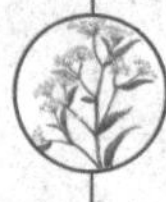

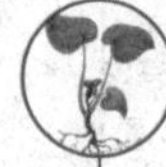

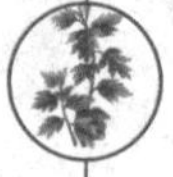

玉茎作肿

—组成—乳香、葱白等份。

—用法—上药捣敷。

—来源—《本草纲目》卷三十四·薰陆香、乳香条。

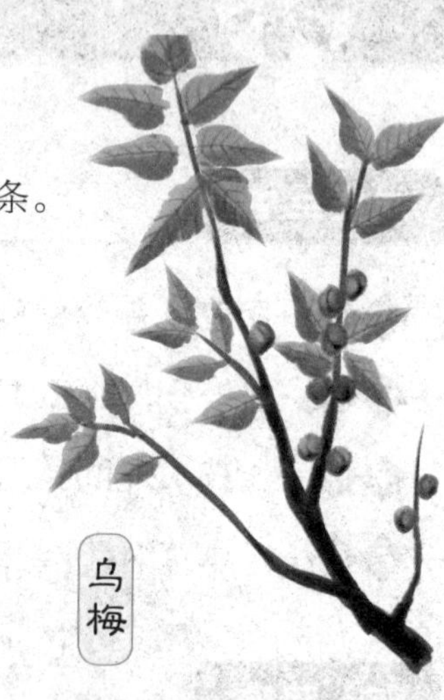

妇人阴痛

—组成—蛇床子五两，乌梅十四个。

—用法—上药煎水，日洗五六次。

—来源—《本草纲目》卷十四·蛇床条。

阴肿如斗

—病征—阴肿如斗，痛不可忍。

—组成—雄黄、矾石各二两，甘草一尺，水五升。

—用法—上药煮二升，浸之。

—来源—《本草纲目》卷九·雄黄条。

第七章

五官科特效良方

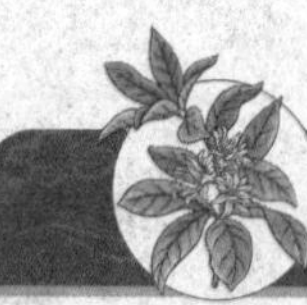

倒睫

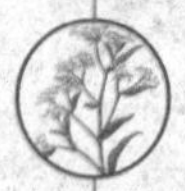

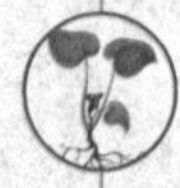

眼睫拳毛

—组成—赤龙爪（倒钩棘）一百二十个，地龙二条，木贼一百二十节，木鳖子仁二个。

—用法—上药炒，为末。摘去睫毛，每日以此嗃鼻三五次。

—来源—《本草纲目》卷三十六·白棘条。

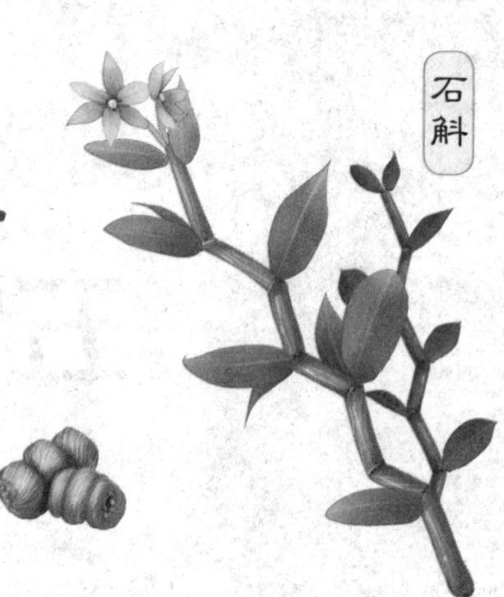

睫毛倒入

—组成—川石斛、川芎等份。

—用法—上药为末。口内含水，随左右嗃鼻，日二次。

—来源—《本草纲目》卷二十·石斛条。

眼睫倒刺

—组成—猬刺、枣针、白芷、青黛等份。

—用法—上药为末，随左右目嗃鼻中，口含冷水。

—来源—《本草纲目》卷五十一·猬条。

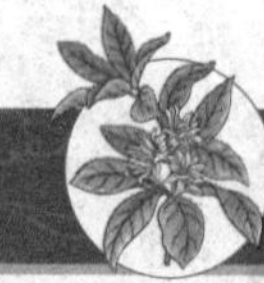

慢性结膜炎

赤眼痛

—组成—黄丹、蜂蜜。

—用法—上药贴太阳穴，立效。

—来源—《本草纲目》卷八·铅丹条。

赤眼涩痛

—组成一—萎蕤、赤芍药、当归、黄连等份。

—用法—上药煎汤熏洗。

—来源—《本草纲目》卷十二·萎蕤条。

—组成二—白姜。

—用法—上药为末，水调贴足心，甚妙。

—来源—《本草纲目》卷二十六·干姜条。

—组成三—桑叶。

—用法—上药为末，纸卷烧烟熏鼻取效，《海上方》也。

—来源—《本草纲目》卷三十六·桑条。

赤目失明

—病征—赤目失明，内外障翳。

—组成—太阴玄精石（阴阳火煅）、石决明各一两，蕤仁、黄连各二两，羊子肝七个（竹刀切晒）。

—用法—上药为末，粟米饭丸梧子大。每卧时茶服二十丸。服至七日，烙顶心以助药力，一月见效。

—来源—《本草纲目》卷十一·玄精石条。

肝虚目赤

—组成—青羊肝。

—用法—上药薄切水浸，吞之极效。

—来源—《本草纲目》卷五十·羊条。

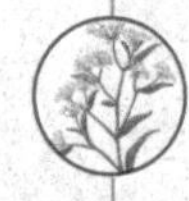

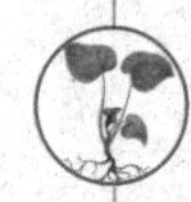

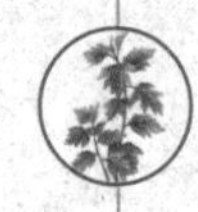

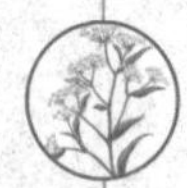

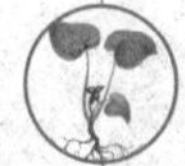

飞血赤目

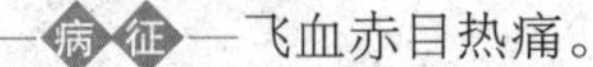

—病征—飞血赤目热痛。

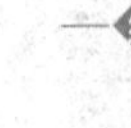

—组成—干蓝叶（切）二升，车前草半两，淡竹叶（切）三握。

—用法—上药以水四升，煎二升，去滓温洗。冷即再暖，以瘥为度。

—来源—《本草纲目》卷十六·蓝条。

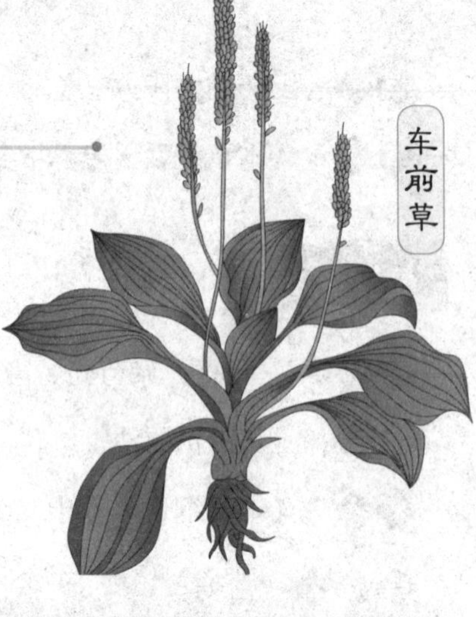

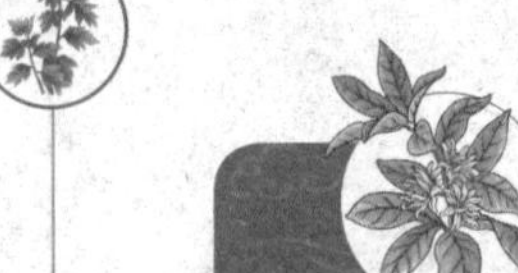

急性结膜炎

时行赤目

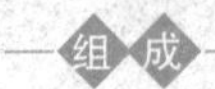

—组成—黄柏。

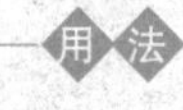

—用法—上药去粗皮为末，湿纸包裹，黄泥固，煨干。每用一弹子大，纱帕包之，浸水一盏，饭上蒸熟，乘热熏洗，极效。一丸可用三二次。

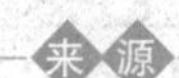

—来源—《本草纲目》卷三十五·檗木条。

天行赤目

—病征—天行赤目暴肿。

—组成—地骨皮三斤。

—用法—上药以水三斗，煮三升，去滓，入盐一两，取二升。频频洗点。

—来源—《本草纲目》卷三十六·枸杞、地骨皮条。

眼暴赤肿

—病征—眼暴赤肿，碜涩疼痛。

—组成—甘蔗汁二合，黄连半两。

—用法—上药入铜器内慢火养浓，去滓，点之。

—来源—《本草纲目》卷三十三·甘蔗条。

目暴赤肿

—组成—炉甘石（火煅尿淬）、风化硝等份。

—用法—上药为末。新水化一粟点之。

—来源—《本草纲目》卷九·炉甘石条。

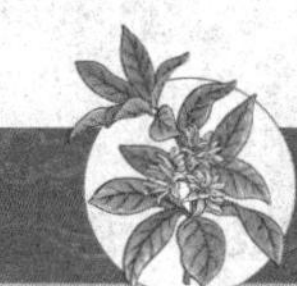

夜盲症

雀目夜盲

—病征—雀目夜盲，遇夜不能视物。

—组成—螺儿蚌粉三钱。

—用法—上药为末，水飞过。雄猪肝一叶，披开纳粉扎定，以第二米泔煮七分熟，仍别以蚌粉蘸食，以汁送下。一日一作。与夜明砂同功。

—来源—《本草纲目》卷四十六·蚌条。

青盲雀目

—组成一—苍术四两。

—用法—上药泔浸一夜，切焙研末。每服三钱，猪肝三两，批开掺药在内，扎定，入粟米一合，水一碗，砂锅煮熟，熏眼，临卧食肝饮汁，不拘大人、小儿皆治。

—来源—《本草纲目》卷十二·术条。

—组成二—决明一升，地肤子五两。

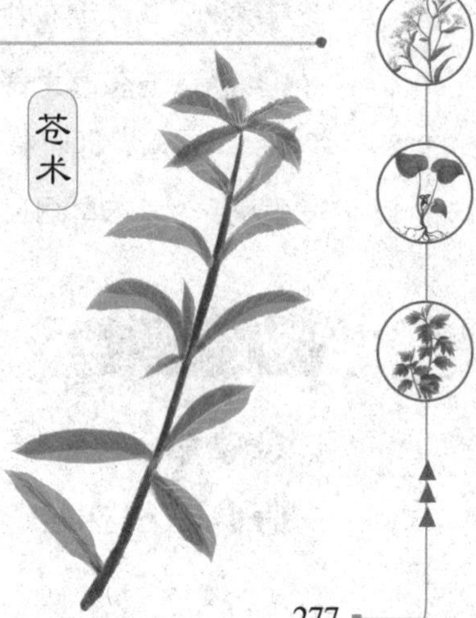

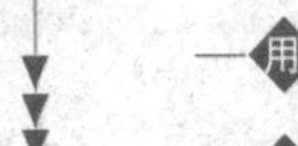

—用法—上药为末。米饮丸梧子大，每米饮下二三十丸。

—来源—《本草纲目》卷十六·决明条。

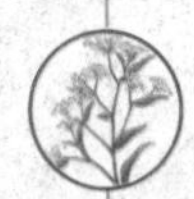

—组成三—石决明（烧存性）一两，苍术三两。

—用法—去皮为末。每服三钱，以猪肝批开，入药末在内扎定，砂罐煮熟，以气熏目。待冷，食肝饮汁。

—来源—《本草纲目》卷四十六·石决明条。

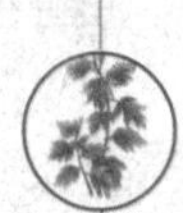

雀目不见

—组成—真紫芥菜子。

—用法—上药炒黑为末，用羊肝一具，分作八服。每用芥末三钱，捻肝上，笋箨裹定，煮熟冷食，以汁送下。

—来源—《本草纲目》卷二十六·芥条。

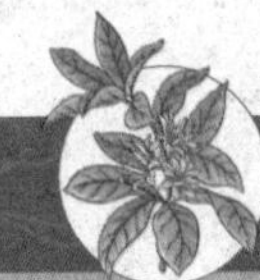

青盲

青盲眼障

—病征—青盲眼障，但瞳子不坏者，十得九愈。

—组成—蔓菁子六升。

—用法—上药蒸之气遍，合甑取下，以釜中热汤淋之，乃曝干还淋，如是三遍，即收杵为末。食上清酒服方寸匕，日再服。

—来源—《本草纲目》卷二十六·芜菁条。

青盲不见

—组成一—珍珠末一两，白蜜二合，鲤鱼胆二枚。

—用法—上药和合，铜器煎至一半，新绵滤过瓶盛。频点取瘥。

—来源—《本草纲目》卷四十六·真珠条。

—组成二—夜明砂（糯米炒黄）一两，柏叶（炙）一两。

—用法—上药为末，牛胆汁和丸梧子大。每夜卧时，竹叶汤下二十丸；至五更，米饮下二十丸，瘥乃止。

—来源—《本草纲目》卷四十八·伏翼条。

—组成三—雄鼠胆、鲤鱼胆各二枚。

—用法—上药和匀滴之，立效。

—来源—《本草纲目》卷五十一·鼠条。

青盲内障

—组成—白羊子肝一具，黄连一两，熟地黄二两。

—用法—上药同捣，丸梧子大。食远茶服七十丸，日三服。

—来源—《本草纲目》卷五十·羊条。

病后青盲

—病征—病后青盲，日近。

—组成—仙灵脾一两，淡豆豉一百粒。

—用法—上药以水一碗半，煎一碗，顿服即瘳。

—来源—《本草纲目》卷十二·淫羊藿条。

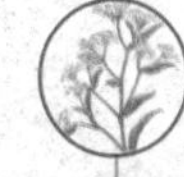

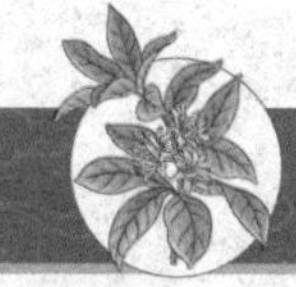

眼目昏花

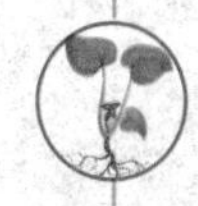

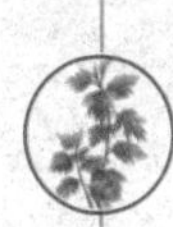

眼目昏暗

—组成一—柴胡六铢，决明子十八铢。

—用法—上药治筛，人乳汁和敷目上，久久夜见五色。

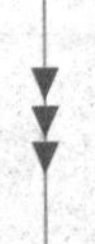
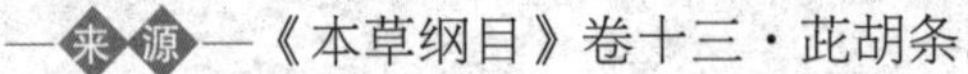

—来源—《本草纲目》卷十三·茈胡条。

—组成二—枲耳实一升。

—用法—上药为末，白米半升作粥，日食之。

—来源—《本草纲目》卷十五·枲耳条。

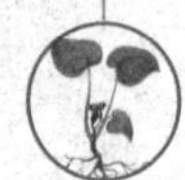

眼目昏涩

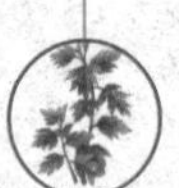

—组成—苍术（泔浸七日，去皮切焙）半斤，木贼二两。

—用法—上药为末。每服一钱，茶酒任下。

—来源—《本草纲目》卷十二·术条。

目昏难视

—组成—楮桃、荆芥穗各五百枚。

—用法—上药为末，炼蜜丸弹子大。食后嚼一丸，薄荷汤送下，一日三服。

—来源—《本草纲目》卷三十六·楮条。

眼生黑花

—病征—眼生黑花，年久不可治。

—组成—椒目（炒）、苍术（炒）各一两。

—用法—上药为末，醋糊丸梧子大。每服二十丸，醋汤下。

—来源—《本草纲目》卷三十二·蜀椒条。

肝风眼黑

—病征—肝风眼黑，目睛痛，肝风盛也。

—组成—桔梗一斤，黑牵牛头三两。

—用法—上药为末，蜜丸梧子大。每服四十丸，温水下，日二服。

—来源—《本草纲目》卷十二·桔梗条。

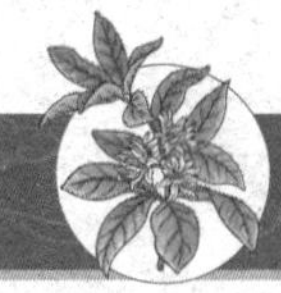

各种障翳

诸般翳膜

组成 炉甘石、青矾、朴硝等份。

用法 上药为末。每用一字，沸汤化开，温洗。日三次。

来源 《本草纲目》卷九·炉甘石条。

卒生翳膜

组成 蛇蜕皮一条。

用法 上药洗晒细剪，以白面和作饼，炙焦黑色，为末。食后温水服一钱，日二次。

来源 《本草纲目》卷四十三·蛇蜕条。

久患内障

组成 车前子、干地黄、麦门冬等份。

用法 上药为末。蜜丸如梧子大，服之。累试有效。

来源 《本草纲目》卷十六·车前条。

目赤目膜

组成 龙脑、雄雀屎各八分。

用法 上药为末，以人乳汁一合调成膏。日日点之，无有不验。

来源 《本草纲目》卷三十四·龙脑香条。

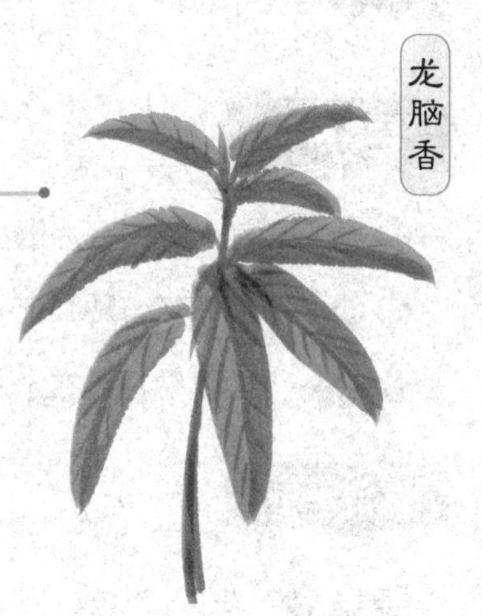

龙脑香

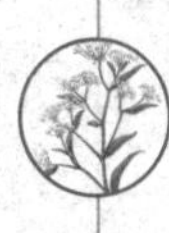

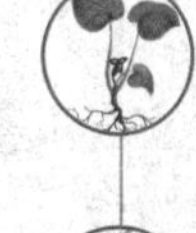

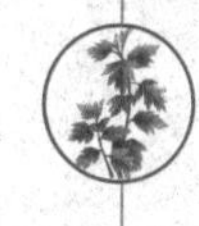

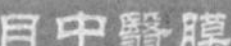

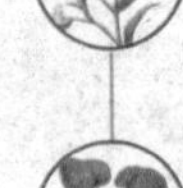

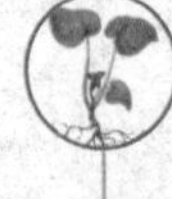

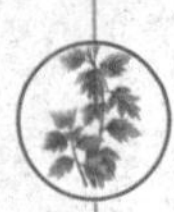

目中翳膜

组成——谷精草、防风等份。

用法——上药为末，米饮服之，甚验。

来源——《本草纲目》卷十六・谷精草条。

目昏生翳

组成——仙灵脾、生王瓜（红色者）等份。

用法——上药为末。每服一钱，茶下，日二服。

来源——《本草纲目》卷十二・淫羊藿条。

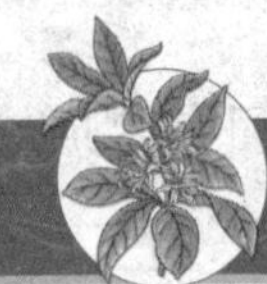

翼状胬肉

胬肉瘀突

组成——南鹏砂（黄色者）一钱，片脑少许。

用法——上药研末，灯草蘸点之。

来源——《本草纲目》卷十一・蓬砂条。

胬肉攀睛

组成——青萍少许，入片脑少许。

用法——上药研烂，贴眼上效。

来源——《本草纲目》卷十九・水萍条。

伤目生胬

组成一——生杏仁七枚。

—用法—上药去皮细嚼，吐于掌中，乘热以绵裹箸头点弩肉上，不过四五度愈。

—来源—《本草纲目》卷二十九·杏条。

—组成二—杏仁。

—用法—上药研膏，人乳化开，日点三次。

—来源—《本草纲目》卷二十九·杏条。

损目生瘀

—病征—损目生瘀，赤肉弩出不退。

—组成—杏仁百个，硇砂末一钱。

—用法—杏仁蒸熟去皮尖研，滤取净汁，入硇砂末，水煮化。日点一、二次自落。

—来源—《本草纲目》卷十一·硇砂条。

眼中息肉

—组成—驴脂、白盐等份。

—用法—上药和匀，注两目眦头，日三次，一月瘥。

—来源—《本草纲目》卷五十·驴条。

目膜息肉

—组成—丹砂一两。

—用法—上药五月五日研匀，铜器中以水浆一盏，腊水一盏，浸七日，暴干，铜刀刮下，再研瓶收。每点少许眦上。

—来源—《本草纲目》卷九·丹砂条。

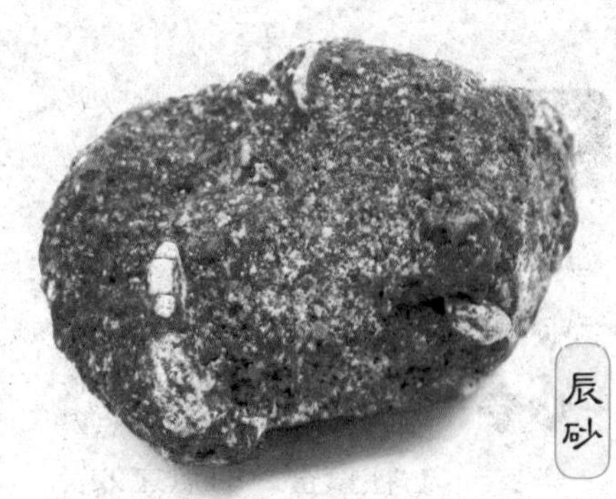

辰砂

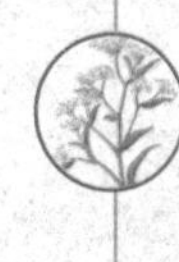

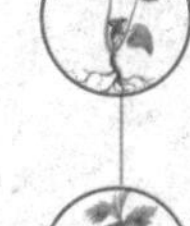

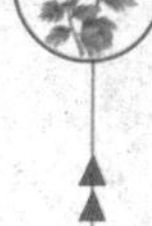

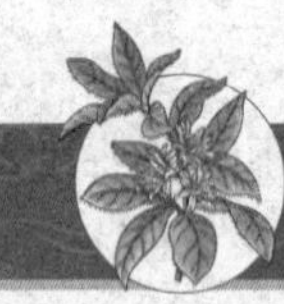

睑缘炎

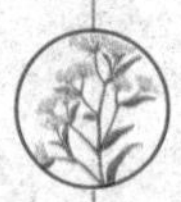

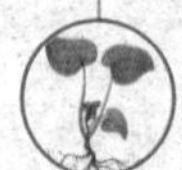

眼弦赤烂

组成 薄荷。

用法 上药以生姜汁浸一宿，晒干为末。每用一钱，沸汤泡洗。

来源 《本草纲目》卷十四 · 薄荷条。

风眼赤烂

组成一 明净一盏。

用法 上药以水二碗煎化，露一夜，滤净澄清。朝夕洗目。三日其红即消，虽半世者亦愈也。

来源 《本草纲目》卷十一 · 朴硝条。

组成二 五倍子（煅存性）。

用法 上药为末。入飞过黄丹少许，敷之。日三上，甚良。

来源 《本草纲目》卷三十九 · 五倍子条。

组成三 胆矾三钱。

用法 上药烧研，泡汤日洗。

来源 《本草纲目》卷十 · 石胆条。

眼赤生疮

病征 眼赤生疮，连年不愈。

组成 古钱一文，青江石一个。

用法 洗净，以钱于石上磨蜜，取浓汁三四滴在盏，覆瓦上，以艾灸瓦内七壮熏蜜，取点之效。

来源 《本草纲目》卷八 · 古文钱条。

赤目生疮

病征 赤目生疮作痛。

组成 道人头末二两，乳香一钱。

用法 上药每用一钱，烧烟嗜鼻。

来源 《本草纲目》卷十五·枲耳条。

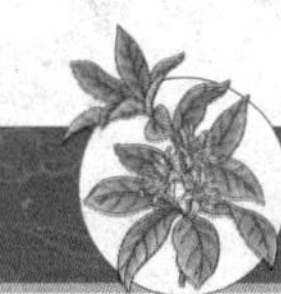

泪溢症

迎风目泪

病征 迎风目泪，乃心肾虚热也。

组成 生瑇瑁、羚羊角各一两，石燕子一双。

用法 上药为末。每服一钱，薄荷汤下，日一服。

来源 《本草纲目》卷四十五·瑇瑁条。

目中出泪

病征 目中出泪或出脓。

组成 马齿苋子、人苋子各半两。

用法 上药为末，绵裹铜器中蒸熟，熨大眦头脓水出处。每熨以五十度为率，久久自绝。

来源 《本草纲目》卷二十七·马齿苋条。

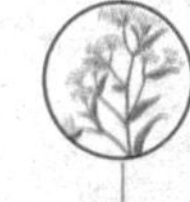

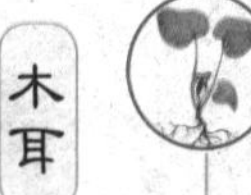

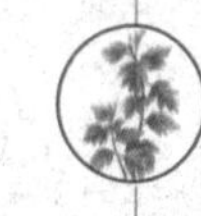

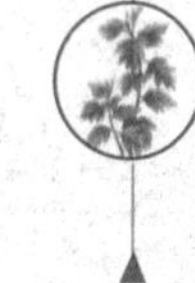

木耳

眼流冷泪

组成 木耳（烧存性）一两，木贼一两。

用法 上药为末。每服二钱，以清米泔煎服。

——来源——《本草纲目》卷二十八·木耳条。

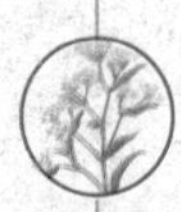

明目补肝

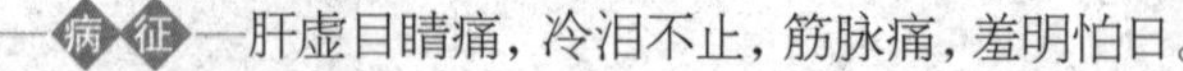

——病征——肝虚目睛痛，冷泪不止，筋脉痛，羞明怕日。

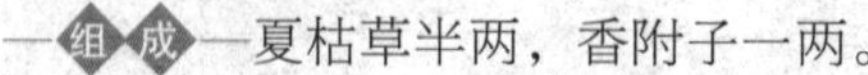

——组成——夏枯草半两，香附子一两。

——用法——上药为末。每服一钱，腊茶汤调下。

——来源——《本草纲目》卷十五·夏枯草条。

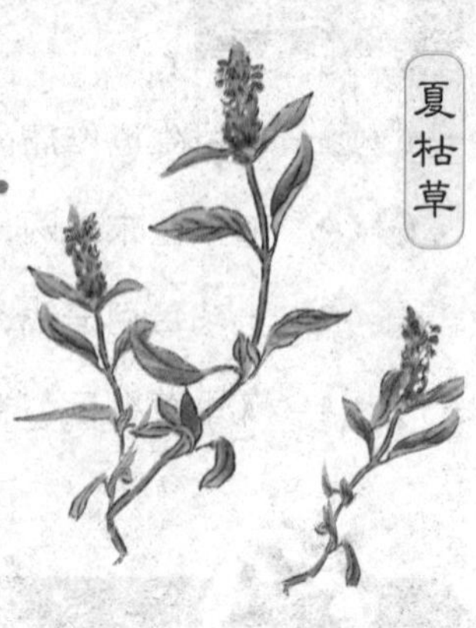

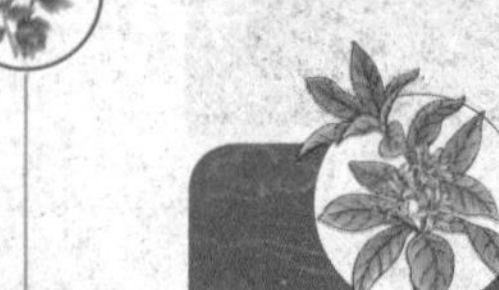

眼外伤及异物入眼

伤眼青肿

——组成——紫荆皮。

——用法——上药以小便浸七日，晒研，用生地黄汁、姜汁调敷。不肿用葱汁。

——来源——《本草纲目》卷三十六·紫荆条。

目为物伤

——组成——羊胆二枚，鸡胆三枚，鲤鱼胆二枚。

——用法——上药和匀，日日点之。

——来源——《本草纲目》卷五十·羊条。

杂物眯目

——病征——杂物眯目不出。

——组成——马齿苋。

——用法——上药烧灰研细，点少许于眦头，即出也。

——来源——《本草纲目》卷二十七·马齿苋条。

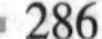

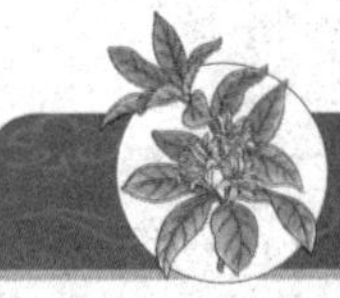

多种眼疾

积年失明

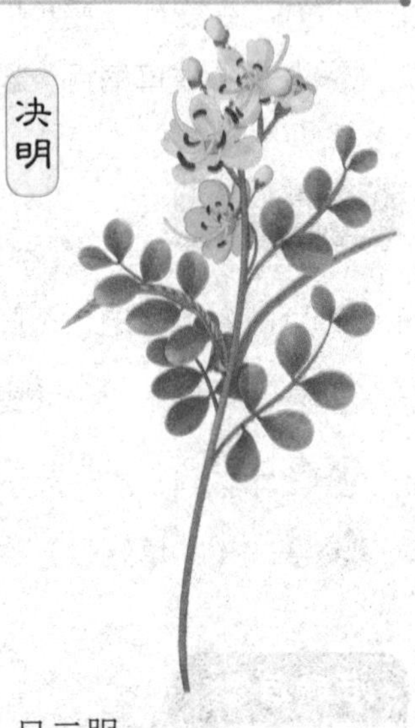

—组成—决明子二升。

—用法—上药为末。每食后粥饮服方寸匕。

—来源—《本草纲目》卷十六·决明条。

风邪眼寒

—病征—风邪眼寒，乃风入头，系败血凝滞，不能上下流通，故风寒客之而眼寒也。

—组成—石膏（煅）二两，川芎二两，甘草（炙）半两。

—用法—上药为末。每服一钱，葱白、茶汤调下，日二服。

—来源—《本草纲目》卷九·石膏条。

羞明怕日

—组成—千里光、黄菊花、甘草各一钱。

—用法—上药水煎，冷服。

—来源—《本草纲目》卷四十六·石决明条。

风眼肿痛

—组成—鸡子白皮、枸杞白皮等份。

—用法—上药为末。吹鼻中，一日三次。

—来源—《本草纲目》卷四十八·鸡条。

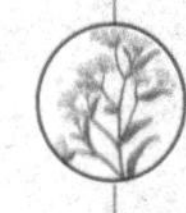
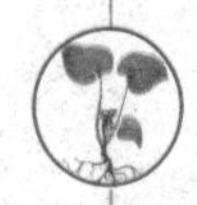
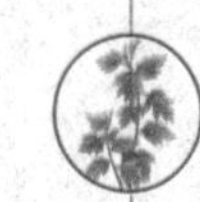

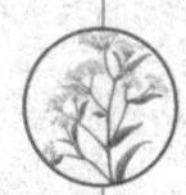

惊后瞳斜

病征——小儿惊后瞳仁不正。

组成——人参、阿胶糯米（炒成珠）各一钱。

用法——上药水一盏，煎七分，温服，日再服，愈乃止，效。

来源——《本草纲目》卷十二·人参条。

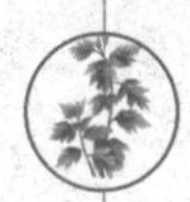

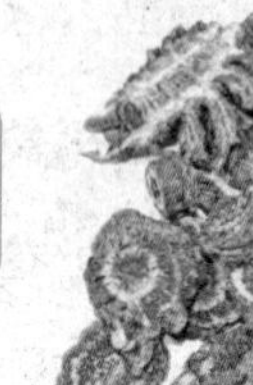

羌活

眼见诸物

病征——禽虫飞走，乃肝胆之疾。

组成——青桐子花、酸枣仁、玄明粉、羌活各一两。

用法——上药为末。每服二钱，水煎和滓，日三服。

来源——《本草纲目》卷三十五·桐条。

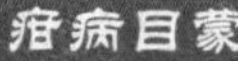

疳病目蒙

病征——疳病目蒙不见物。

组成——木鳖子仁二钱，胡黄连一钱。

用法——上药为末，米糊丸龙眼大。入鸡子内蒸熟，连鸡子食之为妙。

来源——《本草纲目》卷十八·木鳖子条。

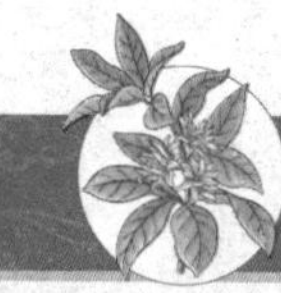

耳痛

耳卒疼痛

组成——盐五升。

用法——上药蒸热，以耳枕之，冷复易之。

来源——《本草纲目》卷十一·食盐条。

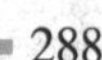

耳卒热肿

—组成—木鳖子仁一两，赤小豆、大黄各半两。

—用法—上药为末。每以少许生油调涂之。

—来源—《本草纲目》卷十八·木鳖子条。

底耳疼痛

—组成—桑螵蛸（烧存性）一个，麝香一字。

—用法—上药研末。每用半字掺入，神效。有脓先缴净。

—来源—《本草纲目》卷三十九·螳螂、桑螵蛸条。

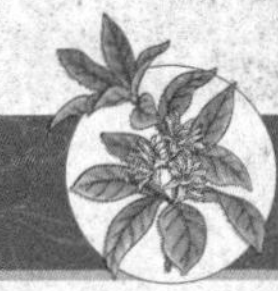

化脓性中耳炎

聤耳出脓

—组成一—麻子一合，花胭脂一分。

—用法—上药研匀，作梃子，绵裹塞之。

—来源—《本草纲目》卷二十二·大麻条。

—组成二—干瓠子一分，黄连半钱。

—用法—上药为末。以绵先缴净，吹入半字，日二次。

—来源—《本草纲目》卷二十八·苦瓠条。

聤耳出水

—组成一—红蓝花三钱半，枯矾五钱。

—用法—上药为末，以绵杖缴净吹之。无花则用枝叶。

—来源—《本草纲目》卷十五·红蓝花条。

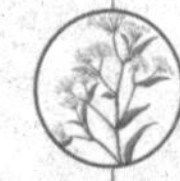

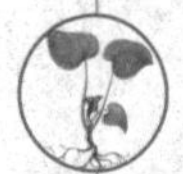

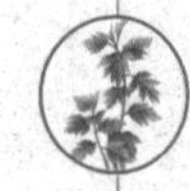

组成二——苦竹蛀屑、狼牙、白蔹等份。

用法——上药为末。和匀，频掺之。

来源——《本草纲目》卷四十一·竹蠹虫条。

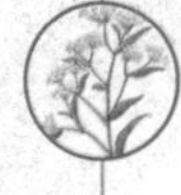

耳出臭脓

组成——雄黄、雌黄、硫黄等份。

用法——上药为末，吹之。

来源——《本草纲目》卷九·雄黄条。

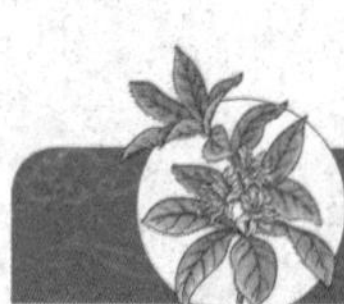

耳内生疮

漏耳诸疮

病征——耳内外恶疮及头疮、肥疮、瘑疮。

组成——黄柏半两，干马齿苋一两。

用法——上药为末。敷之。

来源——《本草纲目》卷二十七·马齿苋条。

耳内湿疮

组成——蛇床子、黄连各一钱，轻粉一字。

用法——上药为末，吹之。

来源——《本草纲目》卷十四·蛇床条。

蛇床子

耳内恶疮

组成——曾青五钱，雄黄七钱半，黄芩二钱五分。

—用法—上药为末。敷之。

—来源—《本草纲目》卷十·曾青条。

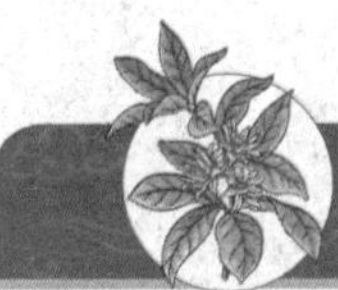

虫物入耳

蚰蜒入耳

—组成—黄丹、酥、蜜、杏仁等份。

—用法—上药熬膏。绵裹包塞之，闻香即出，抽取。

—来源—《本草纲目》卷八·铅丹条。

耳中有物

—病征—耳中有物不出。

—组成—弓弩弦（长三寸）。

—用法—弓弩弦打散一头，涂好胶。拄着耳中，徐徐粘引出。

—来源—《本草纲目》卷三十八·弓弩弦条。

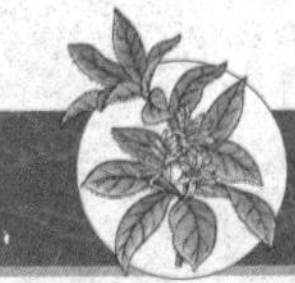

耳鸣、耳聋

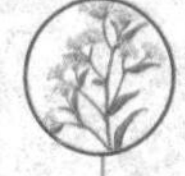

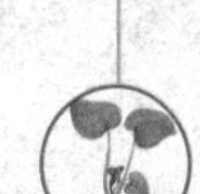

耳鸣不止

—病征—耳鸣不止，无昼夜。

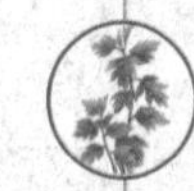

—组成—乌头（烧作灰）、菖蒲等份。

—用法—上药为末，绵裹塞之，日再用，取效。

—来源—《本草纲目》卷十七·附子条。

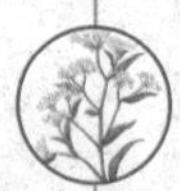

耳卒声闭

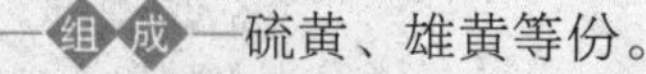

组成 硫黄、雄黄等份。

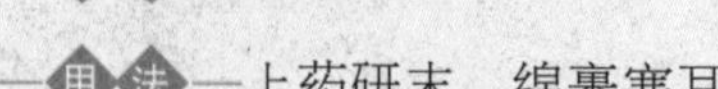

用法 上药研末。绵裹塞耳，数日即闻人语也。

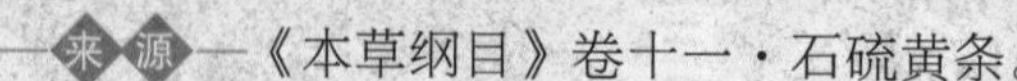

来源 《本草纲目》卷十一·石硫黄条。

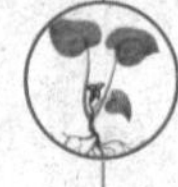

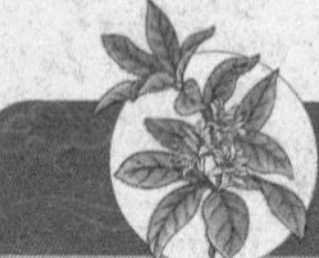

鼻　炎

鼻塞不通

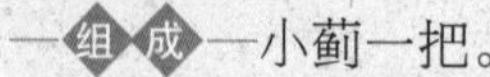

组成 小蓟一把。

用法 上药以水二升，煮取一升，分服。

来源 《本草纲目》卷十五·大蓟、小蓟条。

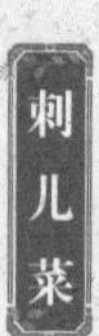

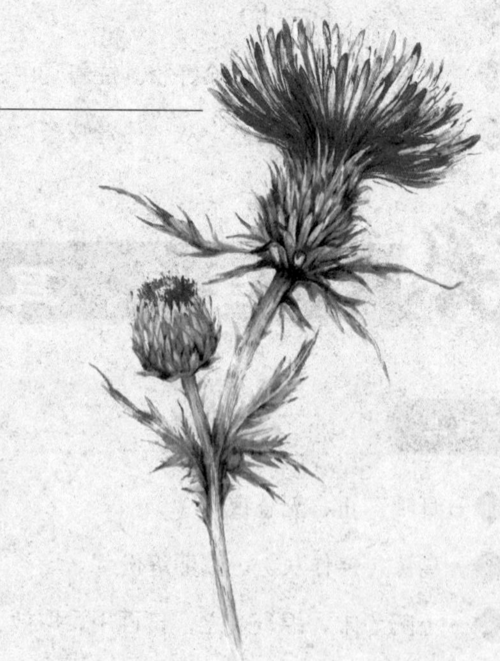

全草可入药，具有凉血止血、散瘀、解毒等功效，可用于治疗吐血、尿血、外伤出血等。

鼻流清涕

—组成—蒺藜苗二握，黄连二两。

—用法—上药以水二升，煎一升，少少灌鼻中取嚏，不过再服。

—来源—《本草纲目》卷十六·蒺藜条。

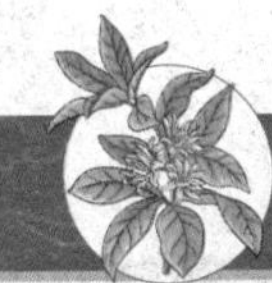

鼻出血

鼻出衄血

—组成—桔梗。

—用法—上药为末，水服方寸匕，日四服。

—来源—《本草纲目》卷十二·桔梗条。

鼻血不止

—组成—玄明粉二钱。

—用法—上药水服。

—来源—《本草纲目》卷十一·玄明粉条。

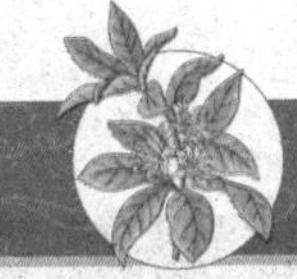

酒渣鼻

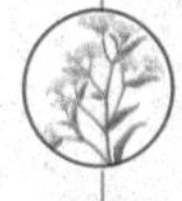

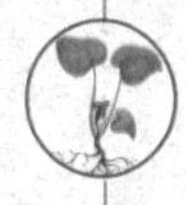

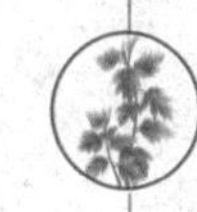

鼻上酒齇

—组成—凌霄花、山栀子等份。

—用法—上药为末。每茶服二钱，日二服，数日除根。临川曾子仁用之有效。

—来源—《本草纲目》卷十八·紫葳条。

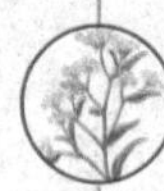

面鼻酒渣

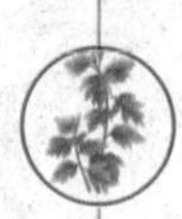

—组成—白蔹、白石脂、杏仁各半两。

—用法—上药为末，鸡子清调涂。旦洗。

—来源—《本草纲目》卷十八·白蔹条。

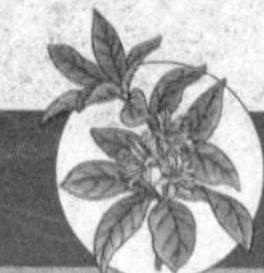

鼻窦炎

鼻渊流涕

—组成—苍耳子（缣丝草子）。

—用法—上药炒研为末，每白汤点服一二钱。

—来源—《本草纲目》卷十五·枲耳条。

脑泄臭秽

—组成—草乌（去皮）半两，苍术一两，川芎二两。

—用法—上药并生研末，面糊丸绿豆大。每服十丸，茶下。忌一切热物。

—来源—《本草纲目》卷十七·乌头条。

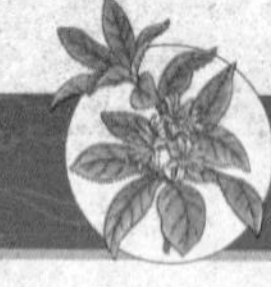

鼻息肉、鼻疮

鼻内生疮

—组成—密陀僧、香白芷等份。

—用法—上药为末。蜡烛油调涂之。

—来源—《本草纲目》卷八·密陀僧条。

鼻疮脓臭

—组成—百草霜末。

—用法—上药冷水服二钱。

—来源—《本草纲目》卷七·百草霜条。

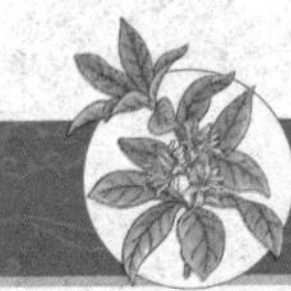

诸般牙痛

诸般牙痛

—组成—香附、艾叶。

—用法—上药煎汤漱之。仍以香附末擦之，去涎。

—来源—《本草纲目》卷十四·莎草、香附子条。

牙疼颊肿

—组成—桃白皮、柳白皮、槐白皮等份。

—用法—上药煎酒热漱。冷则吐之。

—来源—《本草纲目》卷二十九·桃条。

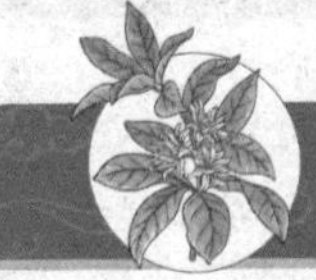

虫牙

虫牙作痛

—组成—鱼腥草、花椒、菜子油等份。

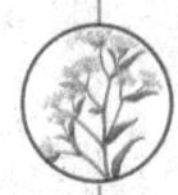

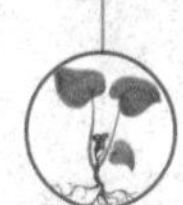

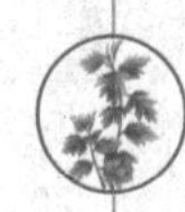

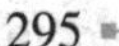

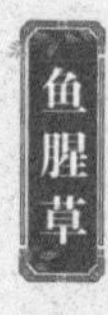

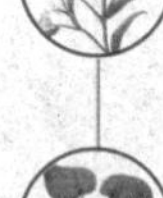

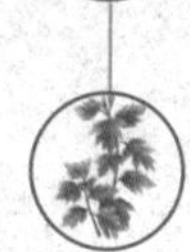

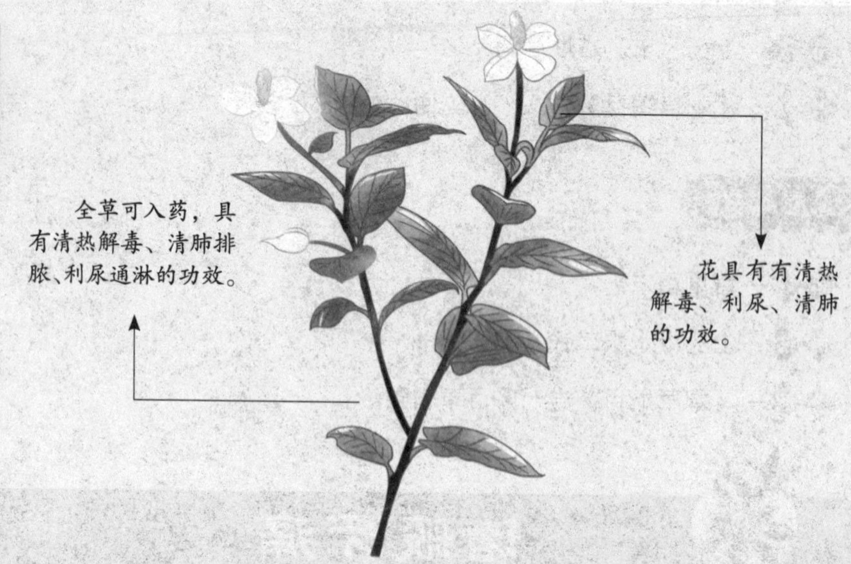

用法—上药捣匀，入泥少许，和作小丸如豆大。随牙左右塞耳内，两边轮换，不可一齐用，恐闭耳气。塞一日夜，取看有细虫为效。

来源—《本草纲目》卷二十七·蕺条。

风疳虫牙

病征—风疳虫牙，蚀肉至尽。

组成—甘松、腻粉各二钱半，卢会半两，猪肾一对。

用法—上药切炙为末，夜漱口后贴之，有涎吐出。

来源—《本草纲目》卷十四·甘松香条。

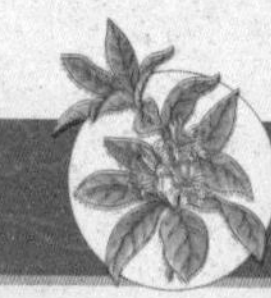

牙龈出血

牙疼出血

组成—胡桐泪半两。

用法—上药研末，夜夜贴之。或入麝香少许。

来源—《本草纲目》卷三十四·胡桐泪条。

牙缝出血

病征——牙缝出血不止。

组成——五倍子。

用法——上药烧存性研末，敷之即止。

来源——《本草纲目》卷三十九·五倍子条。

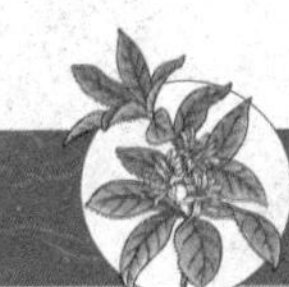

牙龈炎

牙龈肿痛

组成——瓦花、白矾等份。

用法——上药水煎。漱之立效。

来源——《本草纲目》卷二十一·昨叶何草条。

齿龈风肿

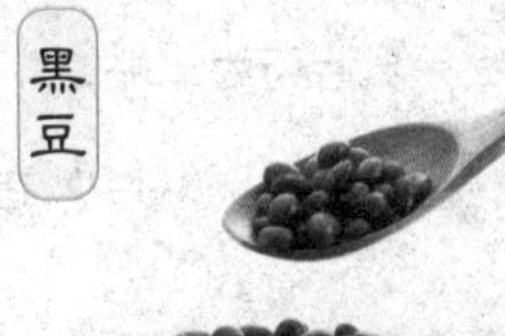

黑豆

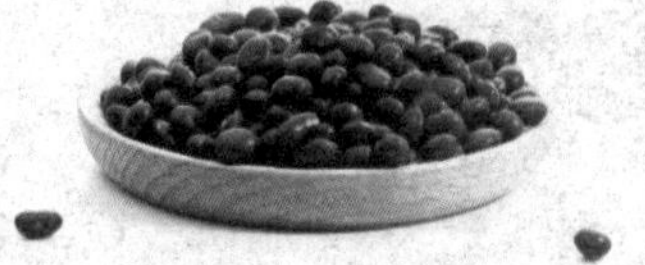

组成——柳蠹末半合，赤小豆(炒)、黑豆(炒)各一合，柳枝一握，地骨皮一两。

用法——上药每用三钱，煎水热漱。

来源——《本草纲目》卷四十一·柳蠹虫条。

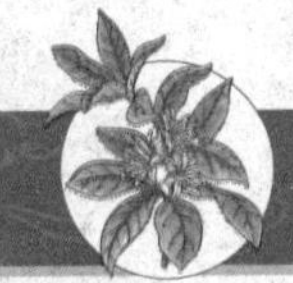

慢性牙周炎

牙齿宣露

组成——黄竹叶、当归尾。

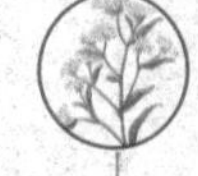

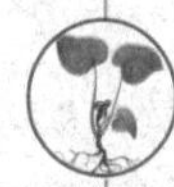

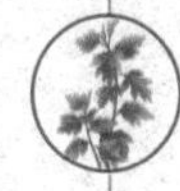

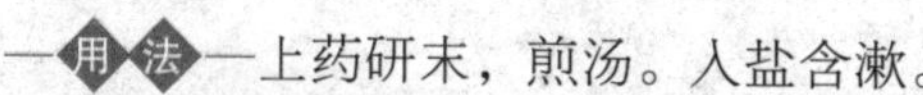
—用法—上药研末，煎汤。入盐含漱。

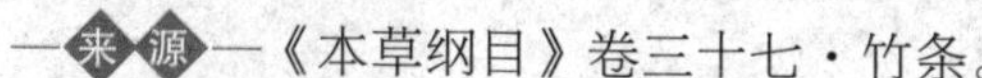
—来源—《本草纲目》卷三十七·竹条。

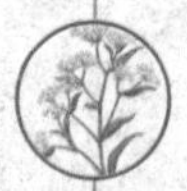

风牙宣露

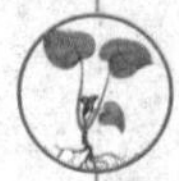

—病征—风牙宣露，发歇口气。

—组成—丁香、射干各一两，麝香一分。

—用法—上药为末，日揩。

—来源—《本草纲目》卷三十四·丁香条。

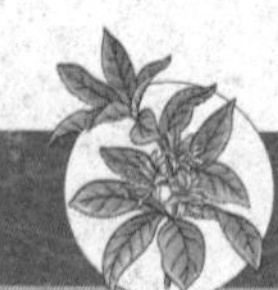

牙疳

小儿牙疳

—组成—雄黄一钱，铜绿二钱。

—用法—上药为末贴之。

—来源—《本草纲目》卷九·雄黄条。

小儿齿疳

—组成—鸭觜胆矾一钱，麝香少许。

—用法—上药鸭嘴胆矾匙上煅红，麝香研匀。敷上，立效。

—来源—《本草纲目》卷十·石胆条。

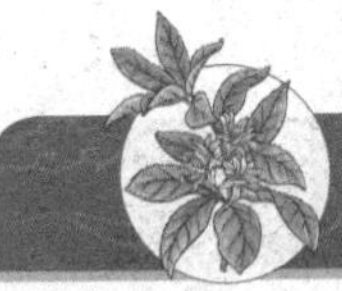

其他牙病

齿疏陷物

—组成—炉甘石（煅）、寒水石等份。

—用法—上药为末。每用少许擦牙，忌用牙刷，久久自密。

—来源—《本草纲目》卷九·炉甘石条。

齿疏不坚

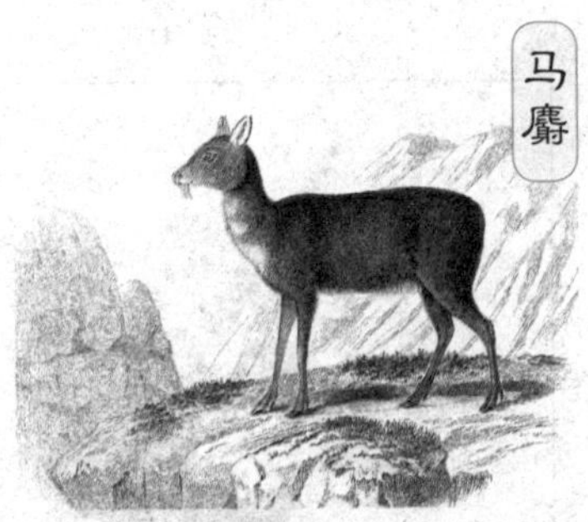

—组成—石燕子（火煅、米醋淬七次）五对，青盐、麝香各少许。

—用法—上药研匀。日用揩牙后，以温酒漱咽之。

—来源—《本草纲目》卷十·石燕条。

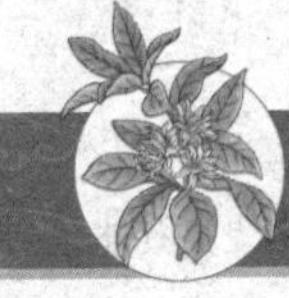

失音

卒然失音

—组成—生大豆一升，青竹筭子（长四寸，阔一分）四十九枚。

—用法—上药以水煮熟，日夜二服瘥。

—来源—《本草纲目》卷二十四·大豆条。

声失不出

—组成—马窦勃、马牙硝等份。

—用法—上药研末，白砂糖和丸芡子大。噙之。

—来源—《本草纲目》卷二十一·马勃条。

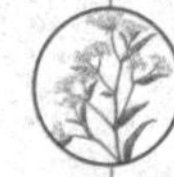

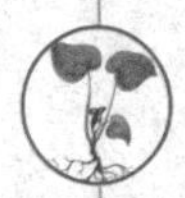

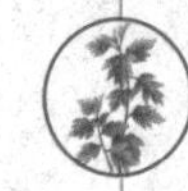

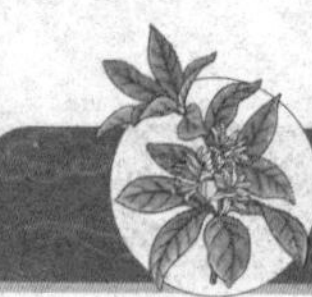

口 臭

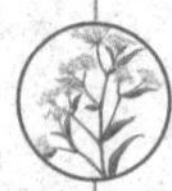

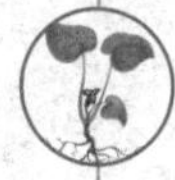

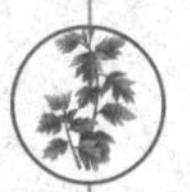

口中臭气

—组成—香薷一把。

—用法—上药煎汁含之。

—来源—《本草纲目》卷十四·香薷条。

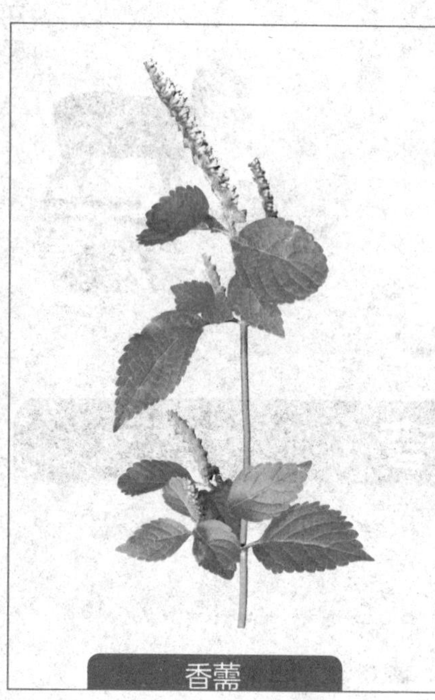

香薷

入药部位

海州香薷的全草。

性味与归经

辛，微温。入肺、胃经。

功效

发汗解表，祛暑化湿，利水消肿。

主治

夏季感冒风寒，暑季恣食生冷、湿阻脾胃所引起的呕吐、泄泻等。

口齿气臭

—组成—香白芷七钱。

—用法—上药为末。食后井水服一钱。

—来源—《本草纲目》卷十四·白芷条。

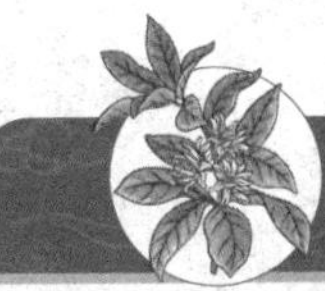

口腔溃疡

老小口疮

—组成—水银一分，黄连六分。

—用法—上药以水二升，煮五合。含之，日十次。

—来源—《本草纲目》卷九·水银条。

口疮咽痛

—病征—口疮咽痛，上膈有热。

—组成—寒水石（煅）三两，朱砂三钱半，猪脑半个。

—用法—上药为末，掺之。

—来源—《本草纲目》卷九·石膏条。

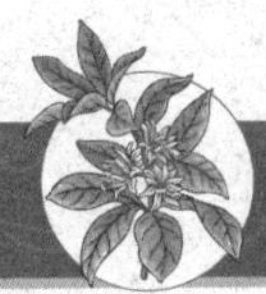

舌 病

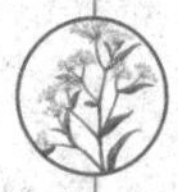

舌胀塞口

—组成—蓖麻仁四十粒。

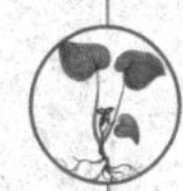

—用法—上药去壳研油涂纸上，作燃烧烟熏之。未退再熏，以愈为度。有人舌肿出口外，一村人用此法而愈。

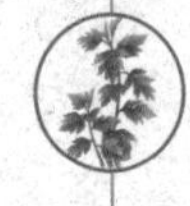

—来源—《本草纲目》卷十七·蓖麻条。

舌肿咽痛

—病征—舌肿咽痛，咽生息肉。

组成—秤锤（烧赤），淬醋一盏。

用法—上药咽之。

来源—《本草纲目》卷八·诸铁器条。

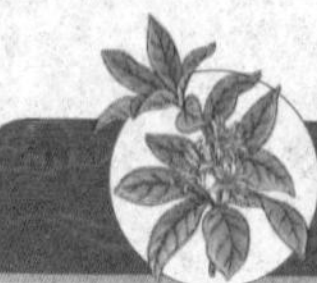

唇病

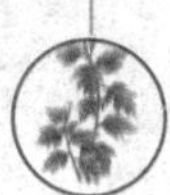

唇边生疮

病征—唇边生疮，连年不瘥。

用法—八月蓝叶一斤。

用法—上药捣汁洗之，不过三度瘥。

来源—《本草纲目》卷十六·蓝条。

唇裂生疮

组成—瓦花、生姜，盐少许。

用法—上药捣涂。

来源—《本草纲目》卷二十一·昨叶何草条。

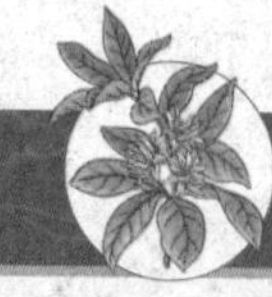

骨鲠

诸骨哽咽

组成—白芷、半夏等份。

用法—上药为末。水服一钱，即呕出。

来源—《本草纲目》卷十四·白芷条。

诸物哽咽

—组成—白蔹、白芷等份。

—用法—上药为末。水服二钱。

—来源—《本草纲目》卷十八·白蔹条。

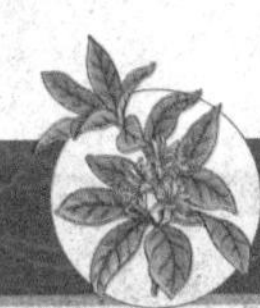

咽喉肿痛

咽喉闭痛

—组成—荞叶、灯心草烧灰等份。

—用法—上药吹之，甚妙。

—来源—《本草纲目》卷十五·箬条。

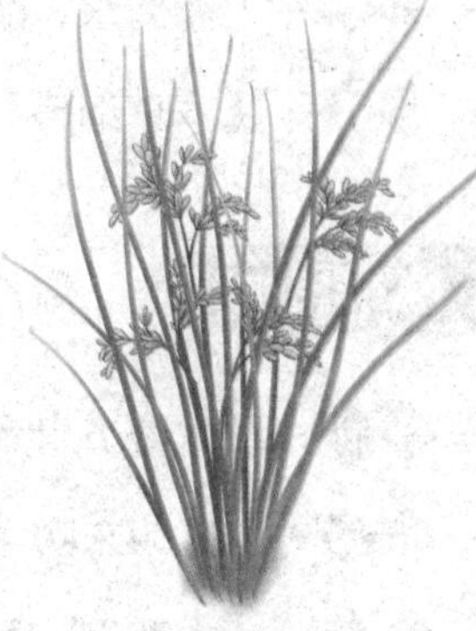

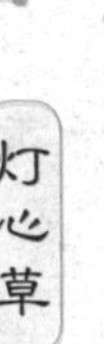

咽喉疼痛

—组成—银朱、海螵蛸末等份。

—用法—上药吹之取涎。

—来源—《本草纲目》卷九·银朱条。

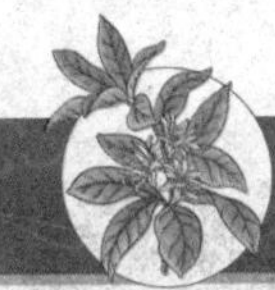

咽喉疮痈

悬痈卒肿

—组成—硇砂半两。

—用法—上药绵裹含之，咽津即安。

—来源—《本草纲目》卷十一·硇砂条。

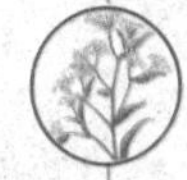

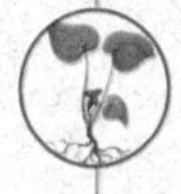

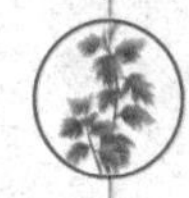

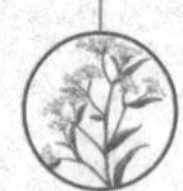

咽中疮肿

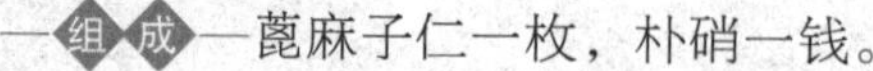

—组成—蓖麻子仁一枚，朴硝一钱。

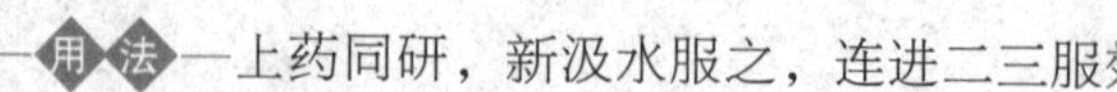

—用法—上药同研，新汲水服之，连进二三服效。

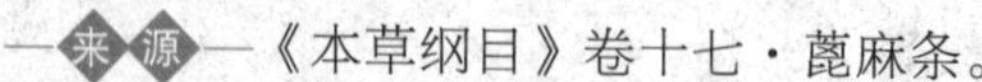

—来源—《本草纲目》卷十七·蓖麻条。

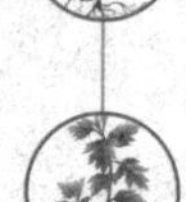

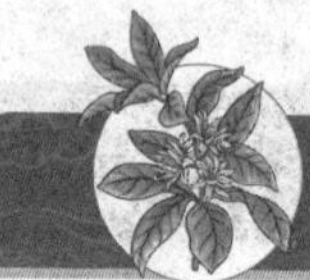

喉痹

喉痹肿痛

—组成—铅白霜、甘草半两，青黛一两。

—用法—上药为末，醋糊丸芡子大。每含咽一丸，立效。

—来源—《本草纲目》卷八·铅霜条。

喉痹作痛

—组成—番木鳖、青木香、山豆根等份。

—用法—上药为末吹之。

—来源—《本草纲目》卷十八·番木鳖条。

喉风

喉风急证

—病征—喉风急证，牙关紧闭，水谷不下。

—组成—山豆根、白药等份。

越南槐

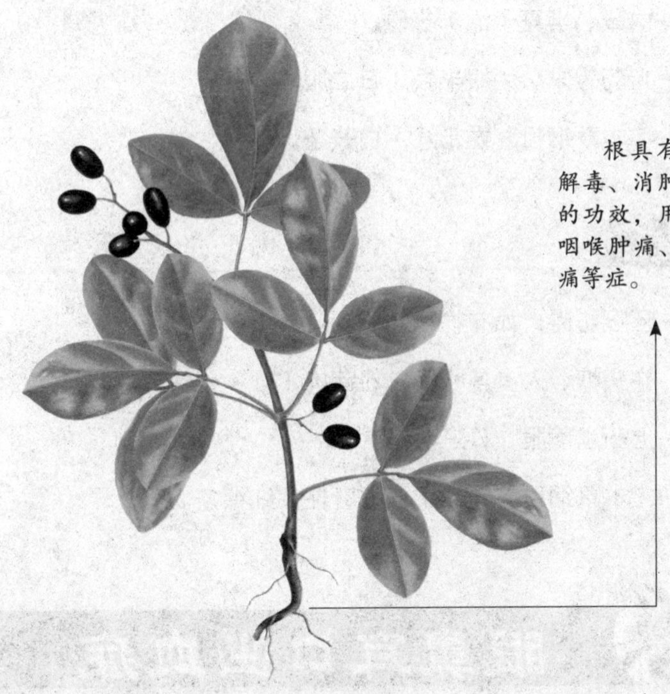

—用法—上药水煎噙之，咽下，二三口即愈。

—来源—《本草纲目》卷十八·山豆根条。

喉风肿闭

—组成—皂矾一斤，米醋三斤。

—用法—上药拌，晒干末，吹之。痰涎出尽，用良姜末少许，入茶内漱口，咽之即愈。

—来源—《本草纲目》卷十一·绿矾条。

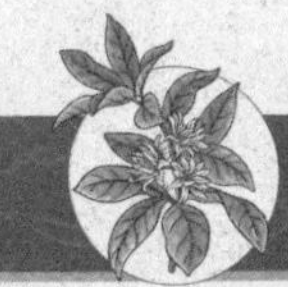

咽喉杂症

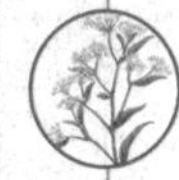

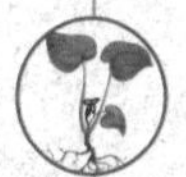

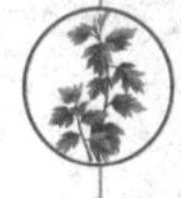

铁刺诸鲠

—病征—铁刺诸鲠及竹木鲠在咽中。

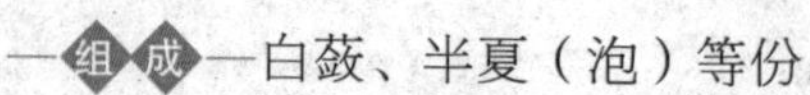
—组成—白蔹、半夏（泡）等份。

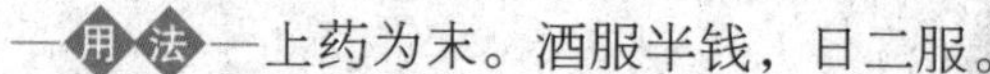
—用法—上药为末。酒服半钱，日二服。

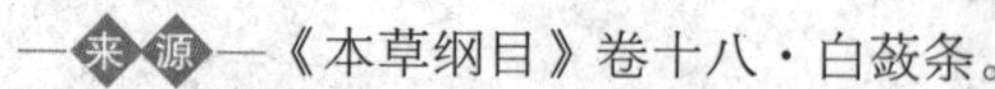
—来源—《本草纲目》卷十八·白蔹条。

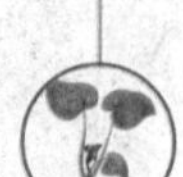

咽喉妨碍

—病征—咽喉妨碍，如有物吞吐不利。

—组成—杵头糠、人参各一钱，石莲肉（炒）一钱。

—用法—上药水煎服，日三次。

—来源—《本草纲目》卷二十五·春杵头细糠条。

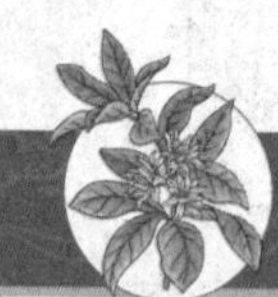

眼鼻耳口出血症

诸窍出血

—组成—头发（烧灰）、败棕（烧灰）、陈莲蓬（烧灰）各等份。

—用法—上药每服三钱，木香汤下。

—来源—《本草纲目》卷五十二·乱发条。

大衄不止

—病征—大衄不止，口耳俱出。

—组成—阿胶（炙），蒲黄半两，生地黄（汁）一合。

—用法—上药每服二钱，水一盏，同生地黄汁，煎至六分，温服。急以帛系两乳。

—来源—《本草纲目》卷五十·阿胶条。